NURSINGRAPHICUS
ナーシング・グラフィカ

基礎看護学④

看護研究

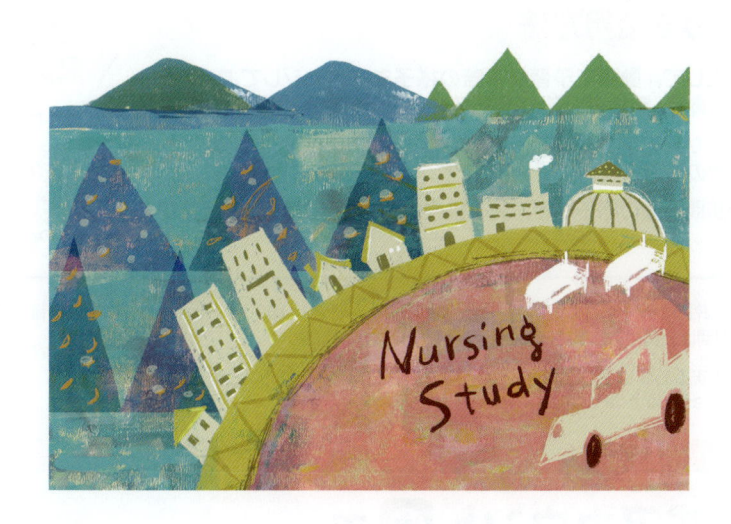

Nursing Study

MC メディカ出版

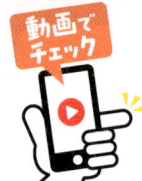

の使い方

紙面に掲載の QRコード® を
スマートフォンやタブレット端末で
読み込むと，動画が視聴できます．

1 スマートフォンやタブレット端末のカメラ
アプリまたはQRコード読み取り専用アプ
リなどで，QRコードを読み込みます．

※読み込みにくい場合は，ピントが合う位置でカメラを
固定し，QRコードをズームで拡大して読み取ってく
ださい．

2 動画が再生されます．

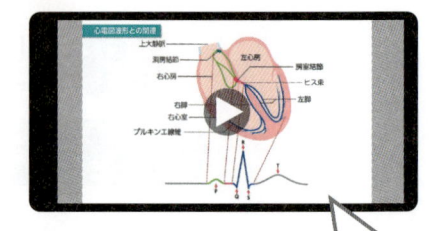

視聴覚面から学びをサポート！

本文と関連付けて学習できます．

理解を深める活用方法

より詳しく
動画で紹介！

- 事前学習として，動画で予習や実際の様子をイメージしておくこと
  で，講義・演習・臨地実習前の不安軽減，知識の整理に役立ちます．
- 看護の技術が見て学べるので，手順やポイントが具体的に理解でき，
  講義・演習の予習・復習にピッタリです．
- 手術室や訪問看護の様子など，見る機会が少ない臨床現場の実際が
  学べます．

※QR コード® は株式会社デンソーの登録商標です．　※iOS17 ／ iPad OS17 ／ Android 14 で動作確認済み．
※コンテンツの提供期間は，奥付にある最新の発行年月日から 4 年間です．

動画やQRコードに関するお問い合わせは下記メールまたは右記QRコードからアクセスください．
Mail：ar_committee@medica.co.jp

LINE公式アカウント で
看護学生のための
お役立ち情報 をゲット！

友だち追加で
「検査値一覧」壁紙
画像プレゼント！

看護にまつわる&国家試験の最新耳より情報を配信

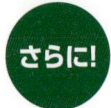

「メディカまなび ID」をお持ちの方は，アカウント連携を行う
ことで，模擬試験『メディカコンクール』と BeNs. に関連した
お役立ち情報が届きます！

※プレゼント，配信内容等は予告なく変更する場合があります．ご了承ください．

はじめに

　2015年9月開催の国連サミットにおいて採択された持続可能な開発目標（Sustainable Development Goals：SDGs）は，地球上の「誰一人取り残さない（leave no one behind）」ために2030年までに達成すべき国際目標を示したもので，17の目標と169のターゲットで構成されています．SDGsは前身のミレニアム開発目標（Millennium Development Goals：MDGs）と異なり，開発途上国のみではなく，先進国も取り組むことが求められるユニバーサルなものです．保健分野の目標には，「あらゆる年齢のすべての人々の健康的な生活を確保し，福祉を促進する」が掲げられ，13のターゲットについてグローバル指標が定められています．「すべての人が適切な予防，治療，リハビリ等の保健医療サービスを，支払い可能な費用で受けられる状態」を意味するユニバーサル・ヘルス・カバレッジ（universal health coverage：UHC）を実現するためには，近くに医療機関がないなどの物理的アクセス，医療費の自己負担が高いなどの経済的アクセス，サービスの重要性が感じられないなどの社会慣習的アクセスの三つのアクセスの改善に加え，提供されるサービスの質の向上が重要です．特に，貧困層に対する医療ならびに社会保障制度の整備や教育方法の開発は，疾病構造の変化とパンデミックなどの公衆衛生上の危機の回避につながります．

　新型コロナウイルス感染症（COVID-19）のパンデミックによって，医療だけでなく，人々の暮らしを支える政治・経済を含む，あらゆる領域が大きな影響を受け，私たちの生活は一変しました．これまで人類が経験してきた感染症のパンデミックは，貧困などの経済的，社会的な格差を背景に，保健システムの未整備な開発途上国で起こってきました．しかし，COVID-19のパンデミックは，日本をはじめとした医療資源の豊富な先進国でも起こり，これまでの感染症との疫学的な違いが示されました．人との会話が感染リスクになることから，三密回避のために，隣の人と一つ飛ばしの座席に座ることを，これまで誰が予想したでしょうか．人に会うことで感染リスクが高まることから，オンラインを活用した遠隔授業が急激に普及し，授業を学校の外で受けることも普通の生活になりました．

　このように，長い間，当然と考えられてきたものが，今まで考えもつかなかったものに変わり，いつの間にかそれが当たり前になってしまう「新しい生活様式（新常態）」（new normal）への劇的な転換が起こっています．新常態における看護活動では，既存のケア方法では対応できない，新たなケア方法の開発が求められることが予測されます．新たなケア方法の開発によって，ケアを受ける人のニーズに合わせたケア方法の選択が広がることが期待できますが，既存のケア方法と新たに創出されたケア方法のどちらが効果的かを見極めるための研究も必要になります．多様な場で生活するさまざまな

健康レベルにある人々の，新たな生活様式によって生まれた看護ケアやサービスの効果の科学的根拠も求められるようになるでしょう．しかし，看護実践の根拠を科学的に示していくことは容易ではありません．本書では，冒頭に研究の初心者が看護実践の根拠を導き出すための科学的アプローチの方法とプロセスを，看護研究ロードマップに沿って段階的に示しました．本文では，学生の皆さまが看護研究の基本や要点に対する理解を深められるように，研究課題（テーマ）の選定から研究論文の執筆まで，具体例を示して解説しました．また，巻末付録には，重要な統計用語についての一言解説を掲載しました．

看護研究は本を読んで頭で考えるだけでなく，実際に取り組んでみて，初めて理解できるものです．私の卒業研究の経験を紹介します．臨地実習で，身体的負荷を少なくするためにベッド上排泄を余儀なくされている患者さんが「便秘」で苦しんでいる姿を見るたびに，本当にベッド上排泄は負荷が少ないのだろうか，と疑問に思っていました．卒業研究のテーマを決める時期になり，臨地実習で一緒のグループだった3人で，私がずっと温め続けてきた排便時の身体的負荷について，文献検討を通して議論を続けました．その結果，排便時の体位の違いによる身体的負荷として，循環系への影響を調べることになりました．排便の影響を調べるためには，模擬的にではなく実際に排便しなければなりません．データを得るために，毎日，交代で被験者になって，試行錯誤を繰り返しました．データが得られても，どう解釈していいのかわからないこともありました．しかし，一緒に悩み，考え，ディスカッションできる仲間とそれを温かく見守ってくださった先生の存在はとても大きな支えであり，毎日が楽しくて仕方がありませんでした．もちろん卒業研究が論文として一つの形になったときの喜びはとても大きく，達成感でいっぱいになりました．

この経験をもとに，一人でも多くの学生や看護職の方々に研究の喜びを味わってほしいと願っています．本書を通して，読者の皆さまの看護研究に対する興味を引き出し，看護研究へと誘うことができれば，この上ない喜びです．

熊本大学大学院生命科学研究部看護学分野教授　前田ひとみ

本書の特徴

読者の自己学習を促す構成とし，必要最低限の知識を簡潔明瞭に記述しました．
全ページカラーで図表を多く配置し，視覚的に理解しやすいよう工夫しました．

学習目標

各章のはじめに学習目標を記載．ここで何を学ぶのか，何を理解すればよいのかを明示し，
主体的な学習のきっかけをつくります．

用語解説 *

本文に出てくる*のついた用語について解説し，本文の理解を助けます．

plus α

知っておくとよい関連事項についてまとめています．

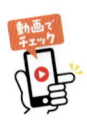

QRコード®をスマートフォンやタブレット端末で読み取ると，関連する動画や画像を視聴・
閲覧できます． のアイコンは実写映像， のアイコンはアニメーションです．
（詳しくはp.2をご覧ください）

重要用語

これだけは覚えておいてほしい用語を記載しました．学内でのテストの前や国家試験に
むけて，ポイント学習のキーワードとして役立ててください．

看護師国家試験出題基準対照表

看護師国家試験出題基準（令和5年版）と本書の内容の対照表を掲載しました．国家試
験に即した学習に活用してください．

Contents

看護研究

■本書で使用する単位について
　本書では，国際単位系（SI単位系）を表記の基本としています．
　本書に出てくる主な単位記号と単位の名称は次のとおりです．
　m：メートル　L：リットル　kg：キログラム　℃：度
■用字について
　「頸」の字には，（頸）と（頚）の表記がありますが，本書では（頸）を採用しました．

編集・執筆

∷ 編 集

前田ひとみ　まえだ ひとみ　熊本保健科学大学大学院保健科学研究科特任教授

∷ 執 筆（掲載順）

前田ひとみ　まえだ ひとみ　熊本保健科学大学大学院保健科学研究科特任教授 …… 1章，2章1節，4章4節

若村　智子　わかむら ともこ　京都大学大学院医学研究科人間健康科学系専攻生活環境看護学分野教授
　　　　　　　　　　　　　　…… 2章2・3節

初治沙矢香　ういじ さやか　京都大学大学院医学研究科人間健康科学系専攻生活環境看護学分野助教
　　　　　　　　　　　　　　…… 2章2・3節

夏目美貴子　なつめ みきこ　中部大学生命健康科学部保健看護学科講師 …… 3章1・3節

小松万喜子　こまつ まきこ　中部大学生命健康科学部保健看護学科教授 …… 3章2節

松本　智晴　まつもと ちはる　熊本大学大学院生命科学研究部看護学分野准教授 …… 4章1〜3節

古島　大資　ふるしま だいすけ　鹿児島大学大学院保健学研究科准教授 …… 4章5節，統計用語集

操　　華子　みさお はなこ　静岡県立大学看護学部・大学院看護学研究科教授
　　　　　　　　　　　　　　…… 5章1・2節1〜7項，8項1，9項1

糸川　紅子　いとかわ べにこ　日本赤十字秋田看護大学看護学部看護学科准教授 …… 5章2節8項2，9項2

習田　明裕　しゅうだ あきひろ　東京都立大学大学院人間健康科学研究科看護科学域教授 …… 5章3節

野村亜由美　のむら あゆみ　東京都立大学大学院人間健康科学研究科看護科学域准教授 …… 5章4節1項

前田　耕助　まえだ こうすけ　東京都立大学大学院人間健康科学研究科看護科学域助教 …… 5章4節2項，8章2節

鶴田　明美　つるた あけみ　聖マリア学院大学看護学部教授 …… 6章

橋口　暢子　はしぐち のぶこ　九州大学大学院医学研究院保健学部門看護学分野教授 …… 7章

山本麻起子　やまもと まきこ　熊本大学大学院生命科学研究部看護学分野助教 …… 8章1節

1 看護研究とは

学習目標

● 科学的根拠に基づく看護実践の基盤となる看護研究の目的と意義を理解できる.
● 看護研究のプロセスを概観する.

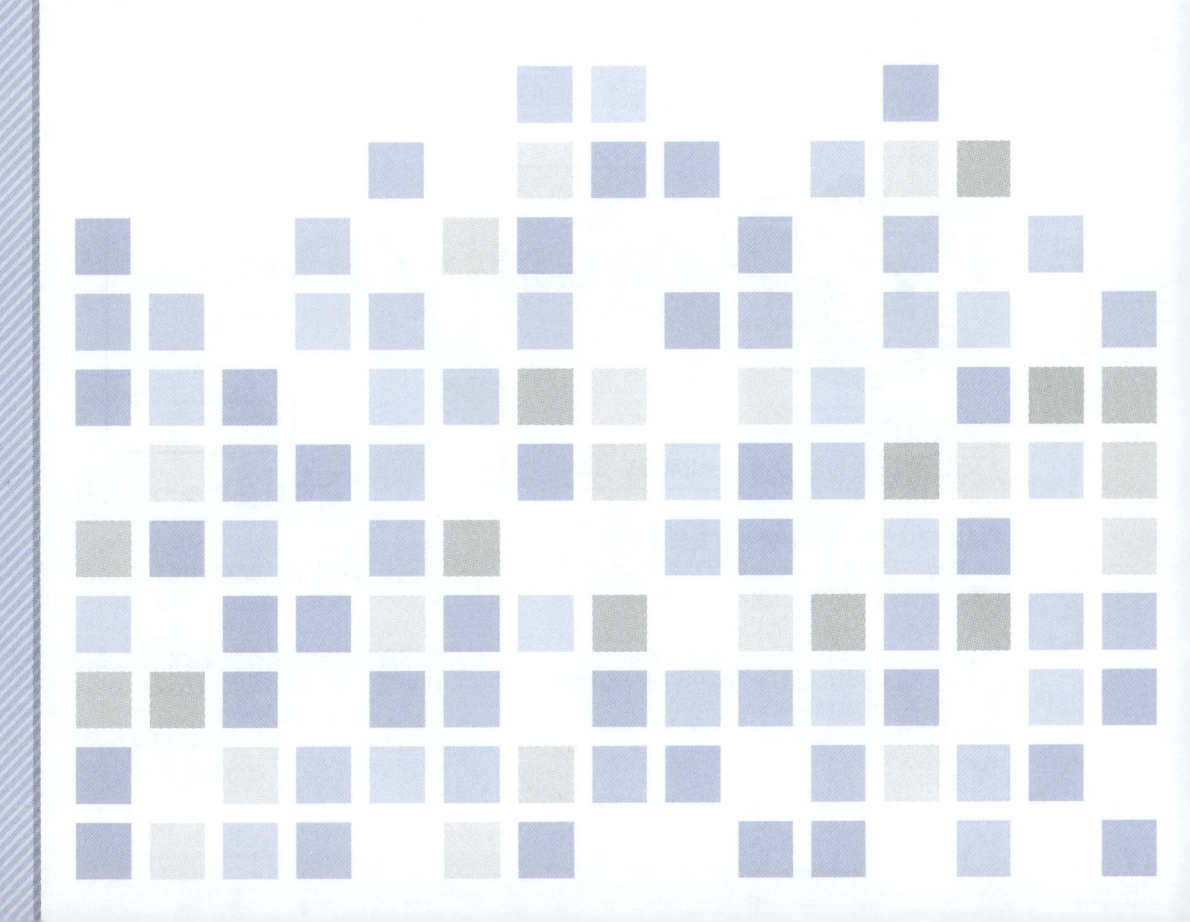

研究とは，ものごとをよく調べたり，繰り返し実験したりして，既存の知見を確認・洗練し，新しい知見を生み出していくことである．看護でも，看護（実践）を研究の対象として客観的に分析・検討し，根拠（エビデンス）を形成し，集積していくことで，看護の質の向上につなげることができる．まずは，自分が見つけた問題や疑問とじっくり向き合っていこう．

スタート

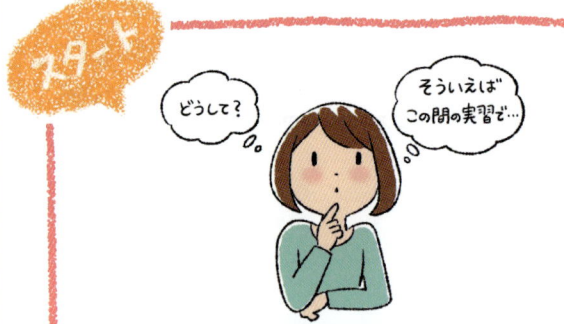

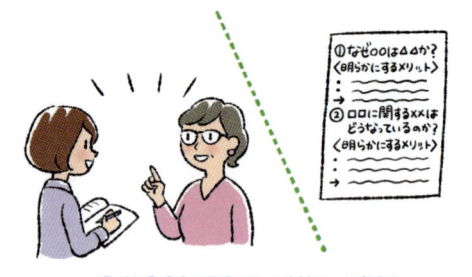

研究テーマを見つけよう

研究によって明らかにしたいことを探してみよう．まずは難しく考えすぎず，小さな疑問や関心事に着目してみることが大切．臨地実習を思い出して，詳しく調べて根拠を得たいこと，疑問や問題点，工夫できそうなことなどを書き出してみよう．

➡2章1節

研究テーマを絞り込もう

書き出した内容から，研究テーマを絞り込んでいこう．テーマが研究として成り立つか，解決するには何を調べるとよいか，それが明らかになることでどんなメリットがあるのか，文献検索や文献検討とあわせて考えていこう．

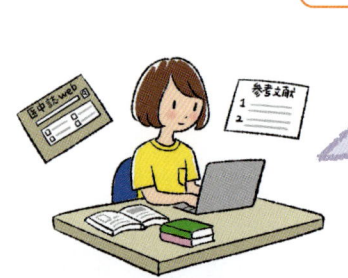

文献検索・文献検討は，研究を開始してからも必要に応じて行おう．

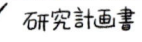

文献検索・文献検討をしよう

➡2章2節，3節

すでに同じテーマで研究された文献がないか，自分の研究に生かせる先行研究がないかを調べよう．検索には，文献データベースで論文を検索する，図書館で関連書籍を探す，先行研究の引用文献リストを活用するなどの方法がある．参考になりそうな先行研究が見つかったら，批判的思考によるクリティークでじっくり読んでみよう．

研究計画書をつくろう

➡6章

研究計画書とは，研究の構想をまとめたものをいう．作成することで，計画的・効率的に研究を行えるとともに，第三者への説明や倫理審査委員会による審査などでも活用できる．研究テーマ，はじめに（背景，目的，意義），研究の方法（研究デザイン，対象，データの集め方，分析方法，倫理的配慮など），引用・参考文献をまとめた計画書をつくろう．

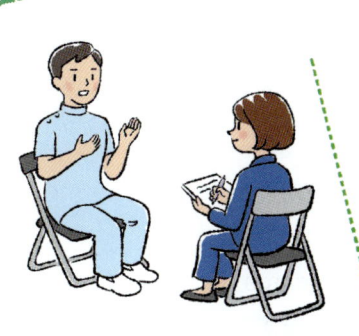 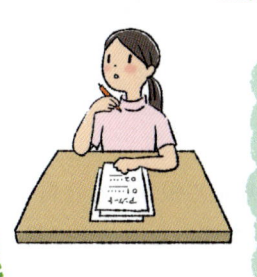

★研究デザインとは？★

研究デザインは，研究の設計図．データの収集と分析のしかたに関する計画で，その研究に最もふさわしい調査方法（データのとり方）や分析方法を決めておくことが必要．

データを集めよう

➡ 4章3節2項，4節2項
5章1節6項，3節2項，4節2項

計画書に基づいて，インタビュー（面接など）やアンケート（質問紙）を使ってデータを集めよう．研究デザインは，主に数値を扱い，数値データを統計学的に分析する量的研究（➡4章）と，言葉や文章化された内容を解釈・記述・理解していく質的研究（➡5章）に分かれる．

データを分析しよう

Excelなどを使ってデータを整理し，集計したデータをもとに分析しよう．変数や尺度から，中央値や平均値，傾向を読み取り，研究の目的に対してどのような結果が得られたかをまとめよう．

➡ 4章5節
5章1節7項，3節2項，4節2項

結果から考察しよう

収集・分析して得られた結果から，その意味や意義を解釈して考察しよう．類似する先行研究と比較しながら，自身の研究結果を論理的に記述し，その研究から得られた新たな知見を示そう．

➡ 7章

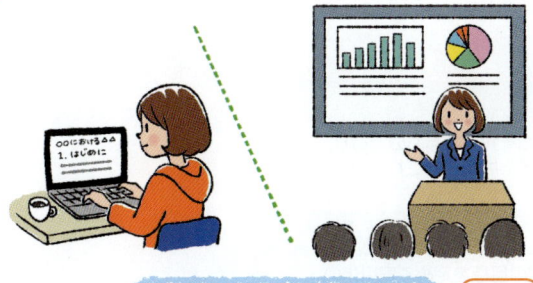

研究で得られた成果を発表しよう．論文の投稿や学術集会への参加，学内・院内での研究発表会で発表しよう．研究では，成果を共有することも大切！

結果を発表しよう

➡ 7章

看護研究は，ただ研究して終わるのではなく，得られた結果を共有し，集積することで，看護実践の基礎となる科学的知識体系の発展につながる．研究を行った本人だけでなく，看護全体の質を向上させることができる重要な学びだといえるだろう．日ごろ浮かんでいる一つひとつの疑問を大切に，研究への一歩を踏み出してみよう！

1 看護における研究の意義と重要性

1 研究とは

1 語源からみた研究

　日本語の「**研究**」という語は，"物事の筋道や根本的な性質・要素を明らかにする"という意味の「研」と，"物事の最も深いところまで明らかにする"という意味の「究」という語からできている．英語の単語では，「research」「study」「investigation」がある．語源は，「research」は徹底的に探す，「study」は熱心に打ち込む，「investigation」は足跡をたどって調査するという意味である．これらの意味から考えると，「研究」とは，入念かつ徹底して探究することによって，物事の基盤となっている性質や要素および道筋の深いところまでを明らかにすること，とまとめられる．つまりすべてに共通していると認められる本質である，普遍的な真理を見いだすことである．

2 研究の分類と定義

　総務省統計局が毎年実施している科学技術研究調査では，研究を「事物・機能・現象などについて新しい知識を得るために，又は既存の知識の新しい活用の道を開くために行われる創造的な努力及び探求」と定義している．そして，理学，工学，農学および保健等の研究を「自然科学部門の研究」，文学，法学，経済学，社会学等の研究を「人文・社会科学部門の研究」，家政学，教育学等の研究を「その他の研究」と分類し，保健が含まれる「自然科学部門の研究」については，図1-1に示すような「基礎研究」「応用研究」「開発研究」に分けて定義している[1]．

　基礎研究は，仮説や理論の形成，現象や事実に関する新しい知識を得ることを目的とし，すぐに何かの役に立つか否かは問われない．**応用研究**は，基礎研

開発研究

基礎研究，応用研究，および実際の経験から得た知識を利用するものであり，新しい材料，装置，製品，システム，工程等の導入または既存のこれらのものの改良をねらいとする研究

応用研究

基礎研究によって発見された知識等を利用し，特定の目標を定めて実用化の可能性を確かめる研究，およびすでに実用化されている方法に関して，新たな応用方法を探索する研究

基礎研究

特別な応用，用途を直接に考慮することなく，仮説や理論を形成するため，もしくは現象や観察の可能な事実に関して新しい知識を得るために行われる理論的または実験的研究

総務省統計局．"令和6年科学技術研究調査 用語の解説"．
https://www.stat.go.jp/data/kagaku/kekka/a3_25you.html，（参照2024-10-22）．をもとに著者が作成．

図1-1　研究の分類

究の知見をもとに，実用化の可能性を探るという，問題の解明に向けた研究である．**開発研究**は，応用研究による経験から，さらなる科学技術や工程などを作り出す研究である．これらの分類から，研究とは，事象を客観的にとらえ，その中に含まれている意味を正確に解釈し，因果関係や相互関係などを追求することによって，根拠をもって誰も知らない新しい知識を見いだす，独創性，創造性に富んだ作業だといえる．わくわくする作業ではあるが，誰も知らない新しい現象や事実は，私たちの周辺にそう簡単には転がっていない．

　ここで，一歩踏みとどまって考えてみよう．世の中で正しいと思われていることは，本当にすべて正しいのだろうか．例えば，20年ほど前は感染予防対策として，手術室や集中治療室（ICU）の入り口に抗菌粘着マットを置くことは常識であり，どこの病院でも使われていた．しかし，その後の研究で，抗菌粘着マットは患者の感染率の低下に全く効果がないことがわかり，現在では使用されなくなった．このように，現在は当然と思われていることでも，今一度立ち止まってその根拠を確かめてみると，間違いや根拠が明確でないものがないだろうか．また，年齢や性別といった研究対象の特性，在宅と急性期病院といった研究対象の置かれる環境など，違う状況で調べてみると，異なる結果が得られ，新しい知見となることがある．このことからも，普遍的な真理をつかむためには，入念かつ徹底的に探究する態度と活動が欠かせない．

2 研究の目的

　研究とは，物事の普遍的な真理を明らかにすることだと述べたが，では，何のために研究をするのだろうか．さまざまな文献から，研究の意義は，個人的意義，学術的意義，社会的意義の三つにまとめられる．

1 個人的意義

　個人的意義とは，研究をする個人にとって価値があるということである．文部科学省の令和元年版科学技術白書では，「知りたい」という知的好奇心は，人類に与えられた根源的な欲求であると述べられている．そして，金子みすゞの「星とたんぽぽ」という詩の「見えぬけれどもあるんだよ，／見えぬものでもあるんだよ．」という一節をもとに，基礎研究は「知りたい」という人間の根源的な欲求に導かれつつ，この「見えぬもの」への飽くなき挑戦の歴史であったと言えるのかもしれないと記している[2]．知的好奇心をもてば，自然になぜだろう，どうしてだろうと考えるようになる．このことから，研究には，個人の知的好奇心を満足させるという，自己成長につながる個人的な意義があるといえる．

2 学術的意義

　学術的意義とは，これまでの研究では明らかになっていない新しい知見を加えるということである．学問の発達には，新しい知見を得ることや得られた知見を深めることが欠かせない．基盤となる研究の目的には，理論の形成があ

る．看護理論は1950年代後半から米国を中心に盛んに発表され，日本でもその影響を受け，"看護とは何か"が問われるようになり，真剣な議論が交わされてきた．看護理論が開発された当初は，人間のもつニードが着目され，その後，人間と人間の相互の関わり合いを焦点とした理論が多くを占めるようになった．さらには，人間を一つの開放システムととらえた理論や，ケアリング理論が増えてきた．看護理論は看護に対する見方や考え方を体系的に理論づけたものであり，人々を取り巻く環境や社会情勢の影響を受けながら，開発され，進化してきた．

　研究は積み上げられていくものであるが，すでにわかっていることの繰り返しでは，学術的な深まりを得ることはできない．研究は個人の知的好奇心から出発し，その問題や学問分野に興味をもつ人々の議論や連携による研究の積み重ねによって，学術的意義が出てくる．学術的に意義のある研究には，先行研究で明らかにされていない新しい知見を提供する新規性や，新たな議論を展開する知見を提供できる創造性が求められる．

3 社会的意義

　社会的意義とは，その研究が社会の役に立つのかということである．現在，あらゆる場所で大地震等の自然災害が発生し，人々の安全・安心な暮らしが脅かされている．地質学や火山研究等の自然科学部門の研究で得られた知見は，災害発生の予測やそれに基づく防災対策に役立っている．また，人文・社会科学部門の研究で明らかにされた自然災害時の人間の行動や心理変化などの知見は，事前の避難や安全な避難方法の啓発に貢献している．このように，研究の社会的意義とは，研究成果を使う人，つまり生活を営むすべての人にもたらされる価値だといえるだろう．

3 看護研究とは

　研究とは，入念かつ徹底した探究によって，物事の基盤となっているものの普遍的な真理を明らかにし，学術の発展や問題の解決に向けた知識体系を構築するものである．医療技術の進歩や社会の変化によって看護の役割や機能は拡大してきたが，看護の本質はケアにある．**フローレンス・ナイチンゲール**（Nightingale, F.）の『看護覚え書』と**バージニア・ヘンダーソン**（Henderson, V.）『看護の基本となるもの』の翻訳者の一人である小玉は，看護学について著書『看護学』の中で，以下のように述べている．

　看護"学"を実践する，それは看護実践家が根拠をもって，看護を行うことであり，根拠とは知識，言い換えれば理論である．（省略）

　看護の根拠となる知識は，よりよい実践のためには絶えず新たに生み出されていく必要がある．この知識を新たに生み出す，が研究である．"新たに産み出す"には"より確かなものにする"も含まれる[3]．

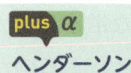

plus α

ヘンダーソン

アメリカの看護師，看護理論家．看護教育の指導者としても知られている．著書『看護の基本となるもの』において，医学とは違った看護独自の機能を定義し，看護の対象となる人の基本的ニードとして，①正常に呼吸する，②適切に飲食する，など14の要素を挙げた．

看護を"学"とするためには，看護職者が看護実践の中で疑問に感じたことを科学的な方法を用いて再構築し，探究することで，看護"学"という学問領域の発展に不可欠な理論を確立していく必要がある．このことから，看護研究は看護実践と理論を結ぶものであり，看護実践の基盤となる科学的な知識体系を拡大するものだといえる．看護研究が看護を学ぶ教育機関の授業に組み込まれていることについて，小玉は，「看護学の確立・発達のためには看護を職とするものが研究活動を活発に行わなければならないから，看護学生に研究のやり方を教える，実際に試みさせもする」[3]と述べている．さらに，「看護学生のほとんどは，卒業後は現場で働く実践家としてキャリアを積んでいき，研究者として励む機会は決して多くはないだろうが，実践者が看護"学"を実践する者であることに思い至れば，研究が実践家の日常に融合していなければならないことがわかる」[3]と述べ，質の高い看護実践を求めるならば，研究と無縁ではいられないことを指摘している．

看護研究の対象は，保清ケア等の患者への直接的な看護実践だけでなく，看護教育，看護管理，情報科学，ヘルスサービスといった間接的に看護に影響を与える現象も含まれる．看護研究は，看護の対象である患者・家族，ケアを提供する看護職者ならびにこれらを取り巻くヘルスケア制度に対し，質の高い成果がもたらされるような根拠に基づくケアの提供を可能にするものである．

4 看護実践と看護研究

看護実践は，健康に関わるさまざまな問題に直面し，解決を導くという問題解決の過程をたどる．人間は，身体的・心理的・社会的・霊的な側面をもち，これらが相互に複雑に影響し合う多様性のある存在である．そのため，看護実践では，研究の対象者と研究の対象者を取り巻く多様で複雑な現象を理解しない限り，問題解決にはつながらない．看護実践の質の向上を目指すならば，看護実践からわき上がった疑問を系統的・科学的に証明し，それを看護実践に生かすことが欠かせない．

1 W型問題解決モデル

発想法*の一つである**KJ法***を開発した川喜田は，地理学や民俗学の野外研究の経験をもとに，問題解決に向けたプロセスを**W型問題解決モデル**として表した．このモデルを看護研究に当てはめてみると，**図1-2**のように考えることができる．

川喜田は，問題解決活動を思考レベルと経験レベルに分けている．問題解決の第一歩は，思考レベルに沿って，何が問題かを確認し，提起することである．問題提起ができたら，観察したりほかの人に聞いたりして，どのような情報がその問題に関係がありそうかを整理し，どこから，どのような情報を集めたらよいかを考える．問題によって，新たな仮説や理論を提示する質的研究か，仮説を検証する量的研究かを決定する．

用語解説 *
発想法

問題解決のために思考する方法．KJ法のほかに，複数人のグループでアイデアを出し合うブレーンストーミングや，既存の理論や枠にとらわれず自由な角度からアイデアを生み出す水平思考などさまざまな方法がある．

用語解説 *
KJ法

川喜田二郎によって，文化人類学のフィールドワークによって得られた情報の分析方法として考案されたもので，イニシャルから命名された．情報のグルーピングやラベリング，図解化，文章化などの手順により，問題の本質を特定し，新たな解決方法を発見する思考法である．

➡ KJ法については，5章2節5項p.171参照．

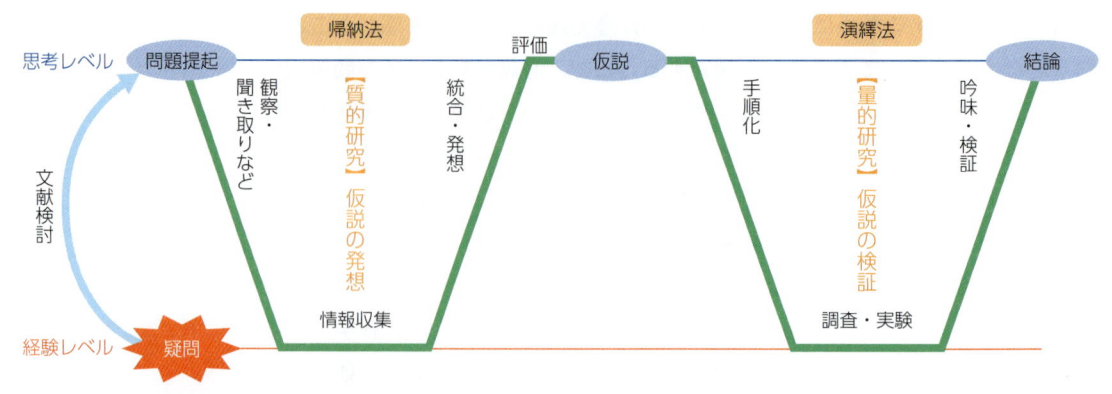

川喜田二郎. KJ法：渾沌をして語らしめる. 中央公論社, 1986. のW型問題解決モデルをもとに著者が作成.

図1-2　W型問題解決モデルによる研究プロセス

質的研究であれば，質的なデータに主眼を置き，観察や面談等からデータを集め（経験レベル），全体像をまとめていく（思考レベル）．この段階で，仮説が提示される．

その後，問題解決に向けてさらにプロセスが必要かを評価する．さらなるプロセスが必要と判断したら，目標を設定し（思考レベル），問題解決をする方法を決めて（手順化），調査や実験を行う（経験レベル）．最後に結果の吟味・検証を行い，さらなる研究が必要かを評価する（思考レベル）．このように，研究は1回で終わることはなく，継続され，深化していく．

2　看護過程におけるW型問題解決モデル

看護過程のプロセスは，アセスメント，看護診断，計画立案，実施，評価に分けられる．患者の健康上の問題を見極めて，個別的で最適な看護を提供するために，これらは連動して行われる．看護過程をW型問題解決モデルに当てはめてみると，類似した思考レベルと経験レベルのプロセスをたどることがわかる．看護過程では，患者の問題に気付く能力，聴く能力，情報収集能力，問題を特定するための批判的思考能力，問題解決策の考案に向けた創造力，患者や患者を取り巻く人々に伝える能力などが求められる．看護研究では，看護実践の場で生じている問題の解決に向けた論理的思考力，相手が納得するようにわかりやすく説明する説得力や提案力が求められる．看護を実践する者が看護研究に取り組むことは，看護学の発展という学術的意義や社会的意義をもつと同時に，看護職者としての自己成長にも大きく寄与するのである．

plus α

批判的思考

クリティカルシンキングともいう．物事について，「なぜ」「本当に正しいのか」という批判的な視点をもちながら，論理的に多角的，客観的に思考すること．

5　科学的根拠に基づく実践（EBP）／科学的根拠に基づく看護（EBN）に欠かせないもの

1　ナイチンゲールとEBN／EBP

|1|　根拠に基づく医療（EBM）とEBN／EBP

ナイチンゲールは，数学や統計に強い興味をもち，近代統計学の祖と呼ばれ

るアドルフ・ケトレー*の書に触発されて，統計学の基礎を学んだといわれる．クリミア戦争中に，多くの傷病者が衛生状態の悪い野戦病院で死亡していくのを目の当たりにしたナイチンゲールは，クリミアから戻った後，統計学者のウィリアム・ファー*博士と共に，野戦病院の患者の病状の推移，病床の配置や病室の環境などについて統計学的手法を用いて整理した．そして，高い死亡率を引き起こしている原因を上層部に示した結果，野戦病院の衛生状態が改善され，死亡率の劇的な低減につながった．

　根拠に基づく医療（evidence-based medicine：EBM）とは，本来は疫学的手法を主体とする研究によって得られた最良の根拠，医療従事者の経験，そして患者の価値観を統合し，より良い医療に向けた意思決定を行うことを意味する．看護界では，**科学的根拠に基づく看護**（evidence-based nursing：**EBN**）あるいは**科学的根拠に基づく実践**（evidence-based practice：**EBP**）といわれ，患者の問題を解決するために，可能な範囲で最新・最良の科学的根拠（エビデンス）を把握した上で，患者個々に合わせた最善のケアを総合的に判断して決定する（**図1-3**）．EBN／EBPのエビデンスをつくる上で，大きな役割を担うのが，疫学研究または疫学的手法を用いた臨床研究である．ナイチンゲールは，クリミアの野戦病院で起こっている現象を，疫学的手法を用いて数値として表し，エビデンスをつくり上げていったのである．

| 2 | 情報の伝え方，プレゼンテーション

　ナイチンゲールは，疫学的手法だけでなく，データを理解しやすいように図形を使って説明するのにも長けていたといわれる．**図1-4**に示すような，普通の円グラフと異なる「鶏頭図（けいとう）」と称されるローズダイアグラムを使ってプレゼンテーションを行い，人々に強い印象を与えた．このことから，EBN／EBP

用語解説 *
アドルフ・ケトレー

Lambert Adolphe Jacques Quetelet. ベルギーの数学者，天文学者．体重と身長による肥満度の指標であるBMI（body mass index）やヒストグラム等を考案し，統計学が社会現象や人間社会に適用できることを示した．

用語解説 *
ウィリアム・ファー

William Farr. イギリスの医療統計学者．人口動態統計を駆使し，世界保健機関（WHO）の国際疾病分類（ICD）の基礎を構築した．コレラや天然痘などの調査から，典型的な伝染病の患者数は，進行のはじめは急速で鋭い上昇線を描き，しばらくは緩い上昇となってピークに達し，下降は上昇のときよりも急速であるというファーの法則を発表した．

根拠に基づく実践はケアリング環境の中で最高の結果をもたらす．

Ellen, F.O. et al. Transforming Health Care from the Inside Out：Advancing Evidence-Based Practice in the 21st Century. Journal of Professional Nursing. 2005, 21(6), p.335-344. から著者が翻訳.

図1-3　EBN／EBPに基づく実践

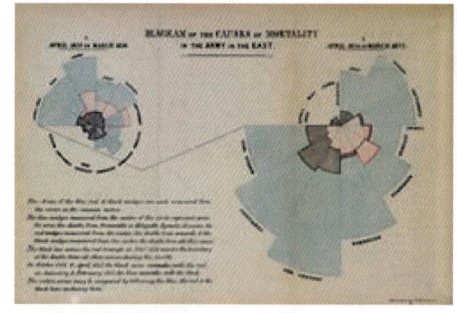

ナイチンゲールは，統計になじみのない国会議員や役人にもわかりやすいように，毎月の死亡者の死因によって，戦場での負傷なら赤，病院の衛生状態や患者の栄養状態なら青，そのほかは黒というように色分けし，死者数を面積で表した．このグラフを見たビクトリア女王は，病院の衛生状態や患者の栄養状態という，野戦病院の環境を改善することによって回復が可能な人が多いことがわかり，即座に衛生状態の改善命令を出した．これにより，院内での死亡率が半年で40％から 2 ％に激減した．

写真提供：総務省統計局．"ナイチンゲールと統計"．なるほど統計学園．
https://www.stat.go.jp/naruhodo/15_episode/episode/nightingale.html，（参照2024-10-22）．

図1-4 **ナイチンゲールが作成したクリミア戦争における戦死者・傷病者の死因グラフ**

の実践には，正しい情報の見極め方とともに，得られたエビデンスを人々に理解してもらうための，情報の伝え方やプレゼンテーション能力も必要である．

2 "真の"根拠に基づく看護

　EBMにおけるエビデンスレベルが最も高い研究デザインは，**システマティックレビュー***と**ランダム化比較試験（RCT）***である．しかし，エビデンスレベルが高いといわれる研究によって得られたエビデンスであっても，あくまでも一般論として因果関係の妥当性が高いことを示しているにすぎないことを忘れてはならない．"根拠に基づく"という言葉から，エビデンスが最優先するような印象を受けるかもしれない．しかし，看護実践においては同じような健康レベルでも，患者の年齢や生活歴，価値観等によって必要なケアが異なり，個別性を尊重した援助の判断が必要となる．看護実践においては，**エビデンス，患者の意向，臨床経験，利用可能な資源**の四つの視点の調和が不可欠である．真の根拠に基づいた質の高い看護を提供するためには，治療を目的とした医学とは異なる看護の目標や成果を明確にし，科学的に立証されたケアのエビデンスを蓄積していくことが重要である．そのために，看護研究は欠かせないのである．

用語解説*
**システマティック
レビュー**

エビデンスを体系的に収集・評価し，必要に応じて統計的に知見を統合して結論を導く方法．

➡ システマティックレビューについては，5章3節1項p.178参照．

用語解説*
**ランダム化比較試験
（RCT）**

被験者を無作為に二つのグループに割り当て，実験群には目的とする介入を行い，対照群には何もしないか従来のケアを行い，2群間を比較する方法．

➡ ランダム化比較試験（RCT）については，4章2節2項p.89参照．

2 研究のプロセス

　看護の目的は，あらゆる健康レベルにおいて，看護の対象となる人が健康に日常生活を送れるように援助することである．この目的を達成するために，看護過程は看護師の幅広い知識を系統立てて適用して，看護の視点からくまなく情報を収集し，分析することから始まる．そして，患者が健康な生活を送る上で障害となっている問題を解決するための看護ケアを計画，実施した後に，問題解決の達成度などを評価し，次の看護につなげる．看護研究も同様で，文献などからさまざまな情報を収集し，看護現象に生じている解決すべき論点や問題点を把握して，取り組むべき研究テーマを設定し，目標と研究計画を立案

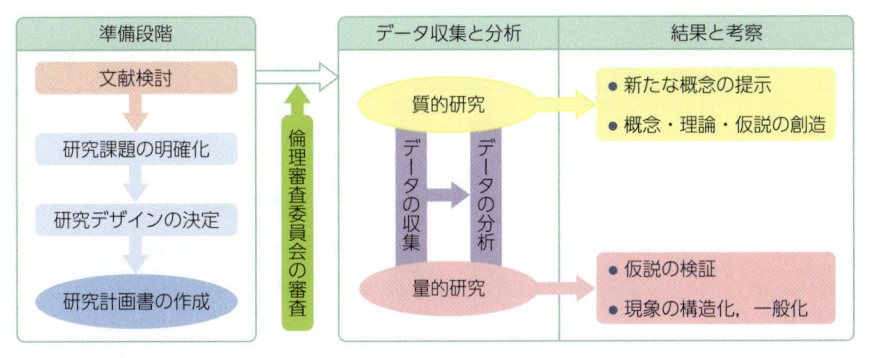

図1-5　研究のプロセス

し，それに基づいて研究を実施（データの収集と分析）して，得られた成果の評価を行い，次の研究に発展させていく（**図1-5**）．

1 研究課題の選定～先行研究の検討

1 テーマを探す

　研究のスタートは，自分でテーマを探すことである．これまでに学習したこと，臨地実習で経験したことを振り返ってみよう．「いろいろな病棟を回ってみたが，便秘で苦しんでいる患者さんが多かったのに驚いた．どうすれば患者さんの苦痛を緩和することができるだろう？」「手術を控えた患者さんが『不安はない』と言っていたのに，だんだんと笑顔が少なくなっていった．患者さんの本当の気持ちはどうだったのだろう？」など，さまざまな場面が思い出されるのではないだろうか．

2 情報の収集

　次に，わき上がってきた疑問や，これまでの学習で不確かな部分に関する情報を集めてみよう．情報を収集する方法としては，その場面を観察する，人に聞く，インターネットで検索する，書籍や雑誌，新聞を読む，テレビやラジオを視聴するなど，さまざまな方法がある．それぞれの方法には**表1-1**に示したような利点と欠点がある．インターネットでの情報収集は，多くの最新情報が手に入るメリットがある一方，誤報や信頼性に乏しい情報もあり，情報を得る側の選択眼が重要になる．書籍や雑誌は，インターネットに比べて速報性は劣るが，信頼性があり，専門性の高い情報を得ることができる．特に過去に行われた研究（先行研究）を調べることは，情報が得られるだけでなく，自分が疑問に思ったことがどこまで解明されているのかを知ることができるため，研究を行うに当たって先行研究の検討は欠かせない．なお，先行研究を読んで解決できる疑問は，新たに研究する必要のない疑問である．

3 先行研究の調査

　先行研究（文献）を読んで，すでに解明されていることと，まだわかっていないことを整理することで，看護実践を行う上で解決すべき研究疑問（**リサー**

表1-1　情報の利点・欠点

情報源	利 点	欠 点
書　籍	●テーマについてコンパクトにまとめられている ●基礎知識を得るのに適している ●読み返しができる	●情報が古く，最新の動向を知るのには不向きである ●学術書は高額である
雑　誌	●信頼性のある情報が得られる ●専門的な知識が得られる ●読み返しができる	●速報性は低いが，書籍より最新の動向を知ることができる ●学術雑誌は入門者向けの情報が少ない
新　聞	●最新の情報が得られる ●幅広い情報が手に入る ●地方独特の情報にも強い ●情報の信頼性とスピードの両面でバランスが良い	●速報性は高いが，誤報の可能性もある ●新聞社によって意向や取り上げる内容が異なる
テレビ・ラジオ	●速報性に優れている ●政治・経済などの難しい話題をわかりやすく解説しており，理解しやすい ●地方局の番組では，地方の情報を得られることがある ●映像による情報収集の効率性が高い	●速報性は高いが，誤報の可能性もある ●情報が一方的に流れているため，録画をしないと再確認が難しい ●放送局の意向で編集されるため，情報に偏りがある
インターネット	●速報性に特に優れている ●大量の情報を容易に調べられる ●多様な情報や裏情報が得られる可能性がある	●ウェブサイトによって信頼性が異なる ●速報性は高いが，誤報の可能性もある ●内容の差が大きく，情報を得る側の選択眼が必要である ●ウェブサイトの内容が更新され，必要な情報が消えてしまう可能性がある
人に聞く	●その人しか持ち得ない情報を集められる	●人によって感じ方が違うため，信頼性が異なる

チクエスチョン）が明らかになってくる．つまり，リサーチクエスチョンとは，先行研究を把握した上で残された看護にとって意義のある疑問であり，研究を通して探求すべき課題だといえる．

　研究方法はリサーチクエスチョンの回答を見つけるためのアプローチのしかたであり，これによってリサーチクエスチョンへの回答が異なってくる．文献を読むときには，研究方法について十分に注意し，その信頼性・妥当性を吟味する必要がある．

2　研究デザインの選定

1　研究デザインとは

　研究デザインには，研究の問いによる分類，介入の有無による分類などがあり，文献によって多少違いがある．ここでは，研究デザインを，研究者が取り上げようとしているリサーチクエスチョンの答えを得るためのアプローチ方法と定義して説明する．

　研究デザインの決定に当たっては，先行研究で明らかになっているエビデンスをもとに，リサーチクエスチョンを明確にする必要がある．人々の行為には普遍的な法則があり，現実の世界は観察・測定可能なものであるという考えに立つならば，客観性や一般化が重視され，科学的な実験や調査によって定量化できる**量的研究**のデザインが選択される．一方，人々の経験は状況や環境に

よって異なり，時間の流れや感情などと切り離すことはできないという考えに立つならば，人間の行為や経験の意味を探究し理解することを目的とする**質的研究**のデザインを選択することになるだろう.

2 エビデンスの蓄積と研究デザイン

先行研究によってエビデンスが蓄積されている場合には，あらかじめ現象を説明する推論（仮説）を立てることができ，その推論の真偽を確かめる**仮説検証型**の研究となる．しかし，明らかになっているエビデンスが少ない場合は，研究によってどのような結果が得られるのかを予測できないことがある．そのような場合は，研究の対象とする現象に関するデータを綿密に収集し，解析していくことで新たな理論や仮説を見いだす**仮説生成型**の研究となる．研究に取り組む前に，先行研究のエビデンスからリサーチクエスチョンに対する答えを推論できるか，という視点から，研究デザインを分類した（**表1-2**）.

3 仮説と研究デザイン

|1| 「仮説を生み出す」研究

今まで誰も気付かなかった現象や，これまでに明らかになっている概念では説明できない場合，または調べたい現象を明らかにする測定方法が確立していない段階の研究は，「仮説を生み出す」仮説生成型の研究になる．この段階では，対象とする現象や事例を丹念に観察し記述して，そのものだけがもつ性質やほかとの違いを際立たせる特徴（これは何であるか）を引き出す，質的な研究のアプローチが行われることが多い．また，「看護学生は，アルバイトを週何時間行っているか」など，ありのままの実態（何が起こっているか）を調査する研究のアプローチも，仮説生成型の研究に含まれる.

|2| 「仮説を分析する」研究

研究しようとしている現象について，先行研究で「何が起こっているのか」が明らかになっている場合は，その現象がどのように起こるか，何によって起

表1-2　リサーチクエスチョンからみた研究デザインの分類

研究のレベルと問い	エビデンスの段階と必要性	研究デザイン	
		大分類	小分類
仮説を生み出す（仮説生成型） ● これは何であるか ● 何が起こっているか	● 何が起こっているかわからず，問いに対する答えが予測できない ● どのような問題があるかの実態がはっきりしておらず，その問題の全体像をつかむ必要がある	記述的研究	● 事例研究 ● 現象学的研究 ● グラウンデッド・セオリー ● エスノグラフィー ● 実態調査研究
仮説を分析する（仮説分析型） ● Aと関連しているのはどれか ● Aの原因はどれか	● 問題とする現象がなぜ起こっているのか，原因がいくつか考えられるが，はっきりと言えない ● 問題とする現象の原因が多く，原因を一つに絞れない	分析的観察研究	● 横断研究 ● コホート研究 ● ケースコントロール研究
仮説を検証する（仮説検証型） ● BはAの原因となっているのか	● 現象の原因が明らかになり，現象との因果関係を検証する必要がある ● 現象の原因が明らかになり，問題とする現象を解決する介入の効果を検証する	● 実験研究 ● 準実験研究 ● 介入研究	● ランダム化比較試験 ● クロスオーバー試験

こるかの予測が可能になることから，仮説検証型の研究となる．このとき，現象の原因と結果を突き止めるためには，その現象に関連する要素を明らかにする「仮説を分析する」段階の研究（**仮説分析型**の研究）となる．

　この段階では，二つ以上の群を比較して分析する分析的観察研究のデザインとなり，その方法には**コホート研究**と**ケースコントロール研究**がある．

➡ コホート研究，ケースコントロール研究については，4章3節1項p.92，93参照.

コホート研究

　コホート研究は，例えば肺癌と喫煙との関連を明らかにするため，調査の開始時点で，仮説として考えた要素をもつ集団ともたない集団（大量喫煙者5万人と非喫煙者5万人）に分けて10年間追跡調査し，調べたい現象の出現頻度から，因果関係の推定を行うことを目的とするような研究方法である．現在から将来に向かって生じる現象を追うため，前向きの縦断研究である．

ケースコントロール研究

　一方，ケースコントロール研究は，例えば現段階での肥満度によって，肥満群と肥満ではない群の2群に分け，現在から過去にさかのぼって食事や運動などを調査することで因果関係の推定を行うといった方法である．過去にさかのぼることから，後ろ向きの縦断研究である．

　これらの「仮説を分析する」研究は，問題とする現象にどのような条件や要因が強く関連するのかを絞り込んでいくが，この段階では，どちらが原因でどちらが結果であるか，つまり因果関係を予測できても，特定することはできない．

3 ｜「仮説を検証する」研究

　因果関係の証明は「仮説を検証する」研究デザインとなり，**ランダム化比較試験**（randomized controlled trial：**RCT**），**クロスオーバー試験**などがある．

ランダム化比較試験

　ランダム化比較試験は，例えば歩行トレーニングの効果を検証するために，デイケアを利用している高齢者を，研究者の意図が入ることなく（無作為），通常の活動のみを実施する群と通常の活動に歩行トレーニングを追加する群に分け，2群間の比較を行うような研究方法である．研究の対象者をグループ分けする際に，乱数表などによる無作為化の方法を用いない場合は，準ランダム化比較試験という．

クロスオーバー試験

　クロスオーバー試験は，研究の対象者を2群に分けて介入を行って評価した後に，互いの介入を入れ替えて再評価し，比較する方法であり，交差試験とも呼ばれる．両方のグループに同じ介入をして比較できるため，精度が高いという利点があるが，介入を入れ替える前には，先に行った介入の影響がなくなるまで十分な期間を空ける必要があり，データ収集に時間がかかるという欠点がある．

3 データの収集

1 研究の対象者の選定

|**1**| 研究対象の明確化

➡ 研究の対象者の選定については，4章3節2項2 p.102参照.

　誰からどのようなデータを得るかは，研究の信頼性，妥当性に関わる最も重要な部分である．知りたいと思っている集団全体のことを**母集団**といい，母集団を推測するために選ばれた一部の集団を**標本**という．例えば，糖尿病患者の食事管理の実態について研究しようと計画したとき，すべての糖尿病患者からデータを収集できれば，真実との誤差は生じないが，現実には不可能である．手間や費用を考えると，一部の糖尿病患者のデータを収集し，その結果から全体的な糖尿病患者の食事管理を推測することになる．真実との誤差をできるだけなくすためには，標本は母集団の性質を忠実に反映した集団でなければならない．

　研究の対象者を選定するに当たっては，まず最終的に知りたい集団はどのような集団かを明確にする．糖尿病患者には合併症のある人もいれば，ない人もいる．妊娠中の女性もいれば，高齢者もいる．研究の対象者の定義を明確にし，どのような人を研究対象とするのかという選択基準と，どのような人を研究対象から外すのかという除外基準を適切に設定する．

|**2**| サンプルサイズの決定

　知りたい集団が明確になったら，対象者数（サンプルサイズ）を決める．量的研究は統計学による分析を行うが，サンプルサイズが小さいと本当は差があるのに差がないと判断される確率が高くなる．理論的にはサンプルサイズが大きいほうが母集団との誤差が小さくなるが，現実にはサンプルサイズが大きくなると，実際には差があるとは判断できない程度の小さな差を，差があると判断される確率が高くなる．そこで，データを収集する前に，適切なサンプルサイズを計算する必要があり，インターネット上で入手できる自動計算フォームを利用すると簡便に計算できる．ただし，研究の対象者が途中で研究の参加を拒否したり，回答が得られない可能性もあるため，計算上のサンプルサイズに加え，脱落率や回収率なども考慮して協力依頼者数を決定する．また，科学的なデータを得るためには，研究者の意図が反映されないように母集団から研究の対象者をランダムに選ぶ無作為抽出法をとる必要がある．

　一方，質的研究は量的研究とは異なり，必ずしも一般化を目的としていないことから，研究の目的に合致した研究の対象者を，少数，意図的に選択する．収集したデータの分析を続け，これ以上研究の対象者を追加しても新たな結果が生まれないという状態（理論的飽和）になれば，データ収集を打ち切る基準となる．

2 データの収集方法と分析方法

　誰から，どのようなデータを収集するかによって研究方法は変わってくる

（**図1-6**）．データ収集の方法は，大きく「観察する」と「質問する」に分けられる．「観察する」方法としては，**観察法，測定法，実験**があり，「質問する」方法には，**質問紙調査，面接法**がある．

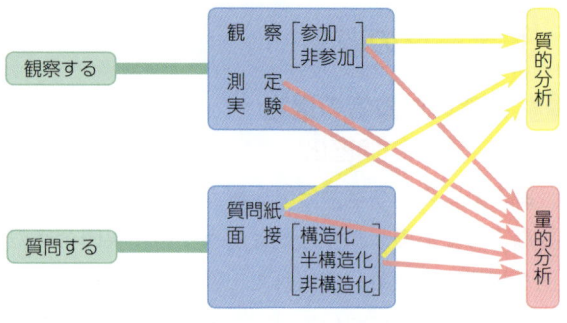

図1-6 データの収集方法と分析方法

| 1 | 「観察する」方法

❶観察法

　観察法は，人工的な状況ではなく，自然な状況において観察された発語，非言語的コミュニケーション，行動などをできるだけ詳細に記述し検証する方法である．得られたデータは，コード化，カテゴリー化して質的に分析することもできるし，頻度などを数量的に処理することで量的分析を行うこともできる．観察法には，データを収集する観察者が対象となる場に構成員の一人として参加し，行動を共にしながら観察を行う**参加観察法**と，観察者が第三者として観察を行う**非参加観察法**がある．

❷測定法

　測定法は，機器や尺度などを用いて数値的なデータを計測する方法であり，身長・体重などの生体情報の測定，光や音などの環境測定，自己効力感尺度や不安尺度などによる心理学的測定がある．信頼できるデータを収集するためには，信頼性・妥当性のある質の高い測定用具が欠かせない．測定したデータは数量で得られ，分析方法は量的分析となる．

❸実験

　実験は，現象の因果関係を検証する方法である．因果関係を把握するために，管理された環境下で外的変数をコントロールした状況で行われる．口腔ケアが舌苔の減少に効果的かを調べる場合，舌苔（従属変数）が口腔ケア（独立変数）によってどのように変化したかを数量的に測定することから，分析方法は量的分析となる．

➡ 外的変数については，p.110 plus α 参照．

plus α

独立変数と従属変数

独立変数とは，物事の原因となっている数値であり，従属変数を予測するために用いられる．説明変数ともいう．従属変数とは，その原因を受けた結果の数値であり，独立変数によって変化する．目的変数ともいう．

➡ 独立変数と従属変数については，4章2節1項 p.87参照．

| 2 | 「質問する」方法

❶質問紙調査

　質問紙調査は，人の認識や行動などに関する情報を得たいときによく用いられる方法である．質問文を読んでそれに回答する方法であり，わかりやすく，誤解されない質問文を作成することが重要である．選択肢から選んで回答する場合は量的分析となるが，自由記述式の回答では質的分析を行うこともできる．

❷面接法

　面接法は，面接者と研究の対象者とのやりとりを通して，リサーチクエスチョンに対するデータを引き出す方法である．それとともに，相互作用によって面接者と研究の対象者双方に新たな理解を生み出すことがある．面接法は，次の三つに分けられる．

- **構造化面接法**　前もって決めた質問項目をどの研究の対象者にも同じ順序で質問していく方法.
- **半構造化面接法**　質問項目は用意するが, 質問の順序は話の流れに従って変えることができ, 研究の対象者の反応によっては質問を発展させることもできる方法.
- **非構造化面接法**　質問項目を決めず, 研究課題に関する一般的な質問から始まり, 面接者は自由に質問できる方法.

　面接はデータ収集に長時間を要することから, 多くの人からデータを集めることが難しく, 質的分析をとることが多い.

|3| 参加者に対する研究者の行動

　研究を行うに当たって, 研究者は研究の対象者の安全を確保し, 人権やプライバシー, 自律性を侵してはならない. データ収集を行う前には, 候補者に研究の目的や手続きについて説明し, 参加の承諾を得る（インフォームドコンセント）. 研究者は, 研究の対象者が研究への参加や辞退を自分の意思で自由に決定できる権利を保障することと, 研究のプロセスで得られた参加者の情報についての守秘義務を守らなければならない.

4 結果の解釈と考察

　集計したデータを分析して得られた結果だけでは, リサーチクエスチョンに対する回答を示すことはできない. 研究を意義あるものにするためには, 結果の中から価値のある情報を抽出し, 意味付けを行う必要がある. そこで最も重要なのは, 研究目的を達成する結果が得られたのかということである. また, 先行研究と比較して対立する見解はないか, もし対立する見解があれば, なぜ異なった結果が得られたのかを考える. これらが説明できれば, これまでの研究と比較して新しい知見であること（新規性）を示すことができるだろう. さらに, 得られた結果は一般化できるのか, 看護学にとってどのような意義があるのかについても検討する.

5 研究成果の発表

➡ 研究成果の発表については, 7章p.218参照.

　研究で得られた新たな事実や知見が活用されるためには, 研究成果を公表する必要がある. 発表の方法には口述発表と誌上発表がある.

　学術集会での発表は, **口頭発表**と**ポスター発表**に分けられる. 口頭発表で質問を受けたり, ポスター発表で聴衆と対面で直接ディスカッションすることによって, 研究の進め方や内容についてのヒントを得ることができる. また, 学術集会への参加は, 研究者とのコミュニケーションやネットワークづくりのきっかけになる. 近年では, 学生会員を設けて会員特典のある学術集会もあるため, 機会があれば学会に参加してみることを勧める.

　論文を学術雑誌で発表する誌上発表では, 一般的には投稿する雑誌を発行し

ている学会のメンバーになる必要がある．論文の種類には，原著論文，総説，研究報告，短報，資料などがある．論文を投稿すると，その学術雑誌に掲載してもよいかどうかの審査（**査読**）があり，査読を通過すれば論文が掲載される．論文の妥当性や価値は，この査読によって保証されるといえる．

■ 引用・参考文献

1) 総務省統計局．"令和6年科学技術研究調査 用語の解説"．https://www.stat.go.jp/data/kagaku/kekka/a3_25you.html，（参照2024-10-22）．
2) 文部科学省．"第5章むすびに〜なぜ基礎研究の蓄積と展開が重要なのか〜"．令和元年版科学技術白書．https://www.mext.go.jp/b_menu/hakusho/html/hpaa201901/detail/1418139.htm，（参照2024-10-22）．
3) 小玉香津子．看護学：小玉香津子講義集．ライフサポート社，2013．
4) 川喜田二郎．KJ法：渾沌をして語らしめる．中央公論社，1986．
5) エドワード・T・クック．ナイティンゲール：その生涯と思想Ⅱ．中村妙子ほか訳．時空出版，1994．
6) Ellen, F.O. et al. Transforming Health Care from the Inside Out：Advancing Evidence-Based Practice in the 21st Century. Journal of Professional Nursing. 2005, 21(6), p.335-344.
7) スーザン・K・グローブほか．バーンズ&グローブ 看護研究入門 原著第7版：評価・統合・エビデンスの生成．黒田裕子ほか監訳．エルセビア・ジャパン，2015．
8) イミー・ホロウェイほか．ナースのための質的研究入門：研究方法から論文作成まで．野口美和子監訳．第2版，医学書院，2006．
9) ブライアン・F.J.マンリー．正しい統計の使い方：研究デザインと解析法．塩谷実監訳．医歯薬出版，1998．
10) 宮本聡介ほか．質問紙調査と心理測定尺度：計画から実施・解析まで．サイエンス社，2014．

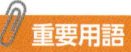
重要用語

研究	科学的根拠に基づく実践（EBP）	量的研究
根拠に基づく医療（EBM）	リサーチクエスチョン	質的研究
科学的根拠に基づく看護（EBN）	研究デザイン	

2 研究課題（テーマ）の選定

学習目標

- 看護研究のためのリサーチクエスチョンを理解できる.
- 看護研究として意義のあるリサーチクエスチョンの立て方を学ぶ.
- 研究の概念枠組みを理解できる.
- 文献検索の方法を理解できる.
- 文献整理の方法を理解できる.
- 論文クリティークとは何かを理解できる.
- 論文クリティークの方法を理解できる.

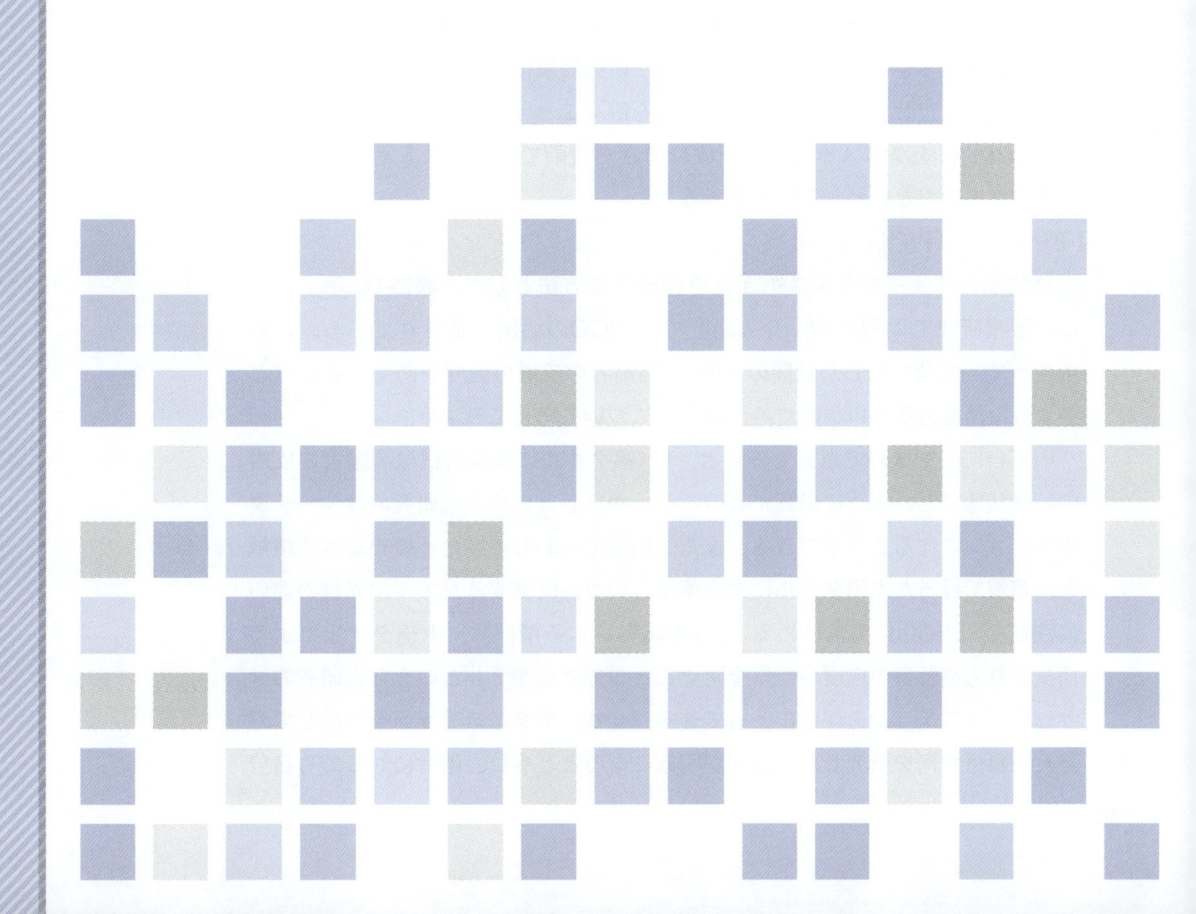

1 リサーチクエスチョンの立て方

1 リサーチクエスチョンとは

Research questionは，日本語では**リサーチクエスチョン**，研究上の問い，研究課題など，さまざまな言葉で使われているが，ここではリサーチクエスチョンを，「看護学にとっての意義ある疑問であるが，これまでに答えが示されておらず，研究を通して探求し，明らかにされるべき問い」と定義する．

では，看護学にとっての意義ある問いとなるリサーチクエスチョンは，どのように導き出せばよいだろうか．

1 リサーチクエスチョンの作成

|1| 疑問の抽出

リサーチクエスチョンを考えるに当たって，例えば，実習中の清拭の場面を振り返り，疑問に思うことを書き出してみよう．クエスチョンは，問いや疑問であるため，疑問形で言語化すると，次のようなさまざまな疑問が湧いてくる．

- 学校の演習と病院実習で行った清拭の方法は異なっていた．なぜ，病院では学校で学習した方法で行わないのだろうか？
- 高齢者の皮膚の乾燥を防ぐためには，どのような清拭方法がいいのだろうか？
- 人が気持ちいいと感じる清拭の圧はどのくらいなのか？
- 患者は不織布と木綿タオルのどちらを好むのか？

小さい子どもが質問攻めにして大人を困らせるように，質問をすること自体はそれほど難しいことではない．しかし，研究対象になる問題を見極めたり，研究課題を設定したりすることは，問題を解くこと以上に難しい．研究者の間では，リサーチクエスチョンが明確にできた段階で，調査は8割程度終わったようなものだといわれるほどである．

|2| PECO／PICOの活用

疑問からリサーチクエスチョンを作成する方法として，**表2-1**に示すように，観察研究ではPECO，介入研究ではPICOの活用が示されている．これを使って，実習で感じた疑問のうち，「高齢者の皮膚の乾燥を防ぐためにはどのような清拭方法がいいのだろうか？」について考えてみよう．

PECOに当てはめて考えてみると，「木綿タオルによる清拭は高齢者の皮膚の乾燥状態にどのように影響するのだろうか？」という観察研究のリサーチクエスチョンを作ることができる．また，病院で行われていた不織布による清拭と，演習で行った木綿タオルによる清拭という，清拭するタオルの素材の違いに注目し，PICOに当てはめると，「不織布による清拭は，木綿タオルによる清拭よりも高齢者の皮膚の乾燥を防ぐことができるか？」という介入研究のリサーチクエスチョンを作ることもできる．リサーチクエスチョンを作成してみると，自分が何を研究したいのかが明確になるとともに，他者に対しても自分

表2-1　臨床的疑問の整理

疑問：高齢者の皮膚の乾燥を防ぐためにはどのような清拭方法がいいのだろうか？

	観察研究	介入研究
Participant： 対象となるもの	65歳以上の高齢者	65歳以上の高齢者
Exposure： 取り上げられている要因 Intervention： 取り上げられている介入	木綿タオルによる清拭	不織布による清拭
Comparison： 比較するもの	清拭なし	木綿タオルによる清拭
Outcome： 調べたい指標（結果）	皮膚の乾燥度	皮膚の乾燥度
リサーチクエスチョン	木綿タオルによる清拭は高齢者の皮膚の乾燥状態にどのように影響するのだろうか？	不織布による清拭は，木綿タオルによる清拭よりも高齢者の皮膚の乾燥を防ぐことができるか？

表2-2　良い研究テーマが満たすべきFINERの基準

Feasible （実施可能性）	● 対象者数が適切であること ● 自分の専門性に適していること ● かかる時間や費用が適切であること ● 自分の扱える範囲であること
Interesting （科学的興味深さ）	● 研究者が科学的興味からその答えを得たいと思うテーマであること
Novel （新規性）	● 過去の知見を確認，否定，もしくは拡張するものであること ● 新しい知見を提供するものであること
Ethical （倫理性）	● 倫理委員会の承認が得られるような研究であること
Relevant （必要性）	● 科学の進歩に貢献すること ● 臨床医学や保健政策に貢献すること ● 将来の研究の発展に貢献すること

スティーブン・B・ハリーほか. 医学的研究のデザイン：研究の質を高める疫学的アプローチ. 木原雅子ほか訳. 第4版, メディカル・サイエンス・インターナショナル, 2014, p.20. より作成.

の研究を説明しやすくなる.

2 リサーチクエスチョンの基準

　良いリサーチクエスチョンの基準には，実現可能性（feasible），科学的興味深さ（interesting），新規性（novel），倫理性（ethical），必要性（relevant）の五つがあり，頭文字を合わせてFINERと呼ばれる．英語のfinerという単語を調べてみると，品質や卓越性がより素晴らしいという意味がある．リサーチクエスチョンが作成できたら，**表2-2**を参考に，良いリサーチクエスチョンになっているかを確認してみよう．

　科学的興味深さ（interesting）は研究者にとっての興味である．一方，必要性（relevant）はその範囲が広く，看護学という学問や実践，患者，医療，社会にとっての必要性を評価することが重要である．必要性の確認には，先行研究を徹底的に調べて，答えが明らかになっていないかを確かめる必要があ

る．また，研究方法はリサーチクエスチョンの答えを導き出すための方法である．そのため，先行研究を読む際には，研究方法がリサーチクエスチョンに適したアプローチ法であるかも注意して，結果の真偽を判断する．

2 リサーチクエスチョンの探求レベル

問いについて，佐藤は，「何が起きているのか？（What）」という実態のあり方の問いと「なぜ，それは起きているのか？（Why）」という因果関係の問いに分けられ，因果関係に関わる問いは，「行動や現象を規定する条件（原因）は何か」という**関わる要因の確定**と，「それぞれの条件がどのような形で相互に関係しているか」という**メカニズムの解明**を中心とした問いに分けられると述べている[1]．

BrinkとWoodは，リサーチクエスチョンの探究レベルを三つに分けている[2]．

❶レベルⅠ

「新型コロナウイルス感染者は，自分の病気について何を知りたいと思っているのだろうか？」というように，先行研究から具体的な情報を得ることが期待できない，「これは何であるか？（What）」という問いから始まるものである．このレベルのリサーチクエスチョンの解明は，現象を質的に記述する**探索的研究***・**記述的研究***のデザインが適している．

❷レベルⅡ

「子どものマスク着用は新型コロナウイルス感染予防に効果があるのだろうか？」というように，「二つ（あるいはそれ以上）の変数間に関係はあるか？」という問いが軸になる．このレベルのリサーチクエスチョンは，先行研究から「これは何であるか？（What）」の情報を得ることができ，変数間に関係があることは推測できるが，それがどのように起こっているのか，変数間の関係や関連する要因を正確に特定できない段階である．症例対照研究，コホート研究などの**分析的観察研究***のデザインが適している．

❸レベルⅢ

「ユーモアはがん性疼痛のある患者の疼痛を緩和できるのか？」というように，「なぜか？（Why）」という問いが軸となる．このレベルのリサーチクエスチョンは，先行研究から二つの変数がどのような関係にあるのか，因果関係を推測できる段階であり，結果に影響を与えると考えられる要因を操作し，変数間の関連を検討する**実験研究・介入研究**のデザインが適している．

3 研究課題の見つけ方

授業などで普段，学生が作成するレポートは，「日常生活におけるコミュニケーションと看護場面でのコミュニケーションの違いについて述べなさい」というように，答えが存在する課題があらかじめ提示されている．しかし，研究は自分で課題を見つけ，自分で解決方法を考えて，自分なりの答えを導き出さ

用語解説 *
探索的研究

仮説を立てることを目的とした研究．仮説をもたない状態から，研究する事象に関わるデータを収集し，分析して仮説を見いだしていく．

用語解説 *
記述的研究

研究の対象とする人や現象とその特性，またはある現象が起こる頻度を説明することを目的とした研究．

➡ 質的記述的研究については，5章2節1項p.165参照．

➡ 症例対照研究，コホート研究については，4章3節1項p.92，93参照．

用語解説 *
分析的観察研究

研究対象に直接的には介入しない観察研究の中でも，二つ以上の比較対象を設定する研究．一つの時点において複数の対象を比較する横断的研究と，同一の対象を一定の期間にわたって調査する縦断的研究がある．

➡ 実験研究，介入研究については，4章2節2項p.88，4章4節p.109参照．

なければならない．つまり，研究は，自分で**研究課題**を見つけられないとスタートできないということである．次のような流れで自分なりの研究課題を見つけ出そう．

1 身の回りからヒントを探す

研究課題のヒントは，これまでの授業，演習や臨地実習での患者，友人，教員，医療スタッフ等とのやりとり，新聞，テレビ，インターネットなどのメディアからの情報など，さまざまなところに転がっている．病院実習で教科書通りにいかずに困ったことはないかなどを考えてみよう．

例えば，糖尿病患者の食事指導を行うことになり，眠る時間を削って参考書や文献を調べ，「毎食，主食・主菜・副菜をそろえて，バランスよく」というキャッチフレーズの下，食事の注意点や工夫をパンフレットにまとめて持って行った．しかし，患者の反応はいまひとつで，うまくいかなかったという経験があった場合に，この経験から何に気付くだろうか．もし，料理が苦手，仕事が終わる時間が深夜になる，満腹にならないと食べた気がしないなど，患者個々によって食事のコントロールがうまくいかない要因があることに気付いたとしたら，糖尿病患者の食事のコントロールに関係する要因にはどのようなものがあるのか，どのように対処したらいいのかを調べてみるとよい．

文献を読んだり，友人，教員，医療スタッフに聞いたりして整理してみると，「これがわかると看護に役立てられるのに」と思うことが出てくるかもしれない．また，意見が異なることがあるかもしれない．特に，文献を読んでも疑問が解決しない，もしくは新たな解決方法が浮かんできたら，それは研究課題につながる可能性がある．

先行研究や文献を探すときに注意しなければならないのは，最初から検索語を絞り込みすぎないことである．文献を探すときは，はじめはなるべく広く，自分の問題と関連しそうなものを探すと，参考になる情報を得られることも多い．例えば，糖尿病患者の食事のコントロールについて調べるとともに，高血圧症の食事コントロールについても調べてみるなどである．

2 研究課題として成立するか確かめる

思いついた疑問は，これまでの経験や学習した知識を背景にした，まだ漠然としたものである．これが研究課題として成り立つかどうかはわからない．研究課題として成立するかを確かめるには，文献を調べることが第1の方法であるが，必要な情報をすべて得るには時間がかかる．そのような場合は，その分野に詳しい人に聞いてみる方法もある．まずは身近にいる教員，看護師，先輩などに聞いてみてはどうだろうか．

ただし，何も知識がないまま尋ねても，本当に知りたいことが聞けずに終わってしまう可能性が高い．質問や相談をする際には，ある程度は文献などを読み，自分の知識を深めてから聞くと，文献から得られるよりも，問題についてのヒントを得られる場合が多い．

3 問題の存在を確かめる

もう一つ重要なのは，観察したり，関係している人に質問したりして，その問題が本当に存在するのかを確認することである．単に，問題だと思っていることについて自分が知らないだけかもしれない．

質問するときに注意しなければならないのは，質問のしかたによっては，本当は問題が存在するのに見逃がしてしまったり，逆に存在しないのに，問題が存在すると思ってしまう結果になったりしかねないことである．

例えば，患者のケアの後に手指衛生ができていないことを問題だと思い，看護師に質問してみたとする．しかし，看護師の手指衛生に対する認識が低く，適切な手指衛生行動を意識していないならば，「手指衛生は（すべきだから）できている」と回答するだろう．また，ICUなどで生死に関わる状況であれば，手指衛生より処置が優先されるかもしれない．医療従事者の手指衛生の実施率は100％が理想ではあるが，手指衛生が100％行われていたとしても，その方法が不十分であれば感染が広がってしまうこともある．このとき問題なのは手指衛生ができていないことではなく，手指衛生の方法といえるだろう．

4 研究の意義を明らかにする

事実の存在とともに，研究の意義についても考える必要がある．前述の例では，手指衛生は何のために行うのかを考えると，本当に実施率が問題なのかを検討する必要がある．他の人に自分が取り組みたい研究について説明し，相手の納得が得られない場合には，取り上げた問題がまだ明確にできていないのかもしれない．自分の説明に対して疑問や意見をもらうことで，取り組もうとしている問題がより明確になり，研究すべき問題か否かを深く考えることができる．

4 研究課題の絞り方

1 問いを具体化する

取り組みたい研究課題が見えてきたら，疑問を解答可能な疑問に変えていくプロセスに移る．テーマが抽象的で大きすぎると，裏付けのある根拠が足りないために答えを得られなかったり，焦点がぼやけた答えにしかならなかったりする可能性が高い．例えば「新人看護師の離職問題」では，抽象的すぎて何を明らかにしたいのかがわからない．そこで，「新人看護師の離職が増えると何が問題なのか？」「離職者が増えているとすれば，それは全国共通なのか，どこかの地域に限られているのか？もし地域差があるとすれば，それはなぜか？」「いつから離職が増加したのか？それはなぜか？」というように，問いを分解し，具体的な問いにしていく．

問いを分解する方法にはさまざまな方法があるが，ここでは思い浮かんだテーマについて表2-3，図2-1に示すような，問いをビリヤードのようにぶつけて問いを生成するビリヤード法を紹介する．まず，14個の質問パターンに沿って，順番に各テーマについて浮かんだ問いを書いていく．「新人看護師の

表2-3　ビリヤード法による問いの生成

例：新人看護師の離職問題

	質　問	取り出される問いの例
①信ぴょう性	本当に？	本当に新人看護師の離職問題は起こっているのか
②定義	どういう意味？	そもそも新人看護師の離職問題とは何か どう定義されているのか
③時間	いつから？ いつまで？	いつから新人看護師の離職が増え始めたか 以前は，新人看護師の離職はなかったのか
④空間	どこで？	他の国では新人看護師の離職増加はないのか
⑤主体	誰？	誰が，新人看護師の離職問題を主張しているのか
⑥経緯	いかにして？	どのような過程で新人看護師の離職が増えていったのか
⑦様態	どのように？	新人看護師の離職はどのようになっているのか
⑧方法	どうやって？	どうやって新人看護師の離職の増加を確かめたのか
⑨因果	なぜ？	新人看護師の離職増加の原因は何か
⑩比較	ほかではどうか？	地域によって新人看護師の離職の違いはあるのか 病院によって新人看護師の離職の違いはあるのか
⑪特殊化	これについては？	このケースは新人看護師の離職増加といえるのか
⑫一般化	これだけか？	新人看護師以外も離職が増えているのではないか
⑬限定	すべてそうなのか？	すべての病院で新人看護師の離職が増加しているのか
⑭当為	どうすべきか？	新人看護師の離職増加にどう対処すべきか

離職問題」というテーマに"本当に？"という問いをぶつけると，「本当に新人看護師の離職問題は起こっているのか？」という問いが作られる．また，"いつから？"，"どこで？"という二つの問いをぶつけると，「新人看護師の離職問題はいつごろから，どこの地域で生じているのだろうか？」という問いになる．ビリヤード法の"⑨なぜ？"から"⑭どうすべきか？"までの六つの問いは，仮説を立てる上で有効な問いになる．

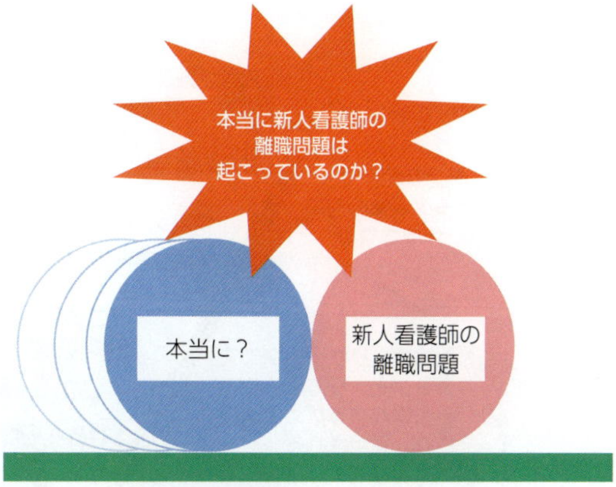

図2-1　ビリヤード法のイメージ

2 価値あるリサーチクエスチョンに絞り込む

　問いが作れたら，良いリサーチクエスチョンになっているかを，前述したFINERの五つの基準（➡p.31参照）で確認してみよう．あまりに壮大すぎて時間や労力がかかり，決められた期間では結論が出ないような問いになっていないだろうか．

　もし，自分で結論を出すのは難しいと思っても，"なぜ？"を繰り返すことで，原因と結果の関係をさまざまな角度から考えることができ，表面的に見ているだけでは見えてこない新たな発見につながり，解決の可能な問いが見えて

くることもある．すでに結論が出ていないかを調べながら，問うべき価値のあるリサーチクエスチョンに絞り込んでいく．

5 研究の概念枠組み

1 概念枠組みとは

解決したい疑問や問題がどのように成り立っているのかを予測し，概念と概念との関係や関連を論理的に説明した図を，研究の**概念枠組み**という．研究の概念枠組みとは，複雑な看護現象に関わる概念をどのように定義付け，概念間の関係をどのように仮定するのかを示すことで，研究者が取り組もうとしている問題の理論的な背景やどれくらいの範囲で研究しようとしているかを示すものといえる．

2 概念枠組みの作成

研究の概念枠組みは，研究者の思い付きや直観に基づいて作るものではなく，過去の研究による理論的な基盤に基づいて作成する（**図2-2**）．研究の概念枠組みを作成することで，概念間の関係を論理的に提示でき，現象の全体像を把握できることから，「なぜこの研究が重要なのか？」「得られた新しい知見は，どのように役に立つのか？」の問いに答えることができる．

研究の概念枠組みは，一般的には，①既存の理論を使用する，②文献から

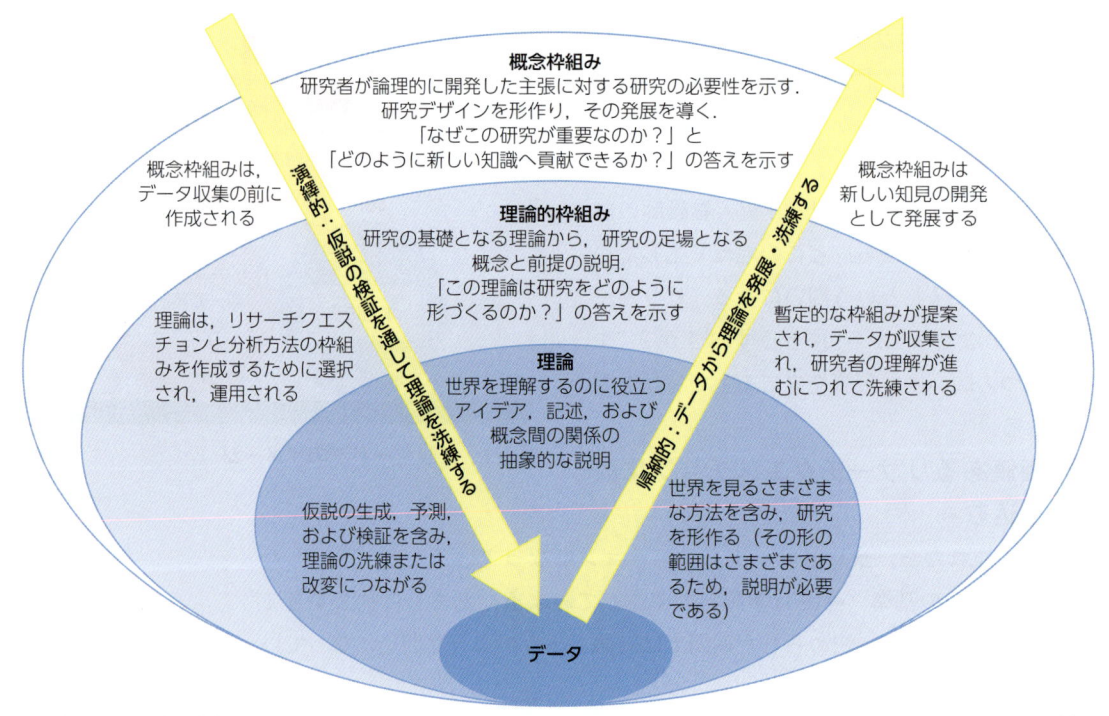

Varpio, L. et al. The Distinctions Between Theory, Theoretical Framework, and Conceptual Framework. Academic Medicine. 2020, 95 (7), p.989-994. から著者が翻訳.

図2-2　研究への演繹的アプローチと帰納的アプローチにまたがる理論，理論的枠組み，および概念枠組みの類似点と相違点

枠組みを統合するという二つの方法のどちらかで作成する．

❶ 既存の理論を使用する（図2-3）

研究しようとしている課題を最も適切に説明している理論を選択する．看護が扱う現象は，「不安」などのように非常に複雑であり，看護理論だけでなく，心理学や社会学などさまざまな理論を用いて説明されている．そのため，文献から，自分が取り扱おうと思っている概念はどのような理論で説明されているのかを知り，それが適切かを分析する必要がある．

❷ 文献から枠組みを統合する（図2-4）

その領域がある程度研究されており，変数間の関係が示されている必要がある．研究疑問に関連する既存の研究を注意深く読み込み，それらの研究結果を

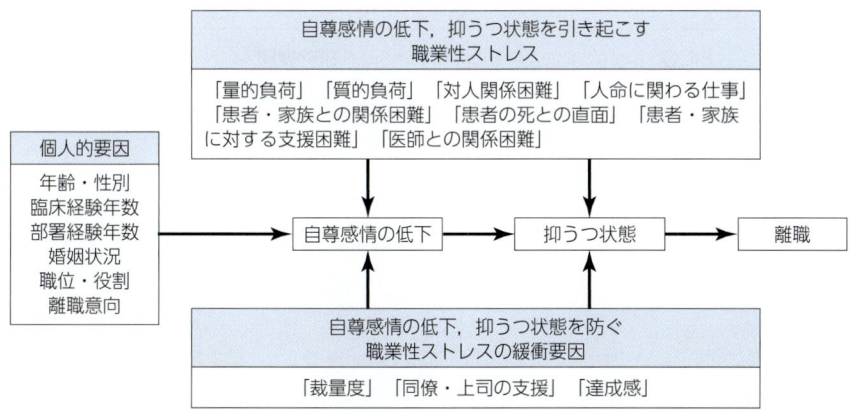

（Orth et al., 2009を参考に作成）

図　新人看護師の離職につながる自尊感情の低下と抑うつ状態に関連する職業性ストレスの概念枠組み
ストレスが加わると自尊感情が低下し，抑うつ状態になり，離職につながる．職業性ストレスには，仕事の量的・質的負荷，人間関係の困難などがあり，これらは自尊感情の低下や抑うつ状態の促進要因になる．一方，同僚・上司の支援，仕事の達成感などは自尊感情の低下や抑うつ状態の緩衝要因となる．そこで，個人的要因に加え，職業性ストレスや緩衝要因が自尊感情の低下と抑うつ状態のそれぞれに影響するとともに，自尊感情の低下が抑うつ状態に影響すると仮定し，これらの関連を明らかにする．

図2-3　既存の理論を使用した概念枠組みの例

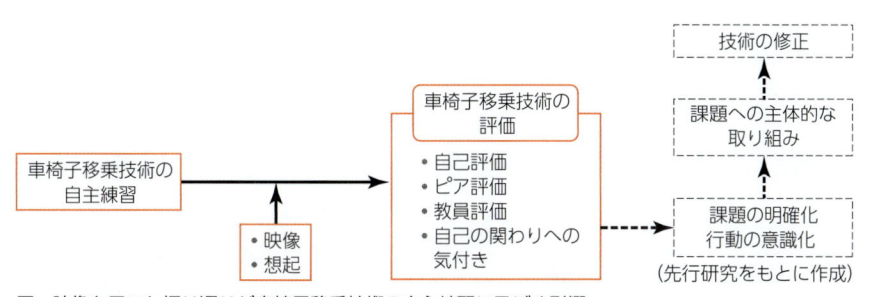

（先行研究をもとに作成）

図　映像を用いた振り返りが車椅子移乗技術の自主練習に及ぼす影響
学生の看護技術の訓練に映像を活用すると，客観的に自己の技術を評価できることから，自己の行動についての意識化と，課題の明確化がもたらされ，その結果，主体的に課題に取り組む姿勢の向上や，行動の変容が促進されると想定した．そこで，本研究では，車椅子移乗の自主練習の評価に対し，映像を用いた振り返りと想起に基づく振り返りがどのように影響するかを明らかにする．

図2-4　文献を統合した概念枠組みの例

大きな紙などに図示しつなぎ合わせていくことで，パズルが埋まっていき，現象を構成する要素間の関連やプロセスが見えてくる．それと同時に，適切な研究方法の検討にも役立つ．

■ 引用・参考文献

1) 佐藤郁哉. 問いのかたちと答えのかたち（1）：疑問詞の組み合わせからリサーチ・クエスチョンの分類法を模索する. 同志社商学. 2021, 72（5）, p.857-874.
2) Pamela J. Brink et al. Basic Steps in Planning Nursing Research : From Question to Proposal. Jones and Bartlett Publishers. 1984.
3) 福原俊一. リサーチ・クエスチョンの作り方：診療上の疑問を研究可能な形に. 第3版, 健康医療評価研究機構, 2015,（シリーズ臨床家のための臨床研究デザイン塾テキスト, 1）.
4) スティーブン・B・ハリーほか. 医学的研究のデザイン：研究の質を高める疫学的アプローチ. 木原雅子ほか訳. 第3版, メディカル・サイエンス・インターナショナル, 2009.
5) 戸田山和久. 最新版 論文の教室：レポートから卒論まで. NHK出版, 2022,（NHKブックス, 1272）.

重要用語

リサーチクエスチョン	PICO	研究課題
PECO	FINER	概念枠組み

2 文献検索

1 文献検索の方法

1 文献とは

文献とは、筆録または印刷されたものであり、具体的には、書籍や雑誌論文、インターネットの情報などがある。

|1| 書籍

教科書や専門書などの書籍は、1冊ごとに一つのテーマで書かれており、専門家が吟味して執筆した事柄について、系統的な知識が得られる。その分野を詳しく知らない初学者が、研究や学びのきっかけとするのに適している。しかし、出版されるまでに時間がかかるため、情報が必ずしも最新でない場合もある。また、公的機関の統計資料などを印刷したものも含まれる。

|2| 雑誌論文

雑誌論文は、学術団体などが発行する学術雑誌に掲載されている論文を指す。雑誌論文の中にも、複数のカテゴリが存在する。

原著論文

原著論文は、著者の研究成果を論文の形でまとめたものであり、通常、「論文」というと、この原著論文を指すことが多い。中でも査読付き論文は、その分野の専門家らによって吟味され、研究内容の新規性や有用性があると判断されたものである。「原著論文」と記載されている以外に、「original article」と表記されているものもある。

総説（レビュー）

総説は、あるテーマの原著論文などを収集、系統的に整理し、そのテーマに関する研究の現状や問題点などを概観的にまとめたものである。「総説」や「(literature) review」と記載されていることが多い。その分野の研究動向を知りたい場合は、できるだけ最新の総説を探し、読んでみるとよい。しかし、論文の投稿や文献を引用する際は、引用元の論文を必ず読み、自分の論文の主旨と外れていないかを確認する必要がある。

レター（短報）

レターは、研究の新規性などをできるだけ早く確保したいときや、結果を同じ分野の研究者に速やかに報告したいときなどに用いる。研究を短くまとめたものである。「短報」や「研究報告」と記載されていることもある。

2 一次文献と二次文献

書籍や雑誌論文などで、新しい知見や調査結果が記載されたものを、**一次文献**という。上で紹介した原著論文や総説、レターはすべて一次文献であり、そのほか、新聞や統計資料なども含まれる。一次文献を探すための文献データベースや文献目録を、**二次文献**と呼ぶ。二次文献を使用すると、一次文献（書籍や論

↑ 論文については、7章1節1項p.218参照。

plus α **プレプリント**

査読を通過する前の論文。近年では、プレプリントを公開しているサーバー（プレプリントサーバー）もある。プレプリントの公開によって、著者は読者と自由にやりとりでき、正式な論文を投稿するまでの準備の一つとして、注目され始めている（学術雑誌によっては、プレプリントの投稿を容認しているところと、そうでないところがある）。読者は、査読前の論文であることを念頭に置いて読む必要がある。プレプリントを引用する場合も、引用する際は、すでに雑誌や学会で公開されているかいないかの確認が必要である。

文）のタイトル，著者名，掲載雑誌名，概要（抄録）などの情報を得られる．

3 文献検索とは

必要な一次文献を得るために，**文献検索**を行う．現在では，図書館やインターネットを使用して検索する方法が一般的である．

|1| 図書館を利用する

学校や病院などの図書館（図書室）で，関連するテーマの書籍を探すことができる．研究テーマが具体的に決まっている場合は，関連する書籍を探し出し，系統的に知識を深めていく．看護学だけでなく，医学や心理学系の本棚に関連書籍が並べられている場合もあるため，広く確認するとよい．また，研究したいテーマが明確に定まっていないときも，書籍や看護に関連する雑誌を眺めることで，新たな興味や関心がわいてくる可能性がある．

近年では，インターネットを利用して館内の蔵書検索が可能な図書館もある．連携施設の図書館から，取り寄せ可能な文献を探すサービスがある場合もある．司書がいる場合は，相談してみるのもよいだろう．書籍の案内だけでなく，文献検索の相談にも乗ってもらえる（レファレンスサービス）．

|2| インターネットを利用する

研究目的ではなくても，調べ物をする際，検索エンジン（Googleやyahoo！JAPAN）にキーワードを入力し，該当するウェブサイトを確認することは多いだろう．文献検索でも同じように検索エンジンが使用できる．例えば，公的機関や学術団体が作成しているウェブサイトは，専門分野についてわかりやすくまとめられてあり，学習に非常に便利である．しかし，情報の根拠があいまいなウェブサイトに記載されている情報は，個人の私見である場合もあるため，うのみにせず，周囲の人にも確かな情報であるかを相談して，見極めたほうがよい．

書籍や学術論文に絞って検索したい場合には，文献データベースのウェブサイトを使用する．文献データベースにもさまざまな種類があるため，特徴を理解し，使い分けるとよいだろう．

➡ 検索データベースについては，2章2節2項p.45参照.

特定の目的で設立された学会の発行する雑誌には，そのジャンルにおいて多面的な研究論文が集まっていることが多い．学会のジャンルがあなたの研究テーマと近ければ，参考になるものが多く掲載されているだろう．学会に所属していると，その学会誌を定期的に得ることができる．近年では，紙媒体でなく，ウェブ版の学会誌も増えてきた．学会に所属していなくても，論文単位で購読できるほか，無料でアクセスが可能（オープンアクセス）な雑誌もある．

4 文献検索のコツ・スキル

|1| 検索ワードを工夫する

インターネットで文献検索を行う場合，検索ワード（キーワード）を入力する．効果的な文献検索を行うためには，この検索ワードの設定が重要である．検索ワードの設定を誤ると，関連する文献がうまく検索できず，見落としが増

plus α
SNSの活用

関連学会や，関連分野の研究者をSNSでフォローしておくと，最新の論文の情報をいち早く入手できる．SNSに論文のサイトのURLが載せられていることもあり，検索の過程を省略して，論文にアクセスすることも可能である．

えてしまう．必要な文献を漏れなく検索するための三つの手順を，例を挙げながら説明する．

❶テーマを短い単語に分解する

「高齢患者の不眠」をテーマに文献を調べたいとする．そのままの検索ワードで検索したのでは，検索結果はかなり少なくなってしまう．検索ワードは助詞や接続詞を除いた，単語の単位で検索するのがよい．また「患者」や「治療法」などの単語も，検索結果を限定してしまうことにつながるため，まずは核となる最小限の検索ワードにする．今回の場合は，「高齢」もしくは「高齢者」と「不眠」の二つの検索ワードに分ける．

❷❶の検索ワードに類似したワードを書き出す

同じ内容を指していても，著者によって異なるワードを使用している場合もある．そこで，言い換えられる可能性のある類似したワードを書き出してみよう．「高齢者」に類似したワードは「老人」，「不眠」に類似したワードは「睡眠障害」，「入眠障害」，「睡眠薬」などが考えられる．類似したワードは，専門用語の言い換えや，日本語の場合は，漢字表記とひらがな表記の違いなども考えられる（例：「子ども」の場合，「子供」や「小児」など）．

❸❷までのワードを組み合わせて，検索を行う

❷で書き出したワードを検索してみよう．ここで便利なものが，**検索式**である．検索式を使いこなすことで，漏れなく，無駄なく，欲しい文献を検索することができる．ぜひ，次に紹介する検索式を利用してほしい．

|2| 検索式を活用する

検索式の代表的なものを三つ紹介する（**図2-5**）．

:• AND検索

複数の検索ワードをすべて同時に含むものを検索する．検索ボックスに検索したいワードを打ち込み，そのワードの間にANDを入れる．スペースでも代用できる．

> 例：高齢者 AND 不眠 もしくは 高齢者 不眠
> 「高齢者」と「不眠」の二つの検索ワードを，どちらも含む論文が抽出される．

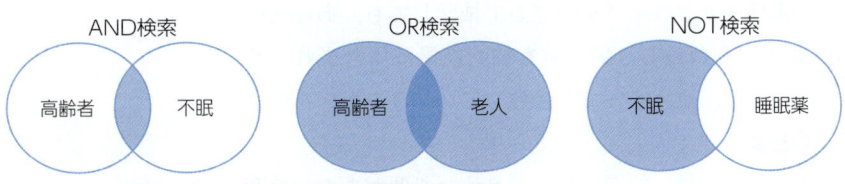

AND検索　　　　　OR検索　　　　　NOT検索

高齢者　不眠　　　高齢者　老人　　　不眠　睡眠薬

＊青い部分が，各検索式を用いると検索結果として表示される範囲

図2-5　検索式のモデル図

:• OR検索

複数の検索ワードのうち，一つ以上を含むものを検索する．

> 例：高齢者　OR　老人
> 「高齢者」もしくは「老人」の二つの検索ワードのうち，一つ以上を含む文献が抽出される．❷の類似したワードを組み合わせることで，より漏れの少ない検索につながる．

:• NOT検索

複数の検索ワードのうち，あるワード（NOTの前のワード）を含み，あるワード（NOTの後のワード）は含まないものを検索する．

> 例：不眠　NOT　睡眠薬
> 不眠が含まれるもののうち，睡眠薬が含まれないものが検索結果となる．

　これらを組み合わせて，あなたの研究に必要な文献を探していこう．なお，この検索式は，文献データベースだけなく，一般の検索エンジンでも使用できる．日常で調べ物をする際にも，大いに活用できる．

| 3 | 発展的な検索方法（シソーラス検索／MeSH検索）

　類似したワードを前述の❷で書き出した．しかし，それでは，元となる検索ワードを網羅できているとはいえない．それを助けてくれるのが，**シソーラス**である．

　シソーラスは，類義語・同義語や，上位・下位概念などを含んだ語彙集のことである．文献データベースの一つである**医中誌Web**で説明しよう．医中誌Webでは，シソーラスを含めた検索が可能である．例えば，「高齢者」でシソーラスの検索を行うと，図2-6のようなシソーラス用語が表示される．このうち，検索結果に含めたいものをチェックすることで，その用語も含めた検索が可能になる．同様の検索機能を，**PubMed**では**MeSH検索**と呼び，この機能を使いこなすことで，より漏れの少ない検索が可能になる．

➡ PubMed，MeSH検索については，2章2節2項6 p.47参照．

| 4 | 文献データベースで得られた結果から，適切な論文を絞り込む

　文献データベースの検索結果のページでは，該当する文献のタイトルや書誌情報（著者や雑誌名），およびその文献の概要（抄録）を確認できる．概要（抄録）とは，その文献の研究目的や研究方法，研究結果などが短文でまとめられているものである．検索ワードと検索式を駆使して検索しても，あなたの研究したいテーマとは，必ずしも合致しない文献も検索結果には含まれてくる．そこで，概要（抄録）を読み，研究テーマと合致していそうなものを選び出して，本文を読んでいくとよい．

　該当した文献の数が多すぎる場合は，検索結果を絞り込む必要がある．検索範囲を最新の5年などに限定したり，AND検索で検索ワードを追加したりす

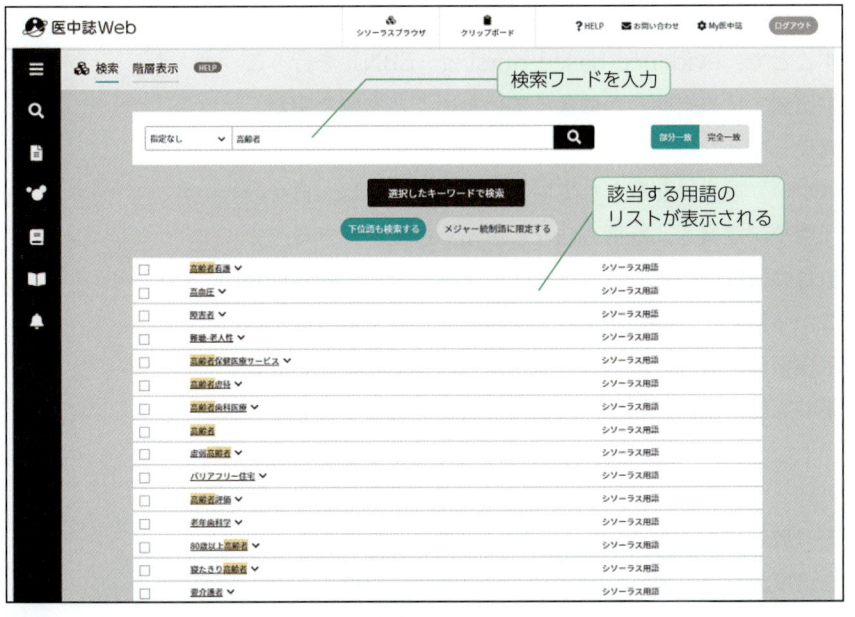

図2-6 医中誌Webのシソーラス参照画面

ることで，検索結果を絞ることができる．文献データベースによっては，本文
が無料で手に入るものや原著論文，総説といった絞り込み条件を選択できるも
のもある．

　該当した文献の数が少ない場合，希少疾患や最新の治療法など，まだ先行研
究が少ないものであれば，その結果は妥当である．しかし，一般的なテーマの
場合は，検索ワードや条件を限定しすぎてしまったことで，関連する文献を抽
出できなかった可能性がある．研究の対象者や疾患，治療方法などを少し大き
なくくりに変更することで（例：新生児→小児），検索結果が増える場合があ
る．しかし，研究したいテーマとは離れてしまう可能性もあるため，注意しな
がら行う．

検索のコツ

頭で考えるよりも，ここで紹介した方法を駆使して，まず，いろいろ検索してみよう．
慣れてくると，検索ワードや条件の設定も上達していく．指導教員や先輩に相談して
みるのもよい．その場合は，実際に検索した文献データベースや検索ワード，検索式，
検索結果，検索を行った日などの詳細をそろえて相談する．これらの情報は，後日，
再度文献検索を行う際や，文献レビューを行う際にも役立つ．記録・保存する習慣を
つけておこう．

5　文献検索の意義

　文献検索は，研究の始まりだけではない．では，文献検索を行う意義は何だ
ろう．何が明らかになっていて，何が明らかでないのかを知ることは，研究の

第一歩である．すでに明らかなことであれば，新たに研究を行う必要はない．それを看護実践に生かすことで，evidence-based nursing（EBN）を行うことができる．これまでの研究ではまだ明らかになっていないことを解き明かしていくことが，次の研究テーマとなるだろう．

➡ EBNについては，1章1節5項p.18参照．

　しかし，それだけではない．論文に記載されている研究方法からは，自身の研究に使用できる測定尺度や測定機器，解析方法などを知ることができる．また，データ収集後も，自身の研究結果と先行研究を比較することで，考察を深めることができる．そこから新たな疑問が生まれ，次の研究テーマにつながることも少なくない．文献検索は，研究の最初のステップで行って終了というわけではなく，データ収集の実施，論文の執筆，投稿終了後も継続して行っていくものである．

6 文献整理の方法

　収集した文献は，読みっ放しにするのではなく，早いうちから整理するとよい．過去に読んだ文献を再度読もうと思ったときや，研究論文に引用する際にも，文献整理をしておくとスムーズに作業ができる．実際に収集した文献をファイリングするという物理的な整理だけではなく，後から見つけやすいよう，使用しやすいように，データとして整理することも重要である．

|1| 物理的な整理

　紙媒体で収集した文献は，テーマ別にファイリングするとよい．発行年順に並べ，わかりやすいようインデックスを付けて管理すると，後から探すときに便利である．

　PDFファイルなどの電子媒体の場合も，テーマ別にフォルダを作って整理する．インターネットからダウンロードした時点では，ファイルにはさまざまな名前が付けられている．著者，発行年，タイトルなど，統一して名前を付けると，後から探しやすい．

|2| データとしての整理

　次は，集めた文献をデータとして整理していこう．Excelなどの表計算ソフトを使用して表や文献カードを作成すると，加筆・修正を容易に行うことができる．また，表の中でキーワード検索をすることも可能で便利である．

　では，どのような情報を表や文献カードにまとめておくべきだろうか．まずは，その文献の書誌情報が重要である．具体的には，論文のタイトル，著者名，雑誌名，発行年や巻・号などが，書誌情報に当たる．次に，その論文の概念枠組みや研究デザイン，研究の対象者，調査・測定項目，研究結果などの要点を書き出す．最後に備考などの欄を作り，その文献を読んで感じたことや，自身の研究との関連などのアイデアを書き出しておくとよい．

　基本となる表は，研究内容や文献検索の目的によって，使いやすいようにアレンジしてよい．例えば，国ごとの比較を行う場合は，「調査国」の新しい項目を付け加えることで，より見やすく，後から使用しやすい表になる．表自体

も，物理的な整理と同様に研究テーマ別に作成する．

　早い時期から，文献整理をすることを意識して，文献を読む習慣を付けることで，文献の要旨をつかみやすくなる．

｜3｜発展的な方法：文献管理ソフトの使用

　既製の文献管理ソフトを使用して，整理することも可能である．End Note™（有料），Mendeley®（無料）などのソフトウエアを使用することで，文献のPDFファイルをひも付けてパソコン内に整理でき，論文の執筆時に文献リストが容易に作成できるメリットもある．大学や病院などの施設が有料ソフトを一括で契約していれば，所属している者は無料で使用できる場合もある．

2 検索データベース

　インターネットの検索データベースにはさまざまな種類があり，それぞれ言語や収録文献のジャンル・数などに特徴がある．また，使用料がかかるものもあるが，学校や病院などの施設で契約されていれば，所属している学生や職員は，個人で使用料を払わずに使用できる場合もある．

　図2-7のフローチャートを使用して，どのデータベースが探している文献を見つけるために適しているか，確認してみよう．

1 Google Scholar

　Googleが提供している，主に学術用途での検索を目的とした無料のサービスである（図2-8）．対象分野は多方面にわたる．複数の言語が利用できる．

2 国立国会図書館検索・申込オンラインサービス（国立国会図書館オンライン）

　国内で発行された雑誌や書籍を，無料で検索できるサービスである（図2-9）．検索の範囲は医学・看護学に限らない．学術論文のみを対象にしておらず，書籍や映像資料などさまざまな資料を検索することができる．オンラ

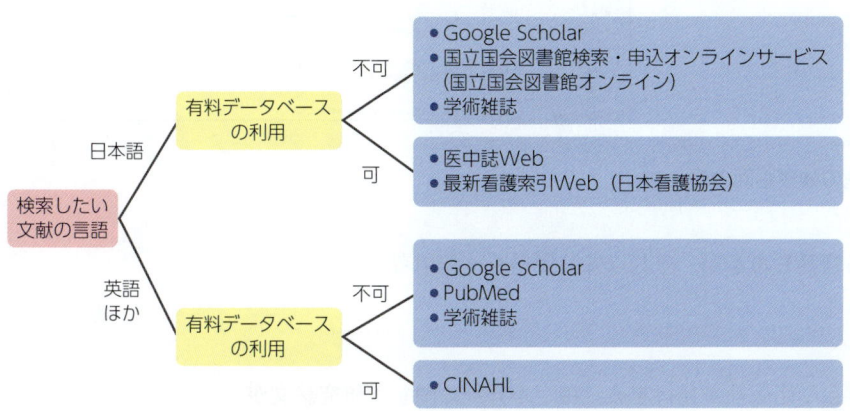

図2-7　検索データベースのフローチャート

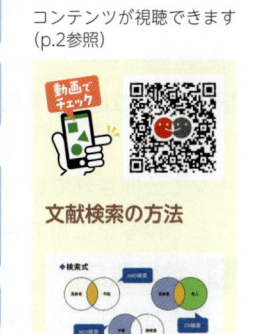

コンテンツが視聴できます（p.2参照）

文献検索の方法

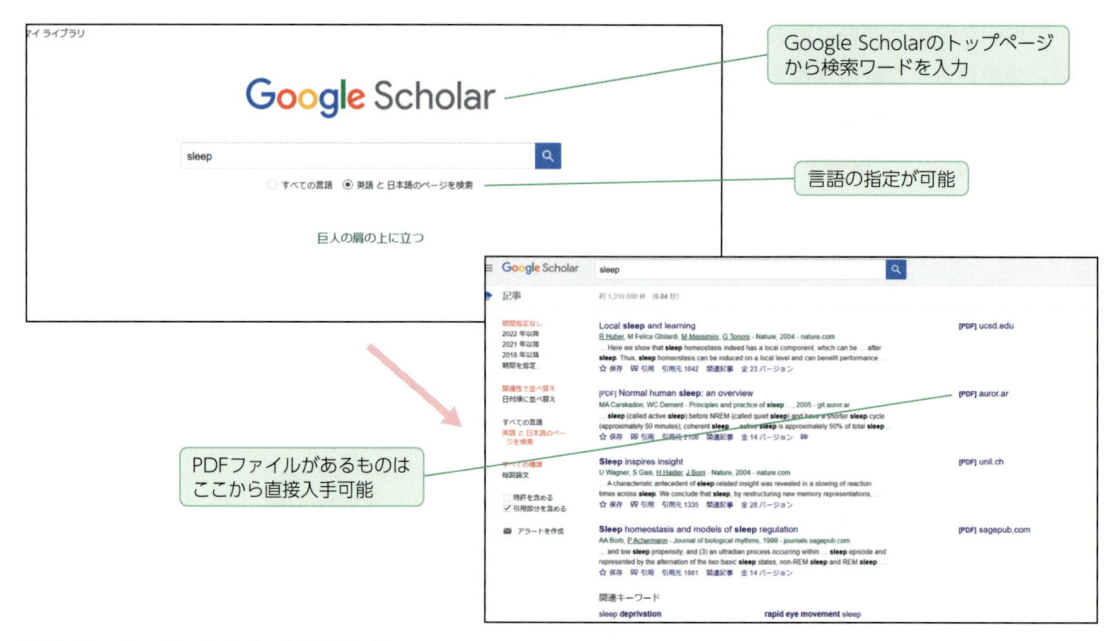

図2-8　Google Scholarの画面の例

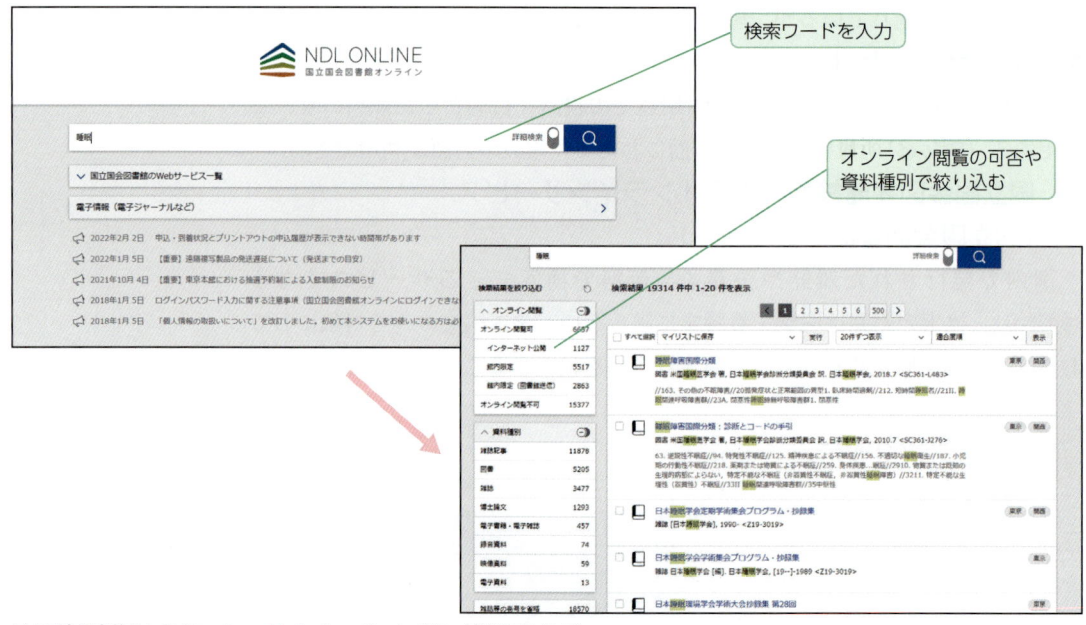

国立国会図書館オンライン．https://ndlonline.ndl.go.jp/#!/，（参照2024-10-24）．

図2-9　国立国会図書館の検索画面の例

インで公開されている資料もあるが，それ以外の資料も，利用者の登録をすることで複写を依頼できる．

3　学術雑誌

　学術雑誌は，主に学会や出版社が発行する，特定の分野に関する研究論文がまとめられた雑誌である．購読するのは主に研究者であるため，書店などには

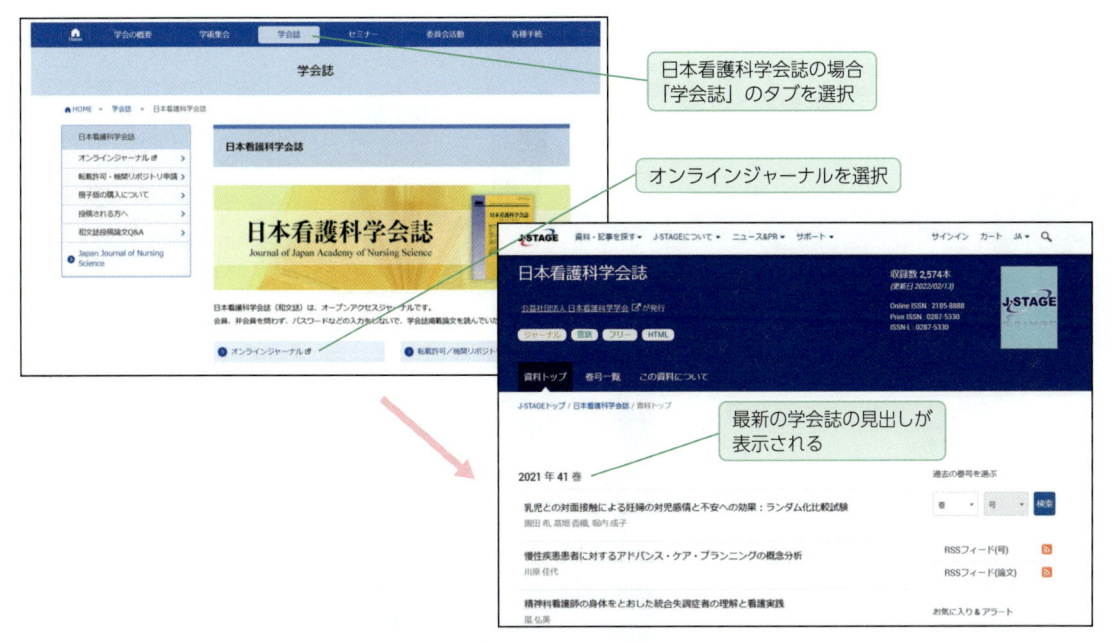

図2-10　学術雑誌の画面の例（日本看護科学会誌）

並ばない．学会などに加入するほか，各学会名や雑誌名をウェブで検索し，そのウェブサイトから学会誌を選択すると，タイトルや概要などを閲覧できる（**図2-10**）．学会に所属していなくても，論文単位で購読できるものや，無料でアクセス可能（オープンアクセス）な雑誌もある．

4　医中誌Web

　医学中央雑誌刊行会が作成・運営する，日本国内の医学論文を検索できるサービスである（**図2-11**）．医学，歯学，薬学，看護学および関連分野を検索できる．有料だが，多くの看護系大学で導入されている．シソーラス参照の機能（➡p.43 **図2-6**参照）も使用することができる．

5　最新看護索引Web（日本看護協会）

　日本看護協会図書館が所蔵する，看護分野を中心とした文献についての有料のデータベースである．国内で唯一，看護分野に特化したデータをまとめている．日本看護協会の会員は，ログインすると無料で使用できる．

6　PubMed

　米国国立医学図書館のデータベースをもとにしており，医学・生物学分野の文献を無料で検索できる（**図2-12**）．対象にしている言語は英語である．シソーラス機能のMeSH検索で調べることができる．

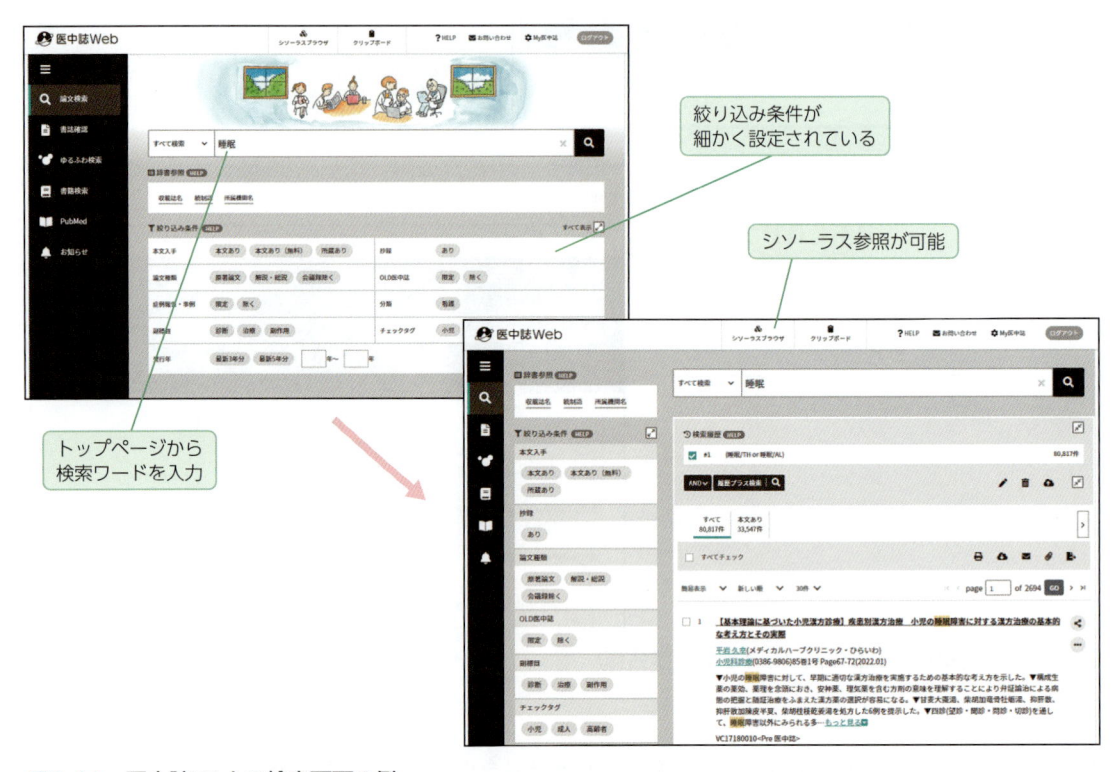

図2-11　医中誌Webの検索画面の例

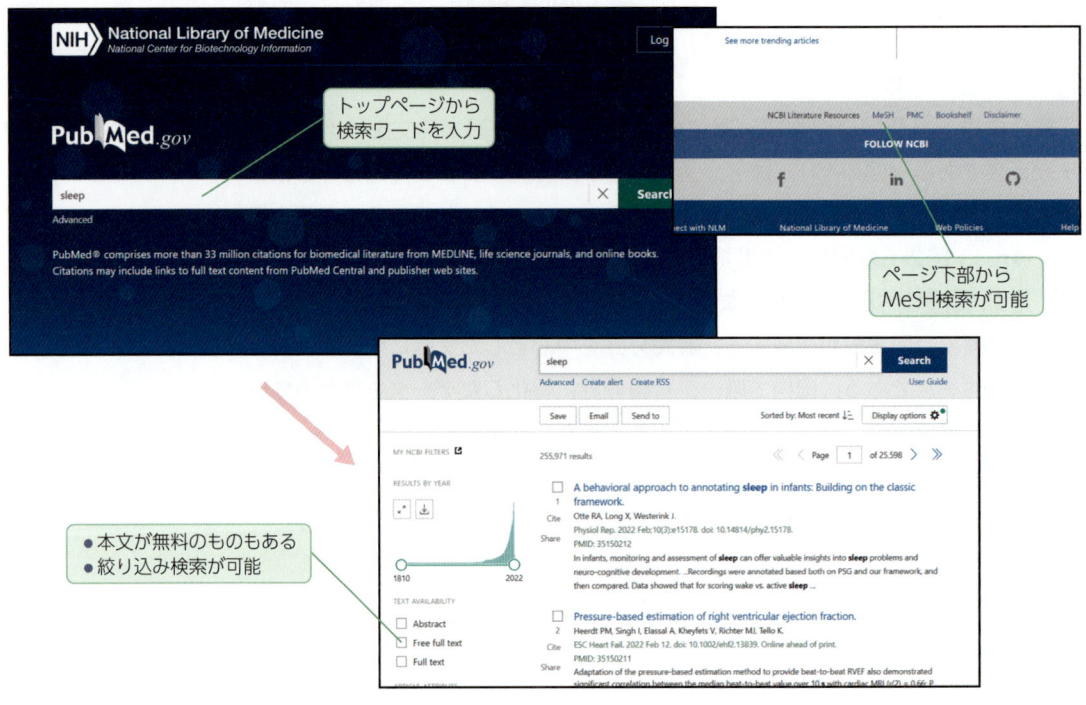

図2-12　PubMedの画面の例

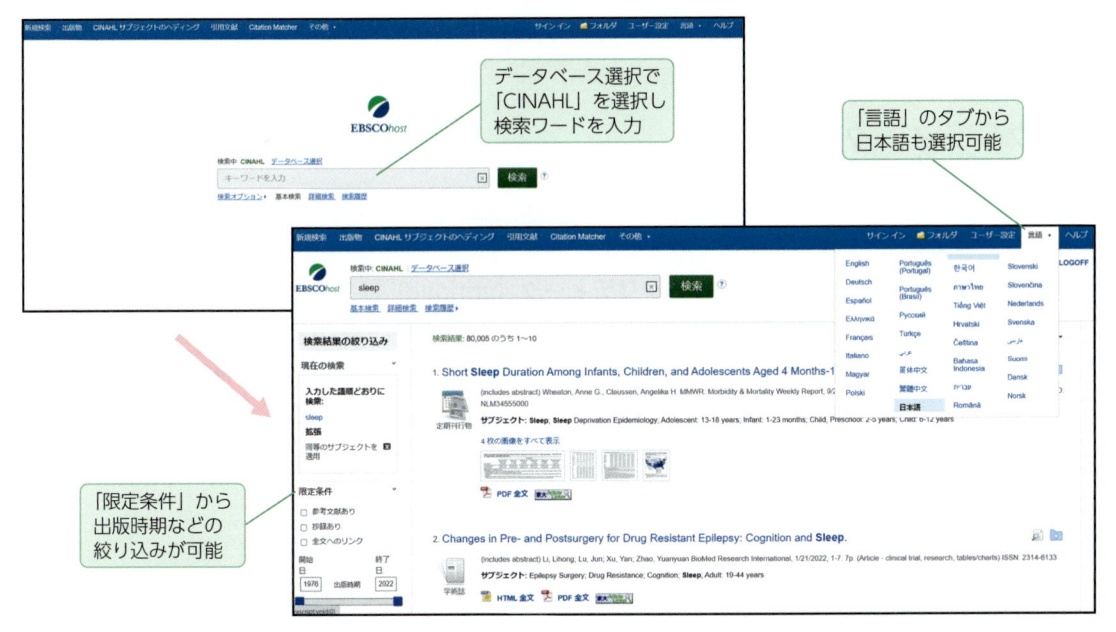

図2-13　CINAHLの画面の例

7　CINAHL

　Cumulative Index to Nursing and Allied Health Literature (CINAHL) は，EBSCO社が提供しているデータベースの一つであり，世界の看護分野およびヘルスケアに関連した分野の文献が有料で検索できる（図2-13）．全米看護連盟（National League for Nursing：NLN）およびアメリカ看護師協会（American Nurses Association：ANA）が発行するすべての出版物が含まれており，1981年以降の3,500以上の学術誌，3,000以上の査読誌を収録している．検索画面は日本語も対応している．「CINAHL Heading」のタブを使用することで，シソーラス検索も可能である．

📖 引用・参考文献

1）佐藤淑子ほか編著．看護師のためのWeb検索・文献検索入門．医学書院，2013，（JJNスペシャル，95）．

📎 重要用語

書籍	一次文献	文献整理
原著論文	二次文献	検索データベース
総説（レビュー）	文献検索	
レター（短報）	文献検討	

3 論文クリティーク

1 クリティーク

1 クリティークとは

出会った論文を，どのように読んでいくとよいだろうか.

文献クリティークという言葉がある. **クリティーク**（critique）は，フランス語で批評や評論といった意味をもつ. 看護ケアにおいても，**クリティカルシンキング**という考えは広まっており，日本語では**批判的思考**と訳されている. クリティークは，このクリティカルと同じ意味であり，論文をじっくり読み，その論文の良い点・悪い点を考えて評価し，執筆者が何を伝えたかったのかを判断していくことを指す.

➡ クリティカルシンキングについては，p.18 plus α 参照.

残念ながら，世の中で発表されているすべての論文が，あなたの研究の役に立つとはいえない. どのような研究も，すべての人を対象に，完全な検証を行うことは不可能であり，そのため，どのような論文にも研究の限界がある. 示された結果を，すべて正しいと受け止め，その論理を受け入れてしまうことは，大変危険である. また，中には，結果が矛盾し合う報告もある. どの論文が信頼に値するのかを読み取って，自身の研究をどのように進めていくのかを決断しなければならない. そのための方法をクリティークと呼ぶ.

論文を読み始めたころは，なかなかクリティークのポイントをつかめない. 以下で紹介する考え方を参考に，実践を繰り返すことで，クリティークのコツが徐々にわかってくるだろう. また，グループで一緒にクリティークを行うことで，異なる視点を学ぶことができ，より深いクリティークにつながる.

クリティークの基本は，**目的に対応して適切な研究方法をとっているか**，**分析方法は妥当か**，**論文は論理的で，飛躍や誤りがないか**，そして，**文章は図表も含めてわかりやすいか**に尽きる.

2 論文の読み方

|1| 研究タイトル

論文を読むとき，また，その論文を読むかどうかを判断するとき，研究のタイトルが大きな比重を占める. 近年は，特に研究の対象者や条件などが詳細に含まれ，タイトルが長くなっていることも多い. 疑問文で目的をわかりやすく説明したものや，サブタイトルを併記したものもある.

例えば，「高齢患者の睡眠」というタイトルの論文があったとする. 文献データベースでは検出されやすく，書籍でも目を引きやすいだろう. しかしこれだけでは，どんな方法で研究したのかが伝えられておらず，テーマが広すぎる. 睡眠の現状なのか，高齢者の睡眠の問題について扱っているのか，あるいは，なんらかの介入を行った報告なのか，全く想像できない. しかし，「高齢入院患者の不眠の原因：文献レビュー」というタイトルであれば，研究方法や

対象，内容がイメージされやすくなるだろう．

本文をすべて読んでから，そのタイトルが内容を適切に反映しているかを検討し，自分であればどのようなタイトルを付けるかを考えると，将来，自分の論文でタイトルを付けるときのよい練習になる．

|2| 抄録

抄録は，どのような研究論文であるかを簡潔に示している．本文を読むかどうかを考えるときに，目を通すことが多い．論文の本文に，研究の目的，方法，結果，結論が必要であるように，抄録にも同様の内容が示されていなければならない．抄録には，研究者がどのような目的で，何をどのように行い，考えたのか，が示されているはずである．しかし，その構造が見えず，時系列で行ったことを説明しているにすぎないもの，研究結果が正確に示されていないもの，結論が見えてこないものは，正しく伝えたことにならない．

例えば，抄録の文中に，「私たちは」という主語で始まる文章がある場合，読者は，「私たちが，どういう存在として，研究に関わったか」は理解できない．つまり，「看護師は」や「研究者は」という，"私たち"を説明する言葉に置き換えて伝えなければならない．

和文の論文に，英文抄録がある場合は，英語が読める研究者に内容を紹介できるよいチャンスである．文法も含めて，正しく研究内容を伝えられているかは，クリティークのポイントである．

日本語の文法も含めて，意味が伝わらない文章がある場合，共同研究者が最終の論文を確認していない可能性がある．あるいは，査読した団体がきちんと査読していない，品質の低い論文であるということにもなるだろう．

|3| 研究背景・研究目的

a 研究背景

研究背景は，執筆者が関連する先行研究を簡潔にまとめ，執筆者の研究の位置付けや重要性を訴える部分である．研究背景が不十分である場合，研究の意義がわかりづらい．では，どのような点に注意すればよいか．

まず，執筆者の研究以外の先行研究がないものは，その研究の価値が把握できないため，よい論文とはいえない．看護学では，比較的，広範囲の先行研究が紹介されていることが多いが，その研究を行うきっかけになった，直前の論文が最も重要である．それが明確に示されていると，質が高くなる．

引用されている先行研究が総説である場合，"孫引き*"と呼ばれる引用の可能性があり，注意が必要である．総説で引用されているオリジナルの文献に丁寧に当たり，その文献を用いて紹介されていれば，品質が高くなる．

特定の分野の論文において，その多くで引用されているような古典の文献が重要な場合がある．その目印になるような論文を引用しているかは，引用文献を効果的に用いているかを評価するポイントになる．

用語解説 *

孫引き

ほかの文献が引用しているものを，原典を確認することなくそのまま引用すること．

b 研究目的

　研究目的は，研究で明らかにしたい事柄を明確に表した部分である．タイトルと同様に，最後まで本文を読んだ後，行ったことを忠実に反映した研究目的であるかを検討する．研究を実施する時点で最初に目指していた研究目的が，得られた結果の都合によって，最終的な結論では最初の目的とは異なるものに変更されている場合もある．そのような論文は，論理的には矛盾することになり，評価が低くなる．

4 研究方法

a 研究デザイン

　研究デザインからは，その研究の**エビデンスレベル***が確認できる．研究が，現在から過去と未来のどちらに向かっているのかという時間的な方向と併せて，ランダム化比較試験，コホート研究，エスノグラフィーなどのような用語で本文中に明記されていることもあるが，記載がない場合は，具体的な記述からどのような研究デザインが用いられているかを読み取る必要がある．

　目的に合った，適切な研究デザインを選択できているかも重要なポイントである．研究の予算や期間，協力者などの制限によって，執筆者が本来実施したかったデザインで研究を行えない場合もある．その場合は，研究目的や研究結果，結論などが，最終的な研究デザインに合った記載になっているかを，改めて確認する．

b 研究の対象者

　研究目的に合った研究の対象者が選ばれるよう，適格基準や除外基準が設けられているかを確認する．例えば，看護師の夜勤に関する研究論文において，「研究方法」では日勤のみの看護師は除外したと示されているのに，「研究結果」の記述統計*では日勤のみの看護師数が含まれていた場合，本当にその研究目的に合致した対象者が母集団から抽出されたのか，目的に応じた対象者の選出がなされていないのではないか，あるいは論文の執筆に当たり，注意深く記述されていなかったのではないかなどの疑義が生じる．対象者の選出をおろそかにすると，交絡因子*が多くなり，考察が十分に行えないことにつながるため，研究目的に合った結果を得るためには，対象者の選択が非常に重要である．

　研究の対象となった標本数は，**サンプルサイズ***と呼ばれる．サンプルサイズは，大きすぎても小さすぎても，結果をゆがめてしまう可能性があり，適切な先行研究から算出した数に基づく標本数が設定されている必要がある．

　全数調査や希少疾患の症例検討を除いて，サンプルサイズの検討は，質的研究，量的研究のどちらにおいても必要である．さらに，サンプルサイズを算出した根拠が記載されている論文は，結果の信頼性が高くなる．質問紙調査であれば回収率や有効回答数，介入研究であれば脱落の可能性なども見越して，サンプルサイズが記載されている場合もある．

<aside>

用語解説 *

エビデンスレベル

科学的な根拠の信頼性の度合い．一般的に，研究対象を無作為に分けて比較するランダム化比較試験がエビデンスレベルが高いとされる．

用語解説 *

記述統計

収集したデータから平均値や中央値，分散などを計算し，データの傾向や性質を明らかにする方法．

➡ 記述統計については，4章5節5項2 p.129参照．

用語解説 *

交絡因子

調べたい因子以外で，研究の結果に影響を与える因子．

用語解説 *

サンプルサイズ

サンプルサイズとは，1回の標本抽出において調べるデータの個数をいい，通常はnで表される．

➡ サンプルサイズの算定方法については，4章3節2項3 p.104参照．

</aside>

ただし，古い論文では，サンプルサイズの算出に関する記載がないものや，最新の論文でも，適切な先行研究からの算出が難しい場合は，想定する効果量から算出したサンプルサイズが示されているものもある．その研究のサンプルサイズが明らかに小さい場合，研究の限界にその点が記載されているものもある．このような研究は，サンプルサイズの小ささを念頭に置いた上で，結果を解釈していく．少数例の結果で統計的に有意な差がある場合，サンプルサイズの計算式に数値を投入してみると，サンプルサイズ（n）＝1などのあり得ない数値が得られることがあり，その論文のデータの信頼性は疑わしくなる．

➡ 効果量については，4章4節2項2 p.115参照.

c 評価（測定）項目

評価項目は，研究目的に応じた適切なものが選択されているか，つまり，目的の達成を客観的に測る（≒数値化する）ことができているかが重要である．比較対象がある場合，その設定は適切か，バイアスまたは偶然を排除できるような設定になっているかを評価する．

評価には，既存の尺度を用いる場合と，新たに尺度を作成する場合がある．その尺度を，将来あなたの研究で使用しようと思っている場合は，特に注意深く読む必要がある．既存の尺度を用いている場合は，先行研究から既存の尺度に関する論文を孫引きしていないか，尺度に関する原著論文が引用されているかなども注意して読み取る必要がある．過去の事例として，日本語に翻訳されるときにカテゴリーがいくつか省略されてしまっていた，改訂版で評価の段階数が変更されているのに，旧版と改訂版がそのまま換算されずに比較されていたということもある．このように，尺度とその使い方について，正しく記載されているかは重要な評価のポイントである．

外国語の尺度を日本語で使用する場合も，翻訳の手続きを正しく踏んでいるか，どの程度信頼性と妥当性が担保されているのかという視点や，日本語・外国語を問わず，使用の許諾を得た過程の記述も，必要に応じて読み取る必要がある．

質的研究の場合は，結論に一般性を求めてはいないが，研究の質を担保するためには，データ収集の過程を，明確に，忠実に表記することが求められる．

d 統計解析

研究方法の解析には，研究結果で用いられた統計方法が記載されなければならない．論文の研究方法に示されているのに，研究結果でその統計が用いられていない，あるいはその逆の場合もある．査読の過程で，さまざまな変更があったことが予想されるが，読者への誠実さという点では問題であり，使った統計方法を確実かつ正確に書くべきである．

複雑な統計手法を用いて結果が示されている場合，本来執筆者が得たいと思っていた結果にならなかったため，複雑な統計手法を選ばざるを得なかった可能性がある．また，研究の対象者の選定が不十分で，交絡因子が取り除けなかった場合なども，統計手法は複雑になる．事前に十分に検討された方法を用

いてデータが得られた研究では，比較的単純な統計手法でも，執筆者が必要とする結果を示せている場合もある．

e 倫理的配慮

実際に遵守された原則や，研究の承諾を得た倫理委員会に関する記載があるのはもちろんである．それに加えて，看護の研究では，研究の対象者の不利にならないよう，例えば研究の結果，効果があるとされた介入方法や治療法であれば，研究期間の終了後に対照群に対しても同じ介入を行うといった具体的な配慮が行われたかなども評価ポイントとしてもっておきたい．また，研究の対象者が未成年の場合や，認知機能が低下していると考えられる場合は，本人への配慮はもちろん，家族や保護者の同意が得られているかの記述も求められる．

5 研究結果

研究結果を示すに当たり，多くの論文で，まずは研究の対象者の基本属性などが示されているだろう．研究の対象者が，本来の目的に対して適切な集団であったかを評価し，性別や年齢に偏りがあったり，介入群と対照群で大きく特性が異なったりしている場合は，結果の解釈に注意が必要である．対象者の選定を行っている場合は，フローチャートを用いてわかりやすく記載されているものもある．論文に記載された研究方法に沿った手順で対象者が選定されているか，質問紙調査であれば回収率や，介入研究の場合は脱落率や理由なども注意して確認したい．近年では質問紙調査もオンライン形式が増え，回答者の意図しない空欄による情報（回答）の抜けなどは防げるようになった．しかし，質問紙調査で回収率が100%のときなどは，回収時になんらかの強制力が働いた可能性も疑われる．

質的研究の研究結果

質的研究の場合は，仮説の検証を目的としていないため，客観性は問われないが，恣意的（しいてき）ではない結論が導かれているかどうかが重要である．論理学での帰納法で得られる結論，つまり，個々の事例をまとめ導き出した結論が，演繹法（えんえき）での仮説になる．帰納法である質的研究には，すべての事例を網羅することはできないという論理的な限界があり，それを理解して結果を読み解くことが求められる．

量的研究の研究結果

量的研究の場合は，用いられた測定項目や，尺度の表し方に注意を払う．いわゆる生データ，未加工のデータをグラフで表示しているのか，あるいは，その対象集団での平均を求めた上で群分けをしているデータか，変化度で表したデータか（数値そのものの高低は考慮しないデータ）など，データの示し方は得られた結果によってさまざまである．サンプルサイズや測定環境などの外的要因が影響していたことが，そのような表示を選択した理由だと推測できる．

| 6 | 考察

　考察では，研究結果が得られた理由について，また，有意な結果が得られなかった場合はその理由について，丁寧に考察して述べられている必要がある．適切な先行研究を用いて考察されているかを確認する．多くの先行研究と異なる結果が示されていたからといって，質の低い研究というわけではない．複数の先行研究同士が，相反する結果を示している場合も少なくない．結果が一致した場合だけでなく，結果が異なっていた場合や有意な結果が得られなかった場合に，なぜそのような結果になったと考えられるのか，対象にした集団や手法の違いか，見過ごしていた因子があるのかなどが丁寧に記載されている論文は，質の高い論文といえるだろう．

　尺度を利用している研究の場合，先行研究との結果の比較で，改訂や翻訳などの過程でカテゴリーやスコア化の方法などが異なっていることに気付かず，考察されている場合もある．カテゴリーやスコア化などの方法が異なる論文を考察で用いるときは，先行研究と自身の研究とではカテゴリー化などの方法が違っていることを本文で述べる必要がある．

　どのような研究にも，限界がある．研究デザインやサンプルサイズなどの限界はもちろん，意図しなかった交絡やバイアスなどについて記載されていることは，執筆者がそれを踏まえた上で，研究の結果を示していることの証明である．そして今後の研究につながる，大きなヒントとなっている．

| 7 | 結論

　結論には，執筆者がその論文を通して最も示したい内容について記載されている．研究目的や研究タイトルと矛盾しないものになっているか，研究結果から導き出された内容を過剰に表現していないかなどを，再度立ち返って確認しよう．

　ここまでで紹介した論文クリティークの確認項目を，**表2-4**に簡単にまとめた．すべての項目を満たしているから，もしくは満たしていないからといって，必ずしも良い論文，悪い論文とは言い切れない．掲載されている雑誌によって，論文の執筆規程が異なる場合や，研究手法によっては，そもそも表に該当する項目がない場合もあるだろう．研究手法ごとの，より詳細なクリティークのチェックリストを使用したい場合は，日本看護協会出版会のホームページ (https://jnapcdc.com/cq/2nd_checksheet.html) からも入手できる．

　クリティークを繰り返しながら，また，集団でクリティークを行いながら，クリティークの力を高めていこう．

3　集団でのクリティーク

　これまでに記載したポイントや，クリティークに関するチェックリストなどを用いても，最初から一人でクリティークすることは難しい．チェックリストに多く当てはまるものが質の高い論文であり，そうでないものは質が低いため参考にしなくてよいのかというと，そういうわけではない．チェックリスト

表2-4 クリティーク時の確認項目

論文の構成	確認項目
研究タイトル	・研究タイトルは，わかりやすく，誤解のないものか
抄録	・研究の目的や方法，結果が，簡潔に記載されているか
研究背景・研究目的	・適切な先行研究が，過不足なく引用されているか ・研究背景の論理は整っているか ・研究者の仮説や目的が明確に記載されているか
研究方法	【研究デザイン】 ・研究デザインが記載されているか 【研究の対象者】 ・研究の対象者は適切か ・対象者の選出方法が十分に記載されているか ・サンプルサイズの算出に関して，根拠が記載されているか，また，算出方法は適切か 【評価（測定）項目】 〈量的研究の場合〉 ・適切な評価項目が選択されているか ・使用された尺度や測定機器の，信頼性や妥当性は十分か 〈質的研究の場合〉 ・データ収集の方法は適切か ・データ収集の過程が明確に記載されているか 【統計解析】 ・解析に用いた方法が明確に記載されているか 【倫理的配慮】 ・研究の承諾を得た倫理委員会や，同意に関する記載があるか ・（必要時）対照群や未成年者に対して，必要な配慮が行われた記載があるか
研究結果	・研究の対象者の選定過程や結果が記載されているか ・対象者の属性などの結果が示されているか ・研究目的に合った結果が明確に示されているか
考察	・適切な引用文献を使用し，研究者の考えが述べられているか ・研究の限界が十分に述べられているか
結論	・研究結果から導き出された結論がわかりやすく記載されているか

は，論文の読み方のヒントにすぎず，その論文から，何を，どう読み取れるのかを学ぶのは，初学者がチェックリストを用いても一朝一夕に習得できるものではない．

　そこで，クリティークのスキルアップに重要なのが，集団でクリティークを行うことである．これは**ジャーナルクラブ**（もしくは輪読，抄読会など）と呼ばれることが多い．実施する集団は，ゼミや研究室単位でも，学校や看護師仲間でもよい．集団で行うことで，一つの論文をより多くの視点で吟味できるだけでなく，他の研究者の視点そのものも学ぶことができる．ここでは，筆者の所属する研究室でのジャーナルクラブを例に紹介する．

│1│ 筆者の研究室におけるジャーナルクラブ

　筆者の所属する研究室では，参加者個人が事前に文献を選び，資料を作り，当日互いに発表したり，聞いたりしながら，参加者全員で議論する．

a クリティークをする文献の選び方

　まず参加者は，自分の研究テーマと関連する論文を検索し，題材となる文献を探す．論文の選び方は，その分野の最新の研究の場合もあれば，その分野で

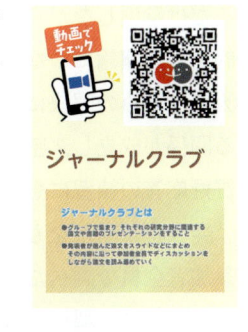

知っておくべき，核となる古典的な論文の場合もある．多くは，その参加者の研究の進捗段階に応じて，論文を選ぶ理由は変化していく．研究の準備段階であれば，使用を検討している質問紙や測定機器を使っている論文を選んだり，論文の執筆中であれば，考察に用いることができそうな論文を選んだりする．

論文の掲載雑誌のインパクトファクター（学術雑誌がもつ影響度を評価する指標）が高いものや，非の打ち所がない論文を探して紹介する必要はない．特に，クリティークの練習を目的とし，クリティークの力を高めるためであれば，なおさらそれにこだわる必要はない．労力をかけた論文にも，計画を周到に立てた研究にも，どの研究にも研究の限界は存在する．一般的には質が高く見える論文でも，測定機器の選択や統計方法に不十分な点がある場合や，古い論文の出版当時には用いられていなかった解析方法で，現在は解析できる場合もある．論文を丁寧に紹介する過程を通して，文献は，さまざまなことを参加者に教えてくれる．

その論文に記載されていることを忠実に学ぶことも重要だが，研究者として，クリティークの力を高めていきたいのであれば，むしろ少しくらいツッコミどころのある論文を探したほうが，意見交換が活発になる．選んだ数種類の論文の中からどれを紹介するかを迷う場合は，最初は指導教員や先輩に相談してみるとよい．

ⓑ 文献紹介の準備

ジャーナルクラブの時間は限られているため，参加者に対して，題材となる文献をわかりやすく説明することが求められる．筆者の所属する研究室では，PowerPointでスライドを作成して準備することが多い．

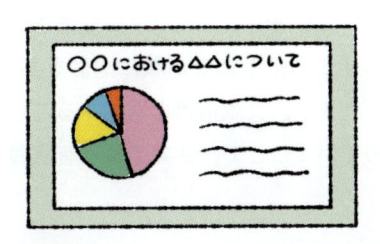

タイトル・雑誌名などの書誌情報に始まり，序論，研究目的，研究方法，研究結果，考察，結論などをわかりやすくまとめる．スライドを作る過程で，読んだ文献の要点を整理することができる．研究結果の表やグラフは，出典を明示してスライドに示す．最近は，引用のためにグラフや表が，データとしてオンラインで取得できるようになっている論文もある．場合によっては，強調の色を入れることもある．また，PowerPointを使用すれば，図表が小さい場合にも，説明のときにスライドショーを開始しなければ，拡大して表示することもできる．発表において，背景の図柄やグラフィク技術が素晴らしいときは，そのデザインをどこから選んだのか，どのようなテクニックでその図を作ったのか，などの質問がしばしば交わされる．これらの話題は，ク

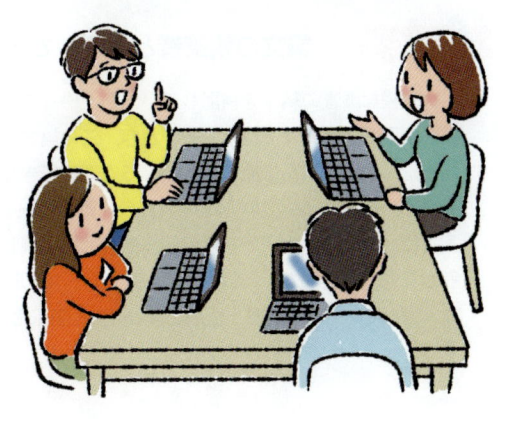

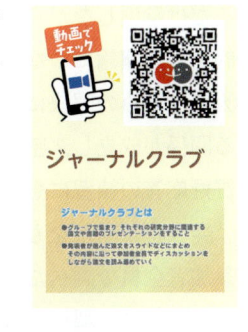

リティークからは外れるが，卒業研究の発表会でスライドを作成する際のトレーニングにもなる．

また，参加者にわかりやすく伝えるため，必要に応じて補足のスライドを準備する．例えば，使用されていた質問紙の内容の全貌や，あまり知られていない解析方法の説明などである．補足資料は，ジャーナルクラブでの質問に答えるためだけでなく，自分自身の勉強にもなる．

c 発表・議論

事前に準備したものに基づき，順番に発表を行う．発表時に，なぜこの文献を選んだのかの理由を端的に説明することは，参加者の関心を，今，自身の知りたいこと，悩んでいることに近付かせるため，重要である．

発表中も，参加者は気軽に質問や発言を行う．同じ研究室内でも，全員が同じ知識をもっているわけではない．ゼミに配属されたばかりの学部生から，臨床を経験した大学院生や研究者まで参加していることがある．参加者によって少しずつ研究テーマも異なる．筆者の所属する研究室では，学部生でも発言しやすい雰囲気になっており，初歩的な質問を受けることもある．疑問点をできるだけ解消しながら発表を聞いたほうが，その後の発表内容も理解しやすく，的を射た議論につながる．初心者の素朴な質問が，博士後期課程の学生たちの大きな悩みの解決につながる質問である場合もあり，相互に教える・教えられる関係が成立し，感謝の言葉が飛び交うことも多い．発表者とっては，発表や質疑応答の練習にもなっていることは言うまでもない．

発表者が回答をもっていないとき，ほかの参加者が解説や補足を加えたり，参加者全員で調べたりすることも，日常的に行われている．研究室内の大型スクリーンに，調べた参加者が必要な情報を映し出して，解説する．最近は，オンラインでジャーナルクラブが開催されるようになり，必ずしも一つの場所に集まらずとも，参加者が順に画面を共有をすれば，情報を共有でき，必要なウェブサイト，文献情報も送信することが容易になった．互いに協力して知識を深めていくことで，活発でより有意義なジャーナルクラブとなる．

✏ コラム　　論文の執筆者と交流してみよう

大規模な調査の結果を検討していた際，いくつかの表で全体の総数が異なっており，対象となった人が誰であるかが不明な論文があった．そのとき，この論文にすべての情報が書き切れていないのではないか，という意見が出た．論文を読んでみて，どうしても理解できない点があれば，メールで直接執筆者へ質問する方法がある．そこで，筆者は，論文の1ページ目の執筆者情報の欄にあるメールアドレスに問い合わせをすることになった．実際に，ジャーナルクラブでの結論をもとに，慣れない英語を駆使して海外の執筆者へメールしてみると，執筆者から返事が届いた．「これから再度，データを取り直してみるつもり」という返事であった．たとえ不慣れな言葉遣いであっても誠意を込めて書けば，回答をもらえる．その研究領域での仲間を増やすことにもつながった．クリティークのおかげともいえよう．

紹介する論文が何と何を比較したいのか，スムーズに論理が理解できるときは，論議にはならない．しかし，その比較に矛盾が感じられる場合は，なぜ執筆者はそれらを比較しようとしたのか，もし，我々が比較するとすれば，どのような問いになるのか，その場合の統計方法はどのようになるのかなどの，大本の論文を離れた異なる次元の議論になることも多い．

:**• 議論の事例**

過去の事例で，人の足浴に関する研究で，浸漬時間での湯温の維持のしかたが研究方法に記載されていなかったことがある．生理学的に湯の温度に対する反応をみたいのであれば，恒温器などで湯の温度を一定にしたことを記載すべきである．臨床での看護の効果をみる研究であれば，室内の温度や湿度の記載が必要である．おそらく，数十分の間に湯の温度が低下すると推測されるが，そのような判断材料となる条件が研究方法に記載されていなかった．そのため，実際にどのような状況であったのかをイメージしながら読むことが求められた．

臨床現場では，湯温を足浴の実施中に維持することは難しいため，実生活での研究成果も重要である．環境条件が記載されていないと，有意な差があった検証であっても，その方法での再現ができない．せっかくの研究が次に生かされない上，正確なメカニズムも考察できない．ジャーナルクラブでは，クリティークの主旨からはずれるが，自分たちがこの研究をデザインするならば，どの立ち位置から研究デザインを考えるか，どのようにデータを収集し，解析を行うかということも議論され，新たな研究デザインの第一歩につながっている．

|2| ジャーナルクラブの意義

臨床的な研究報告から，基礎の生理学実験まで，ジャーナルクラブで取り扱われるテーマは多岐にわたる．研究方法や研究結果の内容を手掛かりとして，それぞれの臨床経験や生活での応用に議論が及ぶ．テーマの絞り込み，新しい研究テーマ，その論文の研究テーマの考え方についての意見の交換は，クリティークそのものである．

筆者の所属する研究室では，ジャーナルクラブは原則週1回行われ，全員に文献紹介の機会が与えられる．ジャーナルクラブの頻度は，月に1回など筆者の研究室よりも少ない場合や，その日の担当者が決まっている研究室もある．研究室の規模にもよるが，発表の機会は多いほうが，準備のために多くの論文に触れることになるため，力が付く．

4 クリティークを積み重ねよう

クリティークには，すでに公表されている論文を，次につなげて読むという意味がある．文献検索の方法を初めて学んで，いきなりクリティークをしようとするのではなく，まずは，看護学にこだわらず，関心があることについて検索し，論文を読んでみることが大切である．菓子作りに興味があれば，プリンの凝集性でもよいし，アロマやハーブティーの効能に関する論文もたくさん見

つけられる．興味があるものから，抄録や論文の構成がどのようになっているのかに慣れていくことをお勧めしたい．

　日本語の論文で慣れてきたら，日本人が書いた英語論文（文法がわかりやすい），さらには，海外著者の英語論文に挑戦していきたくなるものである．この段階に至ると，クリティークをする土壌が整ったともいえよう．研究室単位や，親しい友達でジャーナルクラブをつくるとよい．一人では気付かないことを知ることができ，一人ではそのように言い切ってよいのかと不安な場合も，仲間がいれば，相談もできるのである．

■ 引用・参考文献

1) 山川みやえほか編著．よくわかる看護研究論文のクリティーク：研究手法別のチェックシートで学ぶ．日本看護協会出版会，2014．

2) イアン・K・クロンビー．医療専門職のための研究論文の読み方：批判的吟味がわかるポケットガイド．津富宏訳．金剛出版，2007．

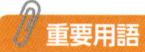
重要用語

クリティーク	孫引き	ジャーナルクラブ
クリティカルシンキング	エビデンスレベル	
批判的思考	サンプルサイズ	

3 研究における倫理

学習目標

◉ 看護研究における倫理の重要性が理解できる.
◉ 看護研究における倫理原則が説明できる.
◉ 研究の対象者の権利が説明できる.
◉ 研究計画を立案する際に必要な倫理的配慮を説明できる.
◉ 研究の実施時,論文作成時の倫理的配慮を説明できる.
◉ 研究公表時の研究者の責務を説明できる.
◉ 研究倫理に関わる各指針の基本的な考え方を理解できる.
◉ 研究倫理に関わる各指針を踏まえて,看護研究における注意点が説明できる.

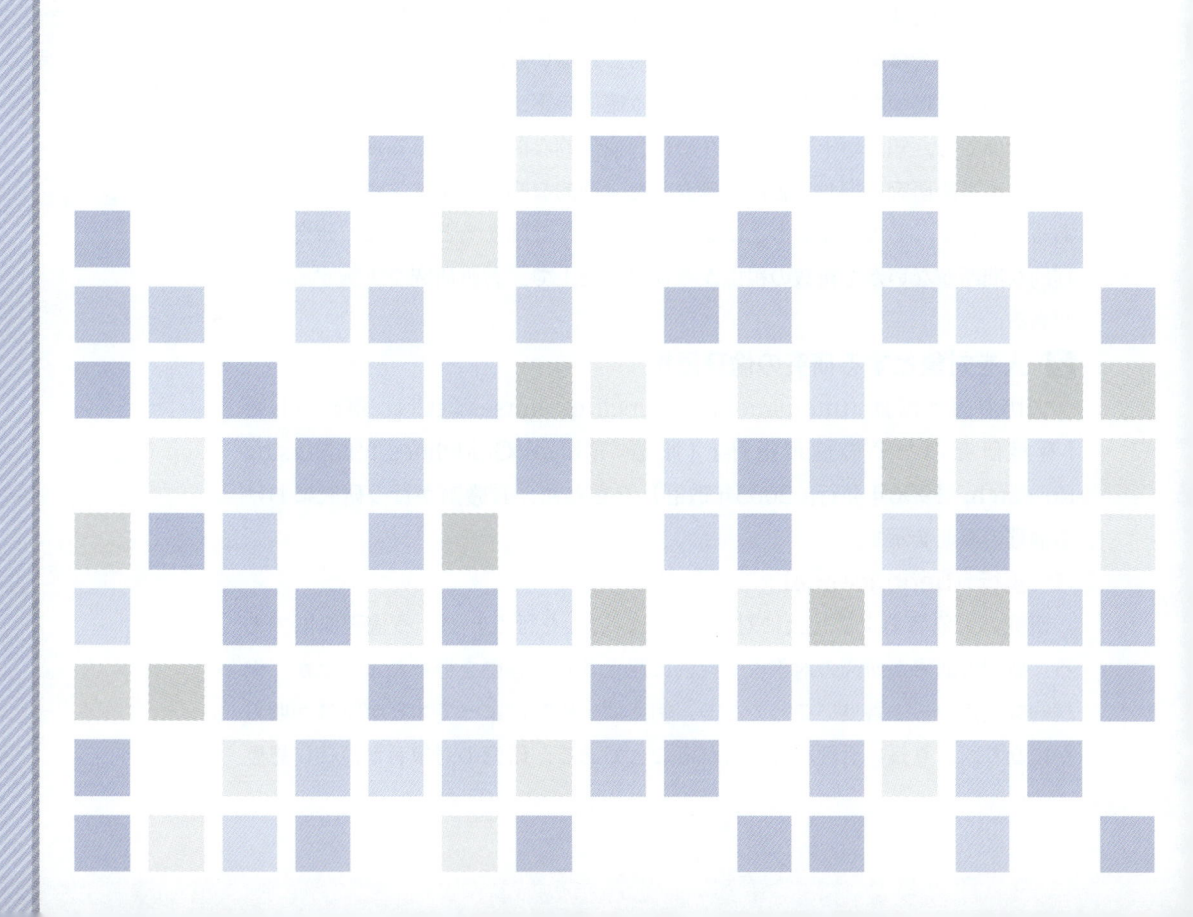

1 人を対象とする研究の倫理

1 人を対象とする研究の倫理原則

1 看護研究における倫理の必要性

　看護は人を対象とし，実践を伴う学問分野である．研究に基づいた根拠（エビデンス）を蓄積し，ケアの受け手に最善のケアを提供することは，看護職の倫理的な責務といえる．「看護職の倫理綱領」にも，研究や実践を通じた技術の創造と開発の必要性が示されている．

　しかし歴史的にみると，倫理的配慮を無視した研究が，医学の発展の名の下になされてきた経緯がある．代表的なものとして知られるのは，1930年代および1940年代にナチスドイツが戦争捕虜などに対して，疾病および未試験の薬物への反応に関する人体実験を行ったことである．1932〜1972年の間という比較的近年にも，米国公衆衛生局の助成によってタスキギー梅毒研究*が行われた．海外だけでなく日本でも，1936〜1945年にかけて，日本軍旧731部隊によって戦争捕虜に対してなされた人体実験など，多くの非倫理的で医学的な実験が行われてきた．

　注目すべきことは，少なくともこれらの実験の開始当初，実験は人類の発展のために行われる正当なものと考えられていたことである．しかし，研究が人類のために有益な結果をもたらすといっても，非倫理的な研究が容認されないことは明らかである．このような極端に非倫理的な研究を例として示されると，自分の研究は関係がないと考えるかもしれないが，研究が有益なもので，看護への貢献につながるものであるという確信の下，自身が誠実に研究に取り組んでいても，知識が十分でないために，倫理的な問題が生じる場合もある．そのため看護研究に携わる者は，確立した倫理的な知識を常に学習する必要がある．そして，その知識をもとに研究デザインを吟味するとともに，研究に倫理的な問題がないかを複数の視点から検討した上で，看護研究を実施する必要がある．

2 人を対象とする研究の倫理原則

　国際看護師協会（International Council of Nurses：ICN）が発表した「看護研究のための倫理指針」（原題：Ethical Guidelines for Nursing Research，1996年発行，2003年改訂）をもとに，看護師が行う研究における倫理の原則を示す．

| 1 | 善行（beneficence）

　研究の対象者および社会に対して「良いことを行う」という倫理原則である．研究の成果が研究の対象者や社会に還元され，恩恵を得られることが，倫理的な観点から一番良いことである．例えば，研究によってエビデンスが明らかになり，より良い看護を受けられることである．研究の対象者が直接に恩恵

<aside>

plus α

看護職の倫理綱領（日本看護協会）

11. 看護職は，研究や実践を通して，専門的知識・技術の創造と開発に努め，看護学の発展に寄与する．

用語解説 *

タスキギー梅毒研究

1932〜1972年にアラバマ州タスキギーでアフリカ系アメリカ人男性約400人を対象に米国政府機関の主導によって行われた研究．研究目的は，梅毒を治療しなかった場合の症状の進行を観察することであった．この研究に参加した男性たちには，医療が無償で受けられると説明されていたが，実際には治療を受けられた者はおらず，さらに梅毒の治療に有効な特効薬（ペニシリン）が開発された後も治療を受けた者は皆無だった（自然経過観察が続けられた）．

</aside>

を受けられない場合もあるが，研究成果が反映されることによって，後の人々のケアに生かせる研究を行うことが倫理的には重要である．

| 2 | 無害（non-maleficence）

研究の対象者や関係者に「害を与えない」という倫理原則である．人を対象とする看護研究においては，研究方法によっては研究の対象者に有害事象＊を生じさせてしまう危険性がある．特になんらかの介入を伴う研究においては，身体的・心理的・社会的に損傷や有害事象を生じる危険性がある．有害事象の発生のリスクが高い研究は遂行されるべきではない．研究者は，「この研究に参加することによって，研究の対象者はどのような害を被る恐れがあるか」と自問して，そのリスクを回避あるいは最小限にする努力をしなければならない．また，リスクが予想される場合は，研究を依頼する際に研究の対象者に明確に伝えなくてはならない．

用語解説＊

有害事象

実施された研究との因果関係の有無を問わず，研究対象者に生じたすべての好ましくない，または意図しない傷病もしくはその徴候（臨床検査値の異常を含む．）をいう[1]．

| 3 | 忠誠（fidelity）

研究の対象者との間に信頼関係を築くという倫理原則であり，具体的には守秘義務や，研究の対象者との約束を守ることなどである．「忠誠」と「真実」は密接に関係している．研究は研究の対象者の善意の下に成り立つものである．研究者が社会的信頼や研究の対象者への忠誠を欠き，信頼を得られないようであれば，研究自体が成り立たないことを，根本的な考え方として認識している必要がある．

| 4 | 正義（justice）

正義とは，人に対して公正な処遇を与えることであり，研究によってもたらされる利益や負担が公平に扱われるという倫理原則である．例えば，入院患者や社会的に弱い立場にある者が治療の実験を拒否できずに被験者となり，その成果として開発された治療方法が，費用を支払うことができる富裕層のみに役立てられたり，貧困層が高額な謝礼を得るために研究への参加に誘導されたりすることは，公平という観点から適切ではない．

| 5 | 真実（veracity）

研究の対象者に「本当のことを話す」という倫理原則である．研究の対象者に対して正直であり，予想され得るリスクや利益を隠さず正確に話すことは，研究者の義務である．研究者として，ねつ造などで偽りのある結果を公表しないことも含まれる．

| 6 | 守秘（confidentiality）

研究によって収集される個人情報が，漏えいしたり，研究目的以外に使用されたりすることを防止して，機密性を保持するという倫理原則である．研究の対象者やその関係者，研究参加施設などの情報を公表しないことによって，研究の対象者の秘密を守る．

❸ 研究対象者の権利

「看護研究のための倫理指針」では，研究の対象者の守られるべき権利とし

て，**危害を加えられない権利**，**全面的な情報開示を受ける権利**，**自己決定の権利**，**プライバシーおよび匿名性**，**秘密が保護される権利**の四つが示されている．看護研究の対象は，健康障害をはじめとする障害のある人々など，さまざまな脆弱性のある人が多いことにも注意すべきであり，研究の対象者の権利を十分守ることが研究に携わる者の責務である．

| 1 | 危害を加えられない権利

たとえ研究の成果が看護の発展にとって有益であっても，研究の対象者に危害を加えることがあってはならない．例えば，あるケアの有益性を証明するために，良くないとわかっているケアを受ける人が生じることは避けなければならない．危害には，労力や時間的な拘束も含まれており，アンケート調査やインタビュー調査で，研究参加のために多くの労力や時間を要するものは避け，できるだけ負担を少なくする検討が必要である．

また，身体侵襲などの身体的な側面だけではなく，心理面・社会面における危害も考える必要がある．研究の対象者には，深い心理的な苦痛を抱えている人もいるかもしれない．その心理的な苦痛を明らかにする必要があったとしても，無遠慮に対象の心理的領域に踏み込むことは避けなければならない．例えば，終末期の患者の心理状態を解明することは，今後のより良い看護介入のために必要があるだろう．しかし，その心理状態を研究の対象者にインタビューするような研究は，大きな心理的負担を生じさせる可能性がある．研究の対象者が回答する際に，どのような気持ちになるのかを熟考した上で研究を進めなければならない．このような研究を遂行するには，最大限の配慮が必要である．心理的領域に踏み込むだけの知識をもち，面接などの練習を十分に行い，それを遂行できる能力のある者が実施し，研究の対象者の負担が最小限になるように配慮する．

| 2 | 全面的な情報開示を受ける権利

研究への参加を依頼する際，研究の対象者には，研究参加に伴って発生し得るリスクと利益をすべて知らされる権利がある．研究参加の意思決定に影響を及ぼす情報を研究を依頼する際に知らせないことは，倫理に反する行為である．研究参加を促す目的で，研究に関するリスクについての情報の提供を避けたり，実際よりもリスクを小さく伝えたりしてはならない．研究参加を依頼する際に提供すべき情報については，自己決定の権利の項目に示す．

| 3 | 自己決定の権利

研究の対象者は，研究に参加するか否かを自身の意思で決定する権利を有する．すなわち研究への参加は，完全に研究の対象者の自由意思によることを保障されなければならない．単に研究への参加が強制ではないことを説明するだけでは，この権利を保障したとはいえない．そのために重要なインフォームドコンセントについて述べる．

a 研究におけるインフォームドコンセントの概念

インフォームドコンセントとは，直訳すると説明と同意であるが，単に説明をして，同意を得たというだけでは十分とはいえない．研究の対象者が理解できる方法で，研究への参加の可否について判断できるだけの情報提供を受け，その内容を研究の対象者が理解した上で，自由意思で参加に同意していることまでを示す概念である．単に「説明をした」「研究の概要を記載した用紙を渡した」「研究参加への同意書に署名や捺印をもらった」ということではなく，研究の対象者が理解できるように説明し，研究への参加によるリスク（危険性）とベネフィット（利益）など必要な情報提供をした上で，研究の対象者が合理的に判断できるようにする必要がある．

b インフォームドコンセントの成立要件

インフォームドコンセントが成立して，研究参加に関する同意が得られたと考えられる要件について，ベルモントレポート*では次の三つを挙げている．

❶ 情報（information）

研究への参加を求められた者が意思決定を行うことができるように，必要な情報が開示されていなければならない．ここでいう情報とは，「研究の手順・手法，目的，リスクと予想される利益，（治療が伴う場合）ほかの方法の可能性，被験者がいつでも質問をしたり，参加を取りやめたりできること，研究の対象者を選ぶ方法や研究の責任者に関する情報」などである．

研究への参加を得やすくするために，一部の情報について開示しなかったり，誤った情報を与えたりすることは避けなければならない．また，「堅苦しいから」などの理由で口頭のみの説明で済まさず，文書で必要な情報を示さなければならない．さらに，同意書を用いて研究への参加を確認すること，または，アンケートならば回答をもって同意を得たとするなど，明確な研究参加への意思表示を確認する必要がある（**表3-1**）．

❷ 理解（comprehension）

情報を提供していても，研究参加者の視力や聴力では読めない，あるいは聞こえないものであったり，矢継ぎ早に多くのことを説明したりするなど，伝達の方法が不適切で情報を理解できなければ，インフォームドコンセントが成立したとはいえない．研究の対象者にわかりやすい説明の方法を工夫したり，説明内容を検討した上で説明したりするべきである．

例えば，看護職が患者に対して研究参加を依頼する場合には，専門用語ではなく，平易でわかりやすい言葉で説明する必要がある．また，視力に応じて文字を大きくする，子どもには説明文にふりがなをつけるなど，研究の対象者の個別性に応じた配慮が必要である．近年は動画を利用して説明するなどの工夫もされている．

❸ 自発性（voluntariness）

インフォームドコンセントは，自発的，すなわち強制力が働かない状態での

用語解説 *
ベルモントレポート
タスキギー梅毒研究の反省から，米国で定められた国家研究法に基づき，国家委員会によって1979年に作成された報告書．米国の臨床試験において，初めて研究倫理の体系的な枠組みを示した．世界中の研究倫理ガイドラインに影響している．

plus α
理解力に応じた説明
認知症などで理解が難しい人や，自発的な意思を確認できない人を研究の対象者とする場合には，その人に代わって意思決定をする代諾者に承諾を得る場合もある．その際，研究の対象者本人にも理解力に応じた説明をする必要がある（➡代諾者については，p.71 用語解説参照）．

表3-1　被験者または代諾者等に対する説明事項

被験者または代諾者等に対する説明事項は，一般的に以下の通りとする．ただし，臨床研究の内容に応じて変更できるものとする．

イ．当該臨床研究への参加は任意であること

ロ．当該臨床研究への参加に同意しないことをもって不利益な対応を受けないこと

ハ．被験者または代諾者等は，自らが与えたインフォームドコンセントについて，いつでも不利益を受けることなく撤回することができること

ニ．被験者として選定された理由

ホ．当該臨床研究の意義，目的，方法および期間

ヘ．研究者等の氏名および職名

ト．予測される当該臨床研究の結果，当該臨床研究に参加することにより期待される利益および起こり得る危険ならびに必然的に伴う不快な状態，当該臨床研究終了後の対応

チ．被験者および代諾者等の希望により，他の被験者の個人情報保護や当該臨床研究の独創性の確保に支障がない範囲内で，当該臨床研究計画および当該臨床研究の方法に関する資料を入手または閲覧することができること

リ．個人情報の取り扱い，提供先の機関名，提供先における利用目的が妥当であること等について倫理審査委員会で審査した上で，当該臨床研究の結果を他の機関へ提供する可能性があること

ヌ．当該臨床研究の成果により特許権等が生み出される可能性があることおよび特許権等が生み出された場合の帰属先

ル．被験者を特定できないように対処した上で，当該臨床研究の成果が公表される可能性があること

ヲ．当該臨床研究に係る資金源，起こり得る利害の衝突および研究者等の関連組織との関わり

ワ．試料等の保存および使用方法並びに保存期間

カ．当該臨床研究に関する問い合わせ，苦情等の窓口の連絡先等に関する情報

ヨ．第1の3（1）①に規定する研究（体外診断を目的とした研究を除く．）にあっては，当該臨床研究に伴い被験者に生じた健康被害の補償のための保険等必要な措置（第1の3（1）①に規定する研究のうち体外診断を目的とした研究および第1の3（1）②に規定する研究にあっては，補償の有無）

タ．観察研究にあっては，試料等の採取が侵襲性を有する場合には，補償のための保険等必要な措置の有無等十分な説明の上，インフォームドコンセントを受けるよう留意すること．

＜被験者からインフォームドコンセントを受けることが困難な場合＞

レ．当該臨床研究の重要性および被験者の当該臨床研究への参加が当該臨床研究を実施するに当たり必要不可欠な理由

厚生労働省．臨床研究に関する倫理指針．平成15年7月30日（平成20年7月31日全面改正）．

研究参加の意思をもって成立する．強制力が働かないためには，研究に参加しないことによって，一切の不利益を生じないようにする必要がある．例えば研究の対象者が患者である場合，研究に参加しなくても最善のケアが提供され，治療にも影響がないことが保障されなければならない．口頭と文書で「研究への参加は断ることができ，研究に参加しないことの不利益は生じない」という説明をしても，研究の対象者がケアの受け手である場合は，その関係性から研究参加への拒否が難しいことも考えられる．また，職場の管理者と従業員，教員と学生という関係性なども暗黙の強制力が働きやすい状況にある．

このことを踏まえ，研究者から直接的な影響を受ける人（研究者がケアを提供している患者や，研究者が授業や実習指導をしている学生など）を研究への参加を頼みやすいという理由で安易に研究対象とせず，可能な場合は直接的な関係がない集団を研究対象としたり，直接の関係性をもたない共同研究者を通して研究参加を依頼したりする工夫が必要である．

また，例えばアンケートの回答を研究者に直接提出する方法によって，研究参加の諾否が研究者にわかってしまうことが研究参加への強制力として働く場合もある．研究の対象者の意思で研究に参加するか否かを判断できるように，研究方法においても配慮が必要である．

ⓒ 同意撤回の自由

臨床研究の倫理に関する国際指針の多くは，研究の対象者が自らの意思で常

に，いかなる理由であっても，研究参加を継続していれば得ていたはずであった利益を失うことなく，研究の参加を取りやめる，つまり研究参加への同意を撤回することができると定めている．ベルモントレポート（➡p.65 用語解説参照）でも，「研究のいかなる段階においても，被験者が質問したり参加を中止したりできる機会を提供する」と記載されている．

　同意が撤回された場合は，それまでに収集されたデータ（アンケートやインタビューの回答など）は復元ができない形で廃棄し，研究に使用してはならない．しかし，例えば情報をすべて匿名化して分析した後では，さかのぼって研究の対象者を特定し，データを削除することはできない．また，結果を公表した後に同意が撤回された場合，該当する研究の対象者のデータを廃棄できないばかりか，一度公表された研究成果を消すことはできない．そのため参加者に依頼する際には，同意撤回が可能な期間，同意撤回の方法について説明し，その点も含めて研究参加の同意を得る必要がある．

d 子どもを対象とする研究の遂行（インフォームドアセント）

　子どもに対する看護実践をより良いものにするために，研究対象が子どもになる場合もある．未成年であるために法的責任能力が十分でないとみなされる場合や，説明内容を十分に理解することが難しい状態であれば，インフォームドコンセントが成立したとはいえない．以下に，子どもを対象とする研究において注意が必要な点について述べる．

⋮ 子どもを対象とする理由の明確化と同意のとり方

　まず，研究計画の段階で，その研究の目的を達成するために，子どもを対象としなければならない理由を明確にする必要がある．

　次に研究の対象者への同意のとり方である．子どもを対象とした研究の遂行に当たっては，代諾者（代理で意思決定する者．例えば子どもの保護者）が，研究の対象者が不利益を被らないかを判断することになる．しかし，未成年であっても，自分の状況を理解し，子どもなりに明確な意思をもつ場合は多い．代諾者の同意を得るだけでなく，子ども自身に対して，理解度に応じた説明がなされるべきである．

⋮ インフォームドアセント

　子どもが自分になされる行為について理解できるように十分な説明がなされ，その選択決定について了解することを，**インフォームドアセント**という[2]．研究に当たっては，研究の対象者の判断能力について十分にアセスメントし，研究の対象者が可能な限り理解できる方法で説明する必要がある．例えば，小児には玩具や人形，紙芝居などを活用して，具体的にイメージできるように説明すること（**プレパレーション**）を取り入れるなどがある．インフォームドアセントによって同意能力が認められる年齢を 7 歳以上と考えるといった画一的な見方もあるが，発達レベルや，症状などによる個人差を考慮し，それぞれに合った最適な方法を検討する．

| 4 | プライバシーおよび匿名性，秘密が保護される権利

　研究の対象者あるいは研究の対象者の所属機関などに関わる個人情報や，検査内容や研究で得られたデータなどの秘密は守られなければならない．そのためには，研究の対象者を**匿名化**する必要がある．一度公表したものは後々まで消すことができないことや，公表後に同意撤回が求められる可能性があることから，研究の対象者が公表を許可したとしても，匿名化する必要性がある．

　プライバシーとは，古典的には「そっとしておいてもらう権利」とされてきた．しかし近年では，自分の情報をどの範囲で，どのように扱うかを積極的にコントロールできることとされている．これは，単に研究の対象者について匿名化されればよいというものではなく，研究の対象者が自らの情報の利用目的や利用方法について理解し，どのような情報をどのように活用するかを決定する権利をもっていることを理解していなければならない．収集した情報は同意を得た目的以外での使用は避けなければならず，情報の利用目的が変更される場合には，研究の対象者に再度説明し，同意を得なければならない．

　最後に，次の研究倫理上の問題をテーマとした仮想事例で，注意が必要なことは何か，考えてみよう．

事例 ❶

　研究の目的ではなく病棟の業務改善のために患者から回答を得たアンケートがある．その自由記載欄にとても貴重な内容が記載されていたので，学会発表に使いたい．
➡ある目的で収集されている資料を後から別の研究目的で活用する場合は，研究の対象者に改めて説明して同意を得る必要がある．また，そのことについて研究倫理審査を受ける．

事例 ❷

　病棟看護師として勤務し，患者と良い関係を築いているため，患者にお願いすれば多くの貴重な話をしてくれると思う．それをまとめ，インタビューによる質的研究としたい．
➡研究の対象者との関係性：自由意思による参加の判断が可能か吟味する必要がある．
➡研究計画の妥当性：研究計画の段階で，研究対象やインタビュー内容を検討し，有益な研究であるかを検討した上で研究を遂行することが必要である．

事例 ❸

　認知症患者を対象とした研究で，患者には理解力がなく混乱すると思われるので，本人に説明はせずに，家族の代諾だけで研究をしようと思う．

➡研究の対象者の理解力がないと決めつけずに，十分に検討することが必要である．また，研究の対象者の判断能力が十分でないとしても，家族の代諾だけでなく，理解力に応じた方法で，研究の内容について説明する．

■ 引用・参考文献

1) 文部科学省・厚生労働省・経済産業省. 人を対象とする生命科学・医学系研究に関する倫理指針. 令和3年3月23日.
2) American Academy of Pediatrics Committee on Bioethics：Informed consent, parental permission, and assent in pediatric practice. Pediatrics. 1995, Nov;96, p.314-317.
3) 厚生労働省. 臨床研究に関する倫理指針. 2004. https://www.mhlw.go.jp/general/seido/kousei/i-kenkyu/rinri/0504sisin.html, (参照2024-10-24).
4) デニス・F・ポーリットほか. 看護研究：原理と方法. 近藤潤子監訳. 医学書院, 2010.
5) 神里彩子ほか. 医学・生命科学の研究倫理ハンドブック＝Handbook of Research Ethics in Medical Science, 東京大学出版会, 2015, p.2-13.
6) James H. Jones et al. Bad blood : the Tuskegee syphilis experiment. New and expanded ed, Free Press, 1993.
7) 田代志門. 研究倫理とは何か：臨床医学研究と生命倫理. 勁草書房, 2011.
8) 宮本恒彦ほか. 実践インフォームド・コンセント：患者にとってよりよい医療提供のために. 永井書店, 2003.
9) 津谷喜一郎訳. ベルモントレポート：研究における被験者保護のための倫理原則とガイドライン. 臨床評価, 2001, 28（3）, p.559-568.
10) 星野一正. 医療の倫理. 岩波新書, 1991, p.232-234.
11) 船越一幸. 情報とプライバシーの権利：サイバースペース時代の人格権. 北樹出版, 2001.

重要用語

倫理原則	研究の対象者の権利	インフォームドコンセント	インフォームドアセント

2 研究の各段階における倫理的配慮

　3章2節では，研究計画を立案する段階（**表3-2**）と，研究の実施・公表の段階とに分けて，それぞれに必要な倫理的配慮について説明する．

1 研究計画立案の段階

1 研究の意義の明確化

　研究に取り組む動機には，「自分が知らない何かを明らかにしたい」という知的好奇心がある．それは研究を遂行する上で大事なものであるが，研究は単に自分の関心を満たすために行われるものではなく，社会に対して善となる成果を生み出すものでなければならない．例えばある患者の体験を明らかにすることによって，類似の状況にある患者へのケアの向上に役立つ知見が得られる，介入の効果の検証結果からケアのエビデンスを得られるなど，看護実践の向上につながる新しい知見を得たり，理論を導いたりすることが期待される．ゆえに，研究計画においては，研究成果が社会にとってどのような利益（意義）を導くかを明確にすることが重要である．

　すでに明らかになっている事柄を自分が知らない，という理由で研究することは，研究としての意義は認められず，研究の対象者や関係者に不要な負担を強いることとなり，避けなければならない．文献検討を十分に行い，未知の事柄は何か，それを明らかにする意義は何かを吟味して研究に着手する．

表3-2　研究計画立案の段階における倫理的配慮

[ ]は倫理原則，研究対象者の権利

1．研究目的・研究の意義
1）研究の意義を明確にする　　　　**[善行]** 2）新しい知見の見通しを明確にする　**[善行，無害]**

2．研究の対象者の決定
1）研究の対象者の条件と数の決定　　　**[善行]** 2）研究の対象者と研究者の関係の検討　**[自己決定の権利，善行]**

3．研究方法の決定と準備
1）研究依頼書，同意書 　a．インフォームドコンセント　　**[真実，自己決定の権利]** 　b．説明を受ける人の心情への配慮　**[無害，善行]** 　c．研究結果にゆがみが生じない説明　**[真実，善行]** 2）研究依頼および研究協力の同意取得方法 　a．研究の説明者　　**[真実，自己決定の権利]** 　b．同意取得のタイミング　**[自己決定の権利]** 　c．同意の有無が他者に知られない方法　**[守秘，自己決定の権利]** 　d．同意の有無などから不利益を受けない保証　**[無害，正義，自己決定の権利]** 3）データの収集方法 　a．危害・負担を最小限にする方法の吟味　**[無害]** 　b．既存の尺度などの利用ルールの遵守　　**[真実]** 4）データの取り扱い，情報などの保護の配慮　**[守秘，忠誠，真実]** 5）研究倫理審査　**[倫理全般]**

② 研究の対象者の決定

|1| 研究目的に合った研究の対象者の条件と数の決定

　研究目的に対応した研究の対象者の条件（年代，疾患，立場，役割などの属性）と数を決めることは，研究の成否に大きく関わる．前述の通り，成果が得られる研究を行うことは倫理的な視点からみても重要であり，研究の対象者を適切に選定することもまた倫理的な実践である．

|2| 研究の対象者と研究者の関係の検討

　研究の対象者が研究者の知人であったり，患者と看護師，学生と教員，部下と上司などの関係にある場合，研究協力への暗黙の強制力が働きやすく，自由な意思決定を妨げることがある．研究者に対する心情から，面接やアンケートにおいて研究者が期待する回答をしたり，率直な回答を躊躇したりする可能性もある．よって，研究者と面識がなく強制力が生じない人を研究の対象者とすることが望ましい．

　しかし，看護実践の評価研究などでは，ケアの受け手である患者を研究の対象者とする場合もある．その場合も，退院後の患者を研究の対象者とするなど，できるだけ強制力が働きにくい関係にある人を対象とすることが望ましい．さらに，強制力が働きにくい協力依頼の方法や，同意の取得方法を慎重に検討する．

③ 研究方法の決定と準備

|1| 研究依頼書，同意書

ⓐ インフォームドコンセント

　研究内容を説明して研究の対象者から同意を得るために，**研究依頼書（研究説明書）**と**同意書**を準備する．依頼書の記載内容は**表3-1**（➡p.66参照）に示す通りで，研究目的，研究方法，研究による不利益などを虚偽なく記載する．また，研究の対象者の年齢や視力などの特性にも配慮して，読みやすいものを作成する．同意撤回の自由とその方法についても記載する．

　研究の対象者が未成年者の場合や，心身の状態などによって同意の取得が難しいと判断される場合は，**代諾者***の適切性を吟味するとともに（**表3-3**），インフォームドアセントについて検討し，対象に合わせた説明資料などを準備する．また，研究の対象者が視力低下や上肢麻痺などによって署名が困難な場合は，代筆者による署名について検討する．

　質問紙調査などでは同意書の形をとらず，同意の有無へのチェックをもって同意の確認とすることもある．その点を依頼文に記載することが必要である．

　研究の対象者の所属機関・部署の長（病院長や施設長，看護部門長，学校長など）による研究実施の承認が必要な場合は，所属長宛の依頼書と承諾書を準備する．

ⓑ 説明を受ける人の心情への配慮

　依頼書を読む人の心理にも配慮し，表現に注意して作成する．また，依頼書

---

plus α

高齢者に読みやすい依頼書のポイント

①内容を絞り込む（短い文章にまとめる）
②字体は明朝体よりもゴシック体
③文字を大きく
④行間を空けてすっきりと
⑤色のコントラストをはっきりと（白地に黒字が見やすい）
⑥識別しやすい色を選ぶ（黄色は識別しにくい）
◎依頼書は後で自分のペースでじっくり読める

用語解説*

代諾者

生存する研究の対象者の意思および利益を代弁できると考えられる者で，研究の対象者がインフォームドコンセントまたは適切に同意する能力を欠くと客観的に判断される場合に，研究の対象者の代わりに，研究者などに対してインフォームドコンセントまたは適切な同意を与えることができる者[1]．

---

plus α

表現への配慮が必要なケース

例えば「がん末期患者」といった表現に脅（おびや）かされる人がいるかもしれないし，説明文からつらい体験を想起して苦しい思いをする人がいるかもしれない．依頼文を読む人の気持ちも考慮して慎重に作成する．

➡ 心理への配慮については，3章1節1項p.64参照.

表3-3 代諾者などに該当する研究の対象者

（ア）未成年者であること．ただし，研究対象者が中学校等の課程を修了しているまたは16歳以上の未成年者であり，かつ，研究を実施されることに関する十分な判断能力を有すると判断される場合であって，次に掲げるすべての事項が研究計画書に記載され，当該研究の実施について倫理審査委員会の意見を聴き，研究機関の長の許可を受けたときは，代諾者ではなく当該研究対象者からインフォームドコンセントを受けるものとする．
① 研究の実施に侵襲を伴わない旨
② 研究の目的および試料・情報の取り扱いを含む研究の実施についての情報を親権者または未成年後見人などが容易に知り得る状態に置き，当該研究が実施または継続されることについて，当該者が拒否できる機会を保障する旨
（イ）成年であって，インフォームドコンセントを与える能力を欠くと客観的に判断される者であること．
（ウ）死者であること．ただし，研究を実施されることが，その生前における明示的な意思に反している場合を除く．

文部科学省, 厚生労働省, 経済産業省. 人を対象とする生命科学・医学系研究に関する倫理指針. 2021.

や同意書には研究の名称（研究タイトル）を忠実に記載することが基本であるが，研究の対象者の心情に配慮して表現を変更する場合は，研究計画書にその理由を明記する．

c 研究結果に歪みが生じない説明

研究者が研究の対象者や研究成果に対して抱いている期待が研究の対象者に伝わると，研究の対象者がその期待に反応し，自分の意思とは違う回答をすることがある．例えば，「以下のような倫理的実践をしていますか」という質問をすると，実際とは異なる理想的な回答が誘導されてしまう可能性がある．研究結果の妥当性が確保されるよう，回答や反応を変えたり誘導したりする表現が依頼書にないことを確認する．

|2| 研究依頼および研究協力の同意取得方法

a 研究の説明者

研究者と研究の対象者との関係によって，研究依頼時に圧力が生じる可能性がある場合は，研究に関与していない人に説明を依頼する方法を検討する．質問紙調査では研究の対象者の所属機関の人に質問紙を配付してもらう方法もある．配布時に，研究参加は自由な意思によることを伝えてもらうと，同意の自由がより保障される．

b 同意取得のタイミング

研究の対象者の自由な意思決定を尊重するためには，説明を聞いて直ちに意思決定を求めるのではなく，一人で考えたり誰かに相談したりする時間を保障する．

c 同意の有無が他者に知られない方法

同意の有無を他者に知られないよう配慮することは，守秘とともに，自由な意思決定を尊重する上でも必要であり，同意書の提出方法や，質問紙の回収方法に工夫が必要である．例えば，同室内で複数の人に研究の説明を行い，その場で同意を確認する方法では，研究者からの心理的圧迫や，同意の有無が周囲に知られるという気兼ねから，自由な意思決定が妨げられる．

d 研究参加の有無や回答の内容により不利益を受けないための方法

研究参加の有無，回答内容などによって，研究の対象者が不利益を被らない

ことを保障する方法を具体的に検討する．例えば学生の場合，研究参加の有無やデータの内容が成績評価に影響しないことを保障するために，成績評価後に同意の確認や調査を行う，氏名と調査で得たデータを切り離すために**匿名化**＊してから分析するなどの方法がある．これを説明書に記載することによって，強制力や不安を感じることなく意思決定できる．

3 データの収集方法

a 危害を与えない・負担を最小限にする方法の吟味

人を対象とした研究においては，研究の対象者に対してなんらかの負担を強いることになる．それは主にデータ収集の過程で生じる．ここで倫理的配慮として大切なことは，危害を与えない方法を選択すること，危害を最小限にする努力をすること，有害事象などが生じた場合の対処方法をあらかじめ検討することである．

例えば，採血などの身体侵襲を伴う方法を計画した場合，研究目的に照らしてその方法が本当に最適か，ほかに負担の少ない方法はないかを十分に吟味し，ほかに手段がない場合は，その方法を用いる必然性を研究計画書に明記する．面接法や質問紙法は身体侵襲を伴わないが，質問項目を絞り込んで拘束時間を減らしたり，面接場所や時間に配慮したり，研究の対象者がつらい気持ちになる質問がないか検討したりするといった配慮が必要である．面接の場合は事前に練習を積んでから臨むことも，相手が不快に感じる言葉の修正やスムーズな面接による負担の軽減につながる．

b 既存の質問紙や尺度の利用時のルールの遵守

既存の質問紙や尺度には，作成者の利用許諾が必要なもの，購入して利用するもの，出典を明示することにより許諾を必要としないものなどがある．利用の際のルールをよく確認してから調査を行う．利用許諾の有無などを研究計画書に記載する．

4 データの取り扱い，情報などの保護への配慮

収集したデータは，分析から公表までの全過程において，個人情報が保護された状態で保管されなければならない．面接調査などでは，研究の対象者の氏名を番号などに置き換えた対照表を作成し，データから個人が識別できないようにする方法がよく用いられる．対照表とデータは鍵がかかる棚などに別々に管理される．研究計画書には，研究の過程で取得するデータや資料，人体から取得する試料＊の保管方法を記載し，漏えい・紛失しないようにする．研究終了後のデータ管理・保管の期間と方法，破棄の方法も記載する．

5 研究倫理審査

研究倫理審査では，研究計画において適切な倫理的配慮がなされているかを，研究倫理の指針に照らして審査する．研究の対象者の権利を守ると同時に，研究者が適切に研究のステップを踏んでいることを保証するものでもある．流れとしては，研究計画書を作成したのち，研究者の所属機関の研究倫理

用語解説＊
匿名化
個人情報から個人の識別に関係する情報を一部またはすべて取り除き，データから個人が識別できないようにすること．

plus α
仮名加工情報と匿名加工情報
仮名加工情報：特定の個人を識別可能な記述等の削除（または置き換え）により，他の情報と照合しない限り特定の個人を識別できないように加工したもの．対照表と照合すれば本人がわかる．
匿名加工情報：特定の個人を識別可能な記述等の削除（または置き換え）により特定の個人を識別できず，復元できないように加工したもの．

用語解説＊
試料
血液，体液，組織，細胞，排泄物およびこれらから抽出したDNAなど，人の体から取得されたものであって，研究に用いられるものをいう[1]．死者に係るものを含む．

審査を受審する．研究の対象者に研究への協力を依頼した後に，研究の対象者の所属機関（病院施設や学校など）の研究倫理審査の受審を求められることもある．

2 研究の実施・公表の段階 (表3-4)

1 研究計画に忠実な研究の遂行

研究の実施段階では，研究への協力依頼，同意書の取得，データ収集などのプロセスを，研究倫理審査の承認を受けた研究計画に沿って忠実に実施する．研究計画の変更が生じた場合は，変更に関する倫理審査の受審が必要になることがある．

2 分析・考察における誠実な遂行

分析は，期待したものと異なる結果も含めて正直に分析しなければならない．悪意の有無や，故意か過失かを問わず，データや研究結果などを加工（改ざん）したり，存在しないデータや研究結果などを追加（捏造）したりするといった**不正行為**をはたらいてはならない（**表3-5**）．

考察では，先行研究の成果を踏まえて自身の研究結果を検討することが必要である．その際には，先行研究の意図を正しく読み取り，内容を正確に引用するとともに出典を明示する．出典を適切に明示せず，研究者の記述であるかのように示すと盗用と見なされるため，このようなことがないよう十分に注意する．

3 結果の公表

|1| 研究成果報告の必要性

研究成果は論文や学会発表として広く社会に公表されることによって，多くの研究者との議論が可能となり，社会に還元されていく．研究内容を，適切な方法によってうそ偽りなく発表することは，研究者としての責務である．

表3-4 研究の実施・公表の段階における倫理的配慮

［ ］は倫理原則

1．研究計画に忠実な遂行	[倫理全般]
2．分析・考察における誠実な遂行	[真実，忠誠，善行]
3．結果の公表	
1）研究成果報告の必要性	[真実，忠誠，善行]
2）研究公表に関わる責務	
a．個人情報の保護	[守秘，忠誠]
b．オーサーシップ	[真実，忠誠]
c．謝辞	[忠誠]
d．利益相反	[忠誠，正義，善行]

表3-5 研究活動における不正行為

「研究活動における不正行為への対応等に関するガイドライン」で対象とする不正行為は，故意または研究者としてわきまえるべき基本的な注意義務を著しく怠ったことによる，投稿論文など発表された研究成果の中に示されたデータや調査結果等の捏造，改ざんおよび盗用である．
①捏造（ねつぞう）：存在しないデータ，研究結果などを作成すること．
②改ざん：研究資料・機器・過程を変更する操作を行い，データ，研究活動によって得られた結果などを真正でないものに加工すること．
③盗用：他の研究者のアイデア，分析・解析方法，データ，研究結果，論文または用語を当該研究者の了解または適切な表示なく流用すること．

文部科学省. 研究活動における不正行為への対応等に関するガイドライン. 2014.

|2| 研究公表に関わる研究者の責務

a 個人情報の保護

研究の公表においては，研究の対象者や関係者を特定する情報やデータは公表せず，個人情報を保護する．

b オーサーシップ

論文の著者として名前が表示されることを**オーサーシップ**という．研究の着想や研究デザイン，データの取得および分析への十分な寄与，論文の執筆，執筆に関する知的側面からの重要な貢献があり，投稿論文の最終検討・承認などの条件を満たし，研究に対して責任を負うことに合意している者を著者として表示する．

c 謝辞

研究に協力を得た関係者，論文執筆に当たり助言を得た人への謝意を示す．なお，氏名などの公表が当該者の意に反する場合もあるため，了解を得る必要がないかどうかについても確認する．研究費の助成を受けた場合は，次に述べる利益相反の観点からも助成元を明記しなければならない．

d 利益相反

研究に利害関係がある営利団体（企業）やその関係者の有無を記載する．国公立の研究機関からの研究費助成などは含まない．利益相反を開示する目的は，研究者本人の申告により中立性・公平性を管理して実施された研究であることや，発表内容の信頼性を確認することであり，利益相反があること自体は問題ではない．

> **plus α**
>
> **不適切な
> オーサーシップ**
>
> ギフト・オーサーシップ：著者としての条件を満たさないにもかかわらず，真の著者から好意的に付与されるオーサーシップのこと．
> ゴースト・オーサーシップ：著者としての条件を満たしていながら，著者としてのクレジット（論文などに示される名前）の明記がされない状態のこと．

📖 **引用・参考文献**

1) 文部科学省，厚生労働省，経済産業省．人を対象とする生命科学・医学系研究に関する倫理指針．2021.
2) 日本学術振興会「科学の健全な発展のために」編集委員会．科学の健全な発展のために：誠実な科学者の心得．丸善出版，2015.
3) 文部科学省．研究活動における不正行為への対応等に関するガイドライン．2014.

重要用語

研究依頼書（研究説明書）	代諾者	オーサーシップ
研究計画書	匿名化	
同意書	不正行為	

3 研究倫理に関わる指針と考え方

　看護研究に関わる研究倫理の指針として，さまざまなものが公表されている．指針とその基盤となる考え方を踏まえて，具体的な研究方法を検討する必要がある．これらの指針は社会の要請や研究の多様化に合わせて，各機関が更新している．そのため，指針の基本的な考え方を知り，内容が更新された指針については変更点やその意図をよく理解した上で，研究を進める必要がある．

1 ニュルンベルク倫理綱領 （1947年）

　第二次世界大戦中にナチスドイツの医師らによって，戦争捕虜に対して人体実験ともいえる非人道的な医療，医学研究が行われた．第二次世界大戦後，ドイツのニュルンベルクにおいて，ドイツ政府の主要幹部に対し，連合国４カ国（アメリカほか）がその責任を問う，ニュルンベルク国際軍事裁判が行われた．ニュルンベルク裁判とは，ニュルンベルク国際軍事裁判のうちの医師裁判（the doctors' trial）または医学裁判（the medical case）とも呼ばれるものである．被告23人のうち20人が医師であり，共同謀議*，戦争犯罪の罪として有罪判決が下された．

　この裁判から，研究を道徳性，倫理性，法的妥当性をもって行うように導いたものが，1947年の**ニュルンベルク倫理綱領**である．ニュルンベルク倫理綱領の10項目は，医学の発展のために必要な研究における倫理原則を初めて体系的にまとめたものである（**表3-6**）．

　本綱領によれば，人を対象とする実験が認められるのは，実験の結果として社会が利益を受け，なおかつ「道徳的，倫理的，法的条件を満たす」という基本原則に沿って実験が実施される場合に限られる．

表3-6　ニュルンベルク倫理綱領

1．被験者の自発的な同意が絶対に必要である．
2．実験は，社会の福利のために実り多い結果を生むとともに，ほかの方法や手段では行えないものであるべきであり，無計画あるいは無駄に行うべきではない．
3．予想される結果によって実験の遂行が正当化されるように，実験は念入りに計画され，動物実験の結果および研究中の疾患やその他の問題に関する基本的な知識に基づいて行われるべきである．
4．実験は，あらゆる不必要な身体的，精神的な苦痛や傷害を避けて行われるべきである．
5．死亡や障害を引き起こすことがあらかじめ予想される場合，実験は行うべきではない．ただし，実験する医師自身も被験者となる実験の場合は，例外と考える可能性がある．
6．実験による危険性の程度は，その実験によって解決される問題の重大性を決して上回るべきではない．
7．傷害や障害，あるいは死をもたらす可能性が少しでもある場合，被験者を保護するため，周到な準備がなされ，適切な設備が整えられるべきである．
8．実験は，科学者によってのみ行われるべきである．実験を行う者，あるいは実験に従事する者には，実験の全段階を通じて，最高度の技術と注意が求められるべきである．
9．実験の進行中に，実験の続行が耐えられないと思われる身体的あるいは精神的な状態に至った場合，被験者は，実験を中止することができる．
10．実験の進行中に，責任ある立場の科学者は，自身に求められた誠実さ，技能，判断力を行使する中で，実験の継続が，傷害や障害，あるいは死を被験者にもたらす可能性があると考える理由が生じた場合，いつでも実験を中止する準備でいなければならない．

Nuremberg Code The Doctor's Trial: The Medical Case of the Subsequent Nuremberg Proceedings.
https://research.wayne.edu/irb/pdf/2-2-the-nuremberg-code.pdf,（参照2024-10-24）.より抜粋，翻訳.

2 ヘルシンキ宣言（1964年制定，2013年改訂）

　ヘルシンキ宣言とは，**世界医師会**（World Medical Association）によって作成された人体実験に関する倫理原則であり，ニュルンベルク倫理綱領を受けて，医師の手により策定された（**表3-7**）．1964年にフィンランドのヘルシンキで採択されて以来，2013年までに7回の修正と2回の注釈の追記が行われている．研究倫理の歴史において，医学界で最初に倫理原則に基づいて研究を規制した重要な取り組みであり，特にヒトおよびヒト由来の試料を対象とした研究に関する重要な宣言と広く見なされている．さらに「人間を対象とする医学研究に関与する医師以外の人々に対して，これらの原則の採用を推奨する」とも記載されており，看護師を含む，人を対象とする研究に携わるすべての研究者の研究倫理の基礎となるものである．

　1964年に制定された当時のヘルシンキ宣言では，被験者の知る権利，拒否する権利，自発的同意という基本的概念が明確に示されていたものの，インフォームドコンセントという言葉が使われるようになったのは，1975年の改訂以降である．

> **表3-7　ヘルシンキ宣言（2013年改訂版）の骨子**
>
> - 序文（1，2条）
> - 一般原則（3〜15条）
> - リスク・負担・利益（16〜18条）
> - 社会的弱者グループおよび個人（19，20条）
> - 科学的要件と研究計画書（21，22条）
> - 研究倫理委員会（23条）
> - プライバシーと秘密保持（24条）
> - インフォームドコンセント（25〜32条）
> - プラセボの使用（33条）
> - 研究終了後条項（34条）
> - 研究登録と結果の刊行および普及（35，36条）
>   ※臨床試験は，最初の被験者を募集する前にデータベースに登録されなければならない．
> - 臨床における未実証の治療（37条）

3 看護研究における倫理指針（2004年）

　1960年代から看護研究における倫理指針の確立に向けた動きが始まり，世界に先立って研究倫理に関する理論の整備を進めていたアメリカでは，アメリカ看護師協会（American Nurses Association：ANA）を中心に，1980年代にその骨子が形成された．ANAによる研究倫理の取り組みにも影響を受け，国際看護師協会（International Council of Nurses：ICN）は，1996年に看護研究のための倫理指針（Ethical Guidelines for Nursing Research）を発表し，看護領域での国際的な研究倫理の確立に大きく寄与すると同時に，各国の看護学研究に関する倫理指針の形成を促した．

　このような流れを受けて，日本では**日本看護協会**が，2004（平成16）年に

表3-8 看護研究における研究倫理 チェックリスト

看護者は，研究計画・実施に際し，少なくとも下記の項目について倫理的配慮が十分なされているか自己吟味することが必要である.

基本的な事柄（研究全体を通して）
☐ 研究対象者の安全および人権の擁護，特に研究に関する知る権利・自己決定の権利に対する配慮ができているか？
☐ 研究対象者の個人情報や秘密の保持などプライバシーに配慮できているか？
☐ 通常の実践家と研究者の役割・活動を明確に区別することができているか？
☐ 専門的知識，研究方法，研究の意義等の吟味，文献検討は十分行われているか？

研究計画書
☐ 倫理的配慮が明記されているか？
☐ 研究によって得られる利益（協力者・社会）と不利益のバランスが検討されているか？
☐ 予測される研究対象者の不利益・不自由・リスク等を最小にする方法を講じているか？
☐ 研究対象者の選定手続きの公平さは保たれているか？
☐ 研究対象者の個人情報保護（匿名性の確保）の方法は十分か？
☐ 研究協力依頼書や同意を得る方法が明記され，同意書が添付されているか？
☐ 研究参加の拒否により研究対象者に不利益がないことが実質的に保障されているか？
☐ 研究対象者の責任・判断能力に応じて，代諾者の同意を得る方法は明示されているか？

研究依頼書・同意書
☐ 研究の目的・内容・手順がわかりやすく，適切に説明されているか？
☐ 研究対象者の研究協力に伴う不快，不自由，不利益，リスクなどが説明されているか？
☐ 研究対象者がいつでも研究の参加を拒否，辞退でき，それによる不利益はないことが説明されているか？
☐ 研究対象者からの質問に答える準備が説明され，連絡方法が説明されているか？
☐ 研究対象者の匿名性，個人情報がどのように守られているか説明されているか？
☐ 研究結果の公表方法について説明されているか？
☐ 同意書には，研究の説明，日付および研究対象者の署名欄が記されているか？
☐ 同意書は2部用意し研究者と研究対象者がそれぞれ保管できるように渡しているか？

利益相反
☐利益相反について確認し，記されているか？

データ収集中およびその後
☐ データ収集中も，研究対象者が研究への参加を断る権利を保障できているか？
☐ 実践家としての第一義的な責務を果たし，ケア優先でデータ収集を行う体制を取っているか？
☐ 研究対象者に不利益がないようにしているか？
☐ データや資料を厳重に管理し，研究対象者の個人情報の保護に努めているか？
☐ 有効な看護方法が明らかになった時には，その看護を提供できるように配慮しているか？

研究の公表（論文・発表）
☐ 研究対象者に対して行った倫理的配慮を明記しているか？
☐ 個人や対象集団の特定につながる情報の記載はないか？
☐ 文献，使用した測定用具・モデルについては引用を明記しているか？

日本看護協会. 看護研究における倫理指針. 2004. より引用・一部改変.

看護研究における倫理指針を策定した．看護研究における研究倫理のチェックリストが含まれ，研究者が自身の研究について倫理的配慮がなされているかをチェックすることができる（**表3-8**）.

4 科学者の行動規範 （2013年）

　日本学術会議は，科学に関する重要事項を審議し，その実現を図ること，科学に関する研究の連絡を図り，その能率を向上させることを職務としている.

　看護を含む科学の研究は，真理を追究し人類にとっての利益を探求する活動である．しかし，科学研究においてデータのねつ造や論文の盗用など，科学の価値を損なうさまざまな事態が報告された[1]．このようなことは，科学の信頼を損ない，科学の発展を阻害するものである.

　日本学術会議は，科学者が社会の信頼と負託を得て，主体的かつ自律的に科学研究を進め，科学の健全な発達を促すため，2006（平成18）年にすべての学術分野に共通する基本的な規範として，「**科学者の行動規範について**」とい

表3-9 「科学者の行動規範」の骨子

I．科学者の責務	III．社会の中の科学
・科学者の基本的責任 ・科学者の姿勢 ・社会の中の科学者 ・社会的期待に応える研究 ・説明と公開 ・科学研究の利用の両義性	・社会との対話 ・科学的助言 ・政策立案・決定者に対する科学的助言
II．公正な研究	IV．法令の遵守など
・研究活動 ・研究環境の整備及び教育啓発の徹底 ・研究対象などへの配慮 ・他者との関係	・法令の遵守 ・差別の排除 ・利益相反

日本学術会議. 科学者の行動規範. 日本学術会議声明. 2013改訂版. より抜粋.

う声明を示した．この規範は大学等の研究機関に周知され，各機関は自律的に対応を行ってきた．しかし，その後も不正行為が続いたり，2011（平成23）年に発生した東日本大震災と東京電力福島第一原子力発電所の事故を契機に，科学者の責任がクローズアップされたりしたことから，2013（平成25）年に改訂された．「I．科学者の責務」の大項目内に，新たに，科学者の姿勢，社会の中の科学者，社会的期待に応える研究，科学研究の利用の両義性*が加えられ，「II．公正な研究」の大項目と「III．社会の中の科学」，「IV．法令の遵守など」という大項目に関する記述が加えられた（**表3-9**）．

5 人を対象とする生命科学・医学系研究に関する倫理指針（2021年）

科学技術の発展に伴い，人を対象とする医学系研究も多様化，複雑化し，より倫理的な視点で吟味することが必要になっている．医学系研究の分野においては，「疫学研究に関する倫理指針」（文部科学省・厚生労働省，2002）と「臨床研究に関する倫理指針」（厚生労働省，2003）を統合して，「人を対象とする医学系研究に関する倫理指針」（文部科学省・厚生労働省，2014）が制定された．その後，さらに「ヒトゲノム・遺伝子解析研究に関する倫理指針」（文部科学省・厚生労働省・経済産業省，2001）との整合性や指針改正のあり方が検討され，これらを統合した新たな指針として，「**人を対象とする生命科学・医学系研究に関する倫理指針**」（文部科学省・厚生労働省・経済産業省，2021）が制定された（**表3-10**）．この指針の制定に当たっては，多機関での共同研究について定義などを明確にし，倫理審査の一本化や，デジタルデバイスやオンラインによってインフォームドコンセントを行うことが許容されるなど，研究の高度化やデジタル機器の普及などに併せた検討が行われた．

> **用語解説** *
> **両義性**
> 自らの研究の成果が，それを研究した科学者自身の意図に反して，破壊的な行為に悪用される可能性もあるということ.

表3-10　人を対象とする生命科学・医学系研究に関する倫理指針

> **第1章 総則**
> **第1 目的及び基本方針**
> この指針は，人を対象とする生命科学・医学系研究に携わるすべての関係者が遵守すべき事項を定めることにより，人間の尊厳および人権が守られ，研究の適正な推進が図られるようにすることを目的とする．すべての関係者は，次に掲げる事項を基本方針としてこの指針を遵守し，研究を進めなければならない．
> ① 社会的および学術的意義を有する研究を実施すること．
> ② 研究分野の特性に応じた科学的合理性を確保すること．
> ③ 研究により得られる利益および研究対象者への負担その他の不利益を比較考量すること．
> ④ 独立した公正な立場にある倫理審査委員会の審査を受けること．
> ⑤ 研究対象者への事前の十分な説明を行うとともに，自由な意思に基づく同意を得ること．
> ⑥ 社会的に弱い立場にある者への特別な配慮をすること．
> ⑦ 研究に利用する個人情報等を適切に管理すること．
> ⑧ 研究の質および透明性を確保すること．

文部科学省・厚生労働省・経済産業省．人を対象とする生命科学・医学系研究に関する倫理指針．2021．より抜粋．

6　利益相反（COI）

　利益相反（conflict of interest：COI）とは，企業・団体等との共同研究の実施，企業・団体等からの研究費の受領や，研究者と特定の企業・団体等との間に経済的関係が存在する場合に，公的利益と私的利益が研究者個人の中に生じる状況を指す．例えば，ある企業から資金や看護用具の提供を受けて研究を行っている場合，「その企業にとってよい結果を公表しているのではないか」という疑念を抱かれることもある．研究者が企業から支援を受けたり，関係をもつこと自体が禁止されるわけではなく，そのような関係性があることを明示して，透明性を確保することが重要である．また，研究者自身がこのような関係性を自覚した上で，本来の研究の趣旨や目的に沿って，正確に研究成果を公表しなければならない．

　日本看護学会が提示している利益相反に関する指針を**表3-11**に示す．

表3-11　日本看護学会における利益相反に関する指針

目　的

本学会において結果等が公表される研究等の活動は，中立性と公正性を確保して実施されたものでなければならないが，他方，企業，団体等から医療機器や研究費の提供を受けて研究・実践を実施する場合もあり，利益相反が生じることがある．本指針は，本学会で結果等が公表される研究等の活動の利益相反状況を申告等によって適切に管理し，発表内容の信頼性を確保することを目的とする．

定　義

本指針において，利益相反とは，企業，団体等との共同研究の実施，企業，団体等からの研究費の受領その他研究者と特定の企業，団体等との間の経済的関係が存在する場合に，公的利益（研究により得られる成果の社会への還元）と私的利益（特定の企業，団体等から個人が取得する金銭，地位，利権等）が研究者個人の中に生じる状況のことを指す．

利益相反の状況の申告の実施方法

学術集会で発表を行う者は，発表時に研究等実施に関わる利益相反状態を申告する．
（口演発表時）演題登録時にシステム上で申告を行う．なお，発表時にタイトルスライドの次のスライドにて利益相反状況について説明を行う．
投稿者は，「日本看護学会誌投稿　自己申告による利益相反（COI）申告書」に利益相反状況を記載して投稿時に申告する．また，投稿論文の本文中にも利益相反状況を記載する．

日本看護協会．日本看護学会における利益相反に関する指針．2021年11月改定．より抜粋・一部改変．

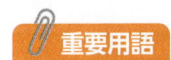 引用・参考文献

1) 日本学術会議. 科学における不正行為とその防止について：学術と社会常置委員会報告．2003．https://www.scj.go.jp/ja/info/kohyo/18pdf/1823.pdf，（参照2024-10-24）.
2) 芝健介. ニュルンベルク裁判．岩波書店，2015.
3) 星野一正. 医療の倫理．岩波新書，1991, p.232-234.
4) World Medical Association Declaration of Helsinki: Ethical Principles for Medical Research Involving Human Subjects. JAMA, 2013, 310（20）．p.2191-2194. https://jamanetwork.com/journals/jama/fullarticle/1760318，（参照2024-10-24）.
5) 松井健志ほか. 看護における研究倫理指針の歴史的展開：米国での形成と発展．看護研究，47（5），2014，p.450-460.
6) 日本看護協会訳. 看護研究のための倫理指針．2003．https://www.nurse.or.jp/nursing/international/icn/document/pdf/guiding.pdf，（参照2024-10-24）.
7) 日本学術会議. 科学者の行動規範．改訂版，2013．https://www.scj.go.jp/ja/info/kohyo/pdf/kohyo-22-s168-1.pdf，（参照2024-10-24）.
8) 文部科学省・厚生労働省・経済産業省. 人を対象とする生命科学・医学系研究に関する倫理指針．2021.
9) 日本看護学会. 日本看護学会における利益相反に関する指針．2021．https://jsn.nurse.or.jp/wp-content/uploads/2024/03/coi_guideline.pdf，（参照2024-10-24）.

重要用語

ニュルンベルク倫理綱領	科学者の行動規範	利益相反（COI）
ヘルシンキ宣言	人を対象とする生命科学・医学系研究に関する倫理指針	
看護における倫理指針		

4 量的研究の基礎

学習目標

- 量的研究とは何かを理解できる.
- 主な量的研究の方法について理解できる.
- 調査研究の主な種類について理解できる.
- 質問紙調査の方法について理解できる.
- 看護研究における実験研究と介入研究について理解できる.
- 介入研究のプロセスと方法を学ぶ.
- データの種類と特徴を理解できる.
- 記述統計と推測統計を理解できる.
- 統計的仮説検定の手順を理解できる.
- 代表的な検定の種類と特徴を理解できる.

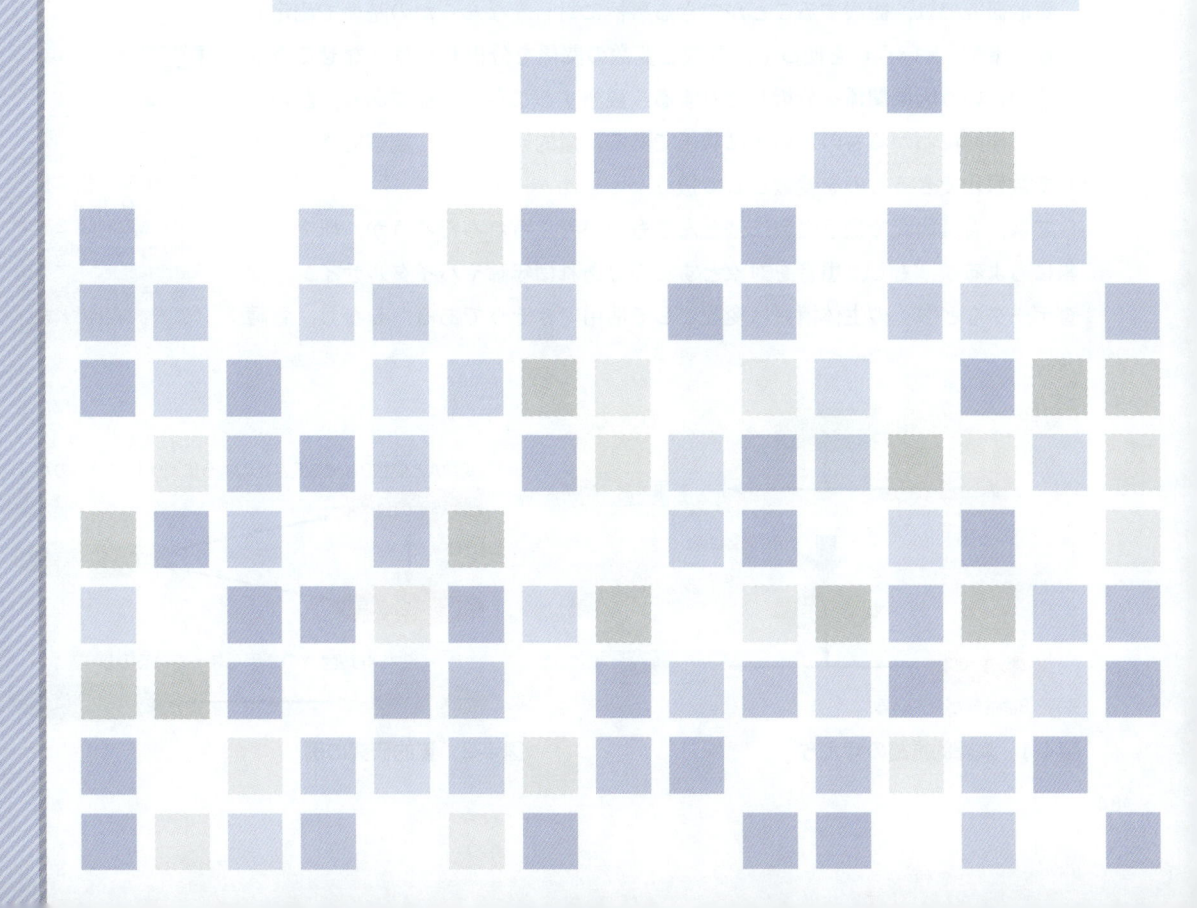

1 量的研究とは

量的研究は，実験や調査等によって，研究対象（複数のサンプル）から数値化できるデータ（量的データ）を収集し，統計学的な分析手法を用いてデータの要約や研究で明らかにしたい仮説を検証することを目的とした研究のことである．

図4-1を参照しながらイメージしてほしい．Aという対象にCという介入を行ったら，Xという結果が得られることがわかっている．では，Aと性質が似ているBを対象に同じ介入Cを行っても，同じXという結果が得られるのではないかと考えた．これは，既知の情報，つまり，前提を活用して，Aと性質が似ているBを対象としても同じ結果が得られるかもしれないと推論している．このような考え方を**演繹的推論**という．演繹的推論とは，一般的，普遍的とされることを前提として，論理的に特定の結論を導くことである．この手法は，量的研究で用いられる．

図4-2の矢印に注目してほしい．この矢印は，勝手な思い込みで適当に引いたわけではない．先ほど説明した演繹的推論に基づいて，関連する文献などから信頼できる知識や情報を探し，それを前提として考えたのである．量的研究では，自分が明らかにしたい現象に関連する知識や，すでに明らかにされた研究結果など，信頼される，あるいは，妥当とされるものを前提として研究を計画していく必要がある．

量的研究では，観察することができる事柄に対し，なんらかの基準で測定した値（**変数**＊という）を使って，変数と変数の関係を分析したり，なぜこうなるのかという**因果関係**を分析したりする．観察することが可能であり，誰が見ても客観的にわかるものといえば数値である．量的研究では，観察でき，測定して数値化できるものを変数として扱う．

では，看護研究で扱う変数にはどんなものが考えられるだろうか．研究の対象にもよるが，もし，患者を対象とするのであれば年齢やバイタルサイン，検査データなど多くの生体情報は変数として活用できそうである．しかし，看護

> **plus α**
>
> **帰納的推論**
>
> 演繹的推論に対し，帰納的推論がある．帰納的推論は，例えばインタビュー調査などで得られた具体的な情報から，一定の方向に抽象度を上げて全体をとらえ，結論を導こうとすることをいう．

> **用語解説** ＊
>
> **変　数**
>
> 変数とは，なんらかの基準（ものさし）で測定した値を指す．尺度とも呼ばれる．質問紙は，測定したいものを尺度を基準にした値として測定できるように開発されているため，尺度という用語は質問紙でも使用される．

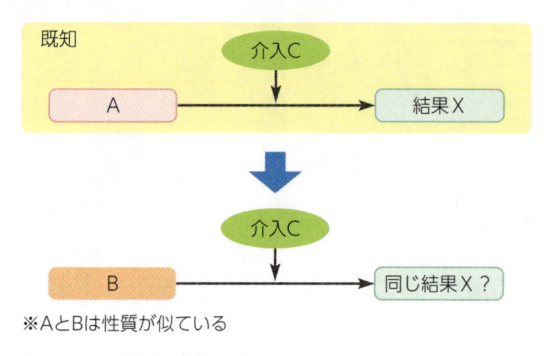

※AとBは性質が似ている

図4-1　演繹的推論の考え方

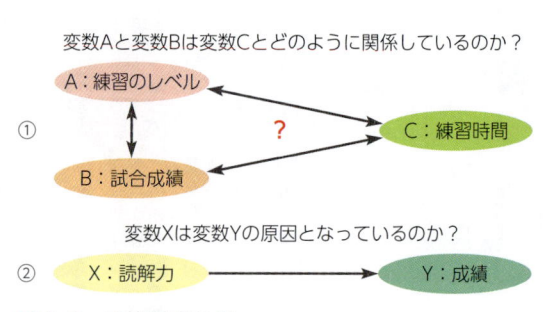

図4-2　量的研究の例

者としては，患者の身体面だけでなく精神面についても考えたい．例えば，看護ケアが患者に与えた精神的な影響はどのように測定できるだろうか．そもそも，人の精神面は測定できるのだろうか．このように，数値化しにくい現象を変数として測定するときには，**尺度**が用いられる．尺度は，質問項目に回答してもらうことでとらえたい現象を測定する道具である．尺度は質問紙よりも精密に設計される必要がある．尺度は，とらえたい現象がどのようなものであるかという概念を定義し，一定のルールに従って数値化することによって，現象を把握しようとするものである．

尺度の多くは，心理社会的な現象を変数としてとらえるために開発されてきた．具体的には状態－特性不安検査（State-Trait Anxiety Inventory：STAI）や気分プロフィール検査第2版（Profile of Mood States 2nd Edition：POMS®2）など，さまざまなものがある．これら既存の尺度を自身の研究に使用したい場合は，開発者に使用許諾を得る必要がある．自分が使用したい尺度がなければ，尺度を開発することから始める必要がある．

量的研究は，測定可能な現象について演繹的に論理的に思考しながら特定の結論を導くことを目的に行う．測定したデータは数値で表され，その数値の分析には統計学的な分析（統計解析）を行う．では，具体的にどのような研究方法を考えればよいのか．変数同士の関係や因果関係を考える背景には**仮説**がある．**図4-2**を例に説明すると，①では変数Aと変数Bは変数Cと関係があるのではないか，②では変数Yの原因は変数Xにあるのではないかという仮説を立てている．そうすると，①は仮説を分析する，②は仮説を検証する研究となる．仮説を検証するには，実験研究や介入研究が必要となるが，仮説を分析するのであれば**図4-3**のような，尺度として開発された質問紙を用いて横断的に調査することも考えられる．これらの方法については，次の「2 主な量的研究方法」で説明する．

➡ 実験研究については，4章2節2項 p.88参照．

➡ 介入研究については，4章4節1項2 p.111参照．

plus α

横断的／縦断的

横断的とは，目的とする情報をもっているさまざまな人を一時点において調査することを指す．一方縦断的とは，現時点から過去にさかのぼったり，現時点から未来を予測したりと，時間軸に沿って調査することを指す．

あなたの今の状態について、最もあてはまる数字を1つだけ○で囲んでください。

	全くそう思わない	あまりそうあまりそう思わない	まあまあそう思わない	そう思う
1．いつも疲れている	0	①	2	3
2．いつも怒りを感じている	0	1	2	3
3．何となく不安だ	0	1	2	3
4．いらいらする	0	1	2	3
5．熟睡できない	0	1	2	3
6．・・・・・	0	1	2	3
7．・・・・・	0	1	2	3
8．・・・・・	0	1	2	3
9．・・・・・	0	1	2	3
10．・・・・・	0	1	2	3

図4-3　尺度として開発された質問紙のイメージ

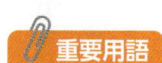
重要用語

演繹的推論	因果関係	仮説
変数	尺度	

2 主な量的研究方法

1 仮説検証型研究

仮説検証型研究とは，自らの立てた仮説についてさまざまな実験や調査をし，それによって得られた結果を分析することで，その仮説が成り立つのかを確かめる研究手法である．

仮説を立てるというのは，二つ以上の変数の間にある関係を予測したり，原因と結果で成り立つ因果関係を予測したりすることである．仮説は，看護実践などを通して，ある現象に気付いたり，疑問に思ったりしたことを，先行文献を読んだり，すでに確立された事実として述べられていることを調べたりすることによって立てることができる．このようにして仮説を立てる過程は，1節で述べた演繹的推論に当てはまる．仮説が立つと，どのような人を対象に調査，実験するか，どのような方法で調査，実験するかなどを設計した研究計画を立てることができる．

こう聞くと，仮説さえ立てることができれば，比較的スムーズに研究を進めることができそうに思われるかもしれない．しかし，仮説を立てるまでが難しいのである．仮説を立てるには，自分が明らかにしたい現象に関連する先行文献を集め，深く読み込む文献検討が必要である．そして，何がどこまで明らかにされているのか，何が明らかになっていないのかを整理して理解することが重要である．自分が知りたい現象について，ここまではわかっているが，これについてはわかっていないということが見えたら，そのテーマは研究する価値がある．研究でわからないことを明らかにすることによってケアのエビデンスが生成されたり，特定の患者の看護に寄与したりする．これらのことが，研究の意義につながっていく．

なお，二つ以上の変数間にある関係を予測するような仮説について，これを分析する研究は，仮説検証型研究とはならない．仮説を分析するので分析的観察研究となる．仮説検証型研究では，原因と結果で成る因果関係を予測するような仮説が立つ．図4-4で考えると，XはYの原因といえるというような仮説である．このとき，原因となるXを**独立変数**（説明変数ともいう），Xの結果表れるYを**従属変数**（目的変数）という．独立変数とは，従属変数の値を変動させる，つまり結果に影響を与えると考えられる要因を指す．仮説を立てる上では，何を独立変数とし，何を従属変数とするかを考える．これらの仮説は，次の項で説明する実験研究，あるいは，準実験研究によって検証される．

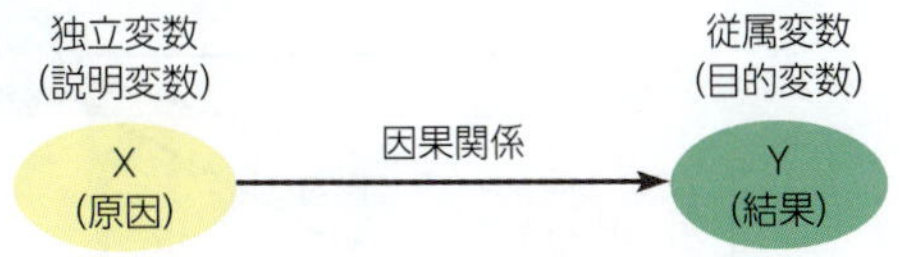

独立変数
（説明変数）

従属変数
（目的変数）

因果関係

X
（原因）
→
Y
（結果）

例）仮説「体位変換の頻度が高い病棟ほど褥瘡の発生率が低下する」
● X（原因）…体位変換の回数（回/日）＝独立変数
● Y（結果）…褥瘡の発生率（%）＝従属変数

図4-4 独立変数と従属変数

2 実験研究

実験研究は因果関係を検証する研究である．実験研究では操作（manipulation），コントロール（統制，control），無作為（random）の三つを備える必要がある．

⁖ 操作

操作（manipulation）とは，処置を施す実験群と処置を施さない対照群（コントロール群ともいう）に分けるというように，一定の操作を行うことをいう（**図4-5**）．実験群と対照群を比較することによって，従属変数，つまり，結果にはどのような違いが現れるのかを観察する．処置を施すか施さないかによる違いだけでなく，独立変数に1回の処置を施すことが標準とされているのに対し，2回施した場合に従属変数がどう変わるのかを観察したい場合は，1回の処置を施す群を対照群とし，2回の処置を施す群を実験群とする．

⁖ コントロール

コントロール（control）とは，研究計画の段階で独立変数以外に従属変数に影響を及ぼす可能性があるような変数（**剰余変数***という）を取り除くことをいう．**図4-6**では，独立変数Xは従属変数Yの原因となるかを観察したいが，YにはX以外にも影響を与える変数AとBが存在している．このような状況で実験を行うと，YはXの影響を受けて変化したのか，AまたはBの影響を受けて変化したのかがわからなくなる．このように，X以外に結果に影響を与える要因が存在することを交絡といい，交絡を生じさせる要因を交絡変数（**交絡因子**）という．

図4-7のように，独立変数Xには関連が深い変数Aが存在しており，従属変数YはXの影響によって変化しているようにみえるが，実はAがXに影響してYを変化させているのだとしたら，Yの原因はXといえないかもしれない．よって，実験研究においては結果に影響を与えかねない剰余変数や，結果に影響を与える交絡

用語解説 *

剰余変数

独立変数以外に研究の対象者の選択，実験や介入の実施，変数の測定や変数間の関係などに影響を及ぼす可能性がある変数のこと．剰余変数は，あらゆる研究で存在する．

➡ 交絡因子については，p.52 用語解説参照．

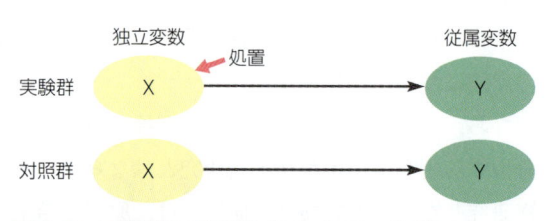

図4-5 　**実験群と対照群（コントロール群）**

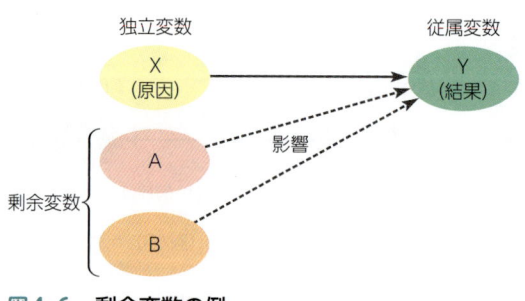

図4-6 　**剰余変数の例**

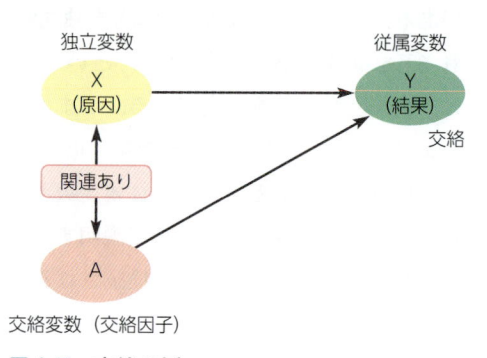

図4-7 　**交絡の例**

変数は取り除くことが必要である．このことをコントロール（control）という．

∷ 無作為

無作為（random）とは，規則性がなく予測できないという意味であり，標本*を実験群か対照群かランダムに割り付ける（振り分ける）ことを無作為化（ランダム化）という．ランダム割り付けにはいくつか方法があるが，単純ランダム割り付けでは乱数表やくじ引きを使ってランダムに標本を抽出していく．群分けをランダムに行うことで，群間の偏りをできるだけなくす．もし，未知の剰余変数や交絡変数が存在し，一方の群に偏っていたとしても，それは偶然でしかないと考えることができる．

このように，実験研究では操作，コントロール，無作為の三つを備える必要があり，そのうち一つでも十分でなければその実験は準実験研究となる．実験の条件や環境，精度を高めた状態で行う実験研究は，遺伝子を導入，または改変された動物や細胞を標本として，実験室で行える研究が中心となりやすい．

∷ ランダム化比較試験（RCT）

一方，医学研究において，実験研究ほど厳格な条件はそろわないが，エビデンス，つまり医学的根拠のレベルが高い研究の一つに**ランダム化比較試験**（randomized controlled trial：**RCT**）がある．例として，患者などの人を対象とし，薬剤の有効性を検証する研究などがある．医学や看護では，人を対象に治療や看護ケアによる介入の有効性を検証する研究が行われることは多い．このように，人を対象として介入する研究は**介入研究**と呼ばれる．

RCTでは，実験研究と同じく介入群と対照群とで群間比較試験を厳密に行う．そのため，交絡を避け，背景因子（剰余変数のこと）を同一なものにそろえられる人だけを対象とする．また，選択バイアスを減らすために無作為化（ランダム化）を行う．RCTは，群間比較を厳密に行うために対象の選定基準や除外基準を厳しく設けることで交絡を避け，背景因子をそろえようと計画されるため，実験研究と位置付ける文献もある．

またRCTは，人を対象とするため，未知の背景因子を完全に群間で均質化することはできないが，それでも群間比較においては真の反映性が高いことから**内的妥当性**が高い研究とされる．その一方で，RCTは外的妥当性が低いともいわれる．RCTは，群間比較を厳密に行うために対象の選定基準や除外基準を厳しく設ける．そのため，さまざまな既往症や合併症をもっていて有害事象*が起こりそうな人などは，研究の対象から除外される．しかし，実際の臨床現場にいる人々はさまざまな既往症や合併症をもっていたり，小児だったり妊婦だったりと，さまざまである．したがって，RCTはある意味，研究の対象者に偏りがある研究ともいえ，一般化が難しいことから**外的妥当性**が低いといわれるのである．近年は，リアルワールドデータ*を活用した研究の重要性が再認識されている．

4

量的研究の基礎

用語解説 *
標 本

サンプル（sample）ともいい，研究のために選択（抽出）されたデータの集まりを指す．例えば，研究の対象が肺癌患者だとしたら，全国の肺癌患者（母集団）から選び出した肺癌患者が標本であり，これを対象として研究を行う．

plus α
単純ランダム割り付けの方法

乱数表を使用した単純ランダム割り付けの場合，群間の標本数に偏りが生じる可能性がある．そこで，その他の方法として，群間の標本数の不均衡を避けたい場合は置換ブロック・ランダム割り付け，群間で標本の均質化を図りたい場合は層別ランダム割り付けといった方法がとられる．

plus α
研究における倫理観

研究においては倫理観がとても重要である．人を対象とする研究は，ヘルシンキ宣言や厚生労働省の「人を対象とする生命科学・医学系研究に関する倫理指針」などを遵守して行う必要がある．

plus α
バイアス

バイアスとは，標本の選定やデータ測定などの際に生じる歪みで，真の結果を誤った方向に歪ませる要因のことを指す．バイアスには，選択バイアス，情報バイアスなどがある．選択バイアスは，標本の群分けの際に生じることがある．

研究方法

対象：65歳以上の健康な女性26名

調査：研究の対象者1人に対し，ディスポーザブルタオル清拭とタオル清拭を3日以上の間隔を空けてランダムに実施

使用物品：
- ディスポタオルは抗菌性と保湿性を持つ10枚パック
  保湿：プロピレングリコール，ポリプロピレングリコール
  抗菌：ベンジルアルコール，安息香酸
- 新品の100％綿タオルを滅菌処理し，清拭直前にディスポタオルと同程度の水分含有量となるよう滅菌蒸留水を散布

実験環境：室温24〜25℃，湿度40〜60％

被験者の準備：前日は通常通り入浴，頸部と四肢への外用品塗布の中止を依頼．当日はディスポガウンと短パンを着用

清拭手順：後頸部を10秒間熱布清拭後，頸部〜前胸部にかけ2回，前腕3往復，上腕3往復，下腿5往復，大腿5往復の順に清拭を実施．皮膚に当たる直前のタオルの温度は45℃

皮膚常在細菌の採取
上肢：前腕内側の肘窩から手首に向かって5cmの部位で2cm角
下肢：大腿内側の鼠径から膝関節に向かって10cmの部位で2cm角

皮膚常在細菌の培養
SCD寒天培地および卵黄加マンニット食塩寒天培地を使用．35℃で48時間培養した後，発育した細菌コロニーをカウント

角層水分量・経皮水分蒸散量の測定
上肢：肘窩から長さ10cmの範囲で5カ所測定した平均
下肢：鼠径から膝関節に向かって10cmの部位を始点にし，膝関節に向かって長さ10cmの範囲で5カ所測定した平均

図4-8　準実験研究の例：クロスオーバー法によるタオルの清拭の研究

3 準実験研究

準実験研究も，実験研究と同じく因果関係を検証する研究であるが，操作，コントロール，無作為のうちどれかを備えることが難しい場合の研究をいう．

例えば，看護の介入研究として，看護ケアの有効性や特定の集団に行動変容を促すプログラムの検証などが準実験研究になりやすい．この場合，看護ケアやプログラムの実施は調査者が行うこととなり，同じ人が毎回行ったとしても全く同じように実施することは難しく，コントロールされた操作とはいえない．また，介入を受けるのも人であり，結果を人の行動に焦点を当ててとらえる場合，結果に影響を及ぼすかもしれない剰余変数をすべて把握しコントロールすることも難しくなる．

つまり，看護における介入研究は，実験研究と同じく操作，コントロール，無作為を備えることを目指して計画するが，すべてを備えることが難しい場合も多い．そのため，対象の選択や環境，介入方法，信頼できる測定尺度などを通してコントロールすることで，研究デザインや結果の妥当性を確保する．例として，タオル清拭をクロスオーバー法（クロスオーバー試験，➡p.114参照）で行った筆者の研究を挙げる（図4-8）．2種類のタオルによる清拭をランダムに行い，清拭を行う環境やタオル，皮膚の常在細菌の採取や角層水分量の測定方法の統一などによってコントロールを図った．

4 調査研究

調査研究は，研究の対象者から聞き取りを行ったり，対象者を観察したり，検査したり，対象者に質問紙に回答してもらうなどの調査（surveys）を行い，得られた結果を分析するものである．これらの調査（surveys）は，知り

plus α

内的妥当性と外的妥当性

内的妥当性とは，結果が剰余変数の影響でなく，独立変数によってもたらされたとどの程度確信をもって言えるかということ．一方，外的妥当性は，研究によって得られた結果がどの程度一般化されることが可能かということ．

用語解説 *

有害事象

薬物を投与された患者に生じる，あらゆる好ましくない，あるいは意図しない徴候，症状，または病気のこと．薬物との因果関係がはっきりしていないものも含む．

用語解説 *

リアルワールドデータ

研究の目的や手順に沿って収集されたデータではなく，日常的な診療や個人の健康管理情報など現実社会から生じるデータのこと．例としては，日常診療で発生する診療情報やコホート研究で収集するデータなどがある．

たい集団のうち，複数の対象から得られたデータを分析することによって，その集団の法則性を見つけることを目的とする．対象者からの聞き取りという点では面接調査などの記述的研究，つまり質的研究方法の要素をもつが，ここでは量的研究方法として，**分析的観察研究**について説明する．

分析的観察研究の主なデザインには，横断的デザインと縦断的デザインがある（**図4-9**）．**横断的デザイン**は，複数の研究の対象者に対し，調査を同時に行うものであ

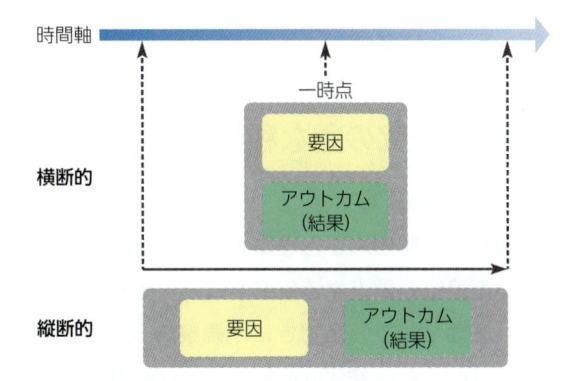

図4-9 横断的デザインと縦断的デザインのイメージ図

り，横断的デザインによる調査研究では，質問紙法を用いた研究が多く行われている．対象者を横断的に調査することによって，短時間に実態を把握することが可能となる．しかし，横断的な調査は，一時点のデータを収集するため，変数間の関係，つまり結果（アウトカム）に対する要因間の関係については分析できても，因果関係までを分析することはできない．

一方，**縦断的デザイン**は，対象となる集団を一定期間にわたって追跡調査するものである．対象を追跡することによって，対象に起こる経時的な変化をとらえることができ，因果関係についても分析可能となる．縦断的デザインによる調査研究には，コホート研究（➡p.92参照）やケースコントロール研究（➡p.93参照）がある．

看護では，対象をより深く理解し看護ケアに生かしたり，対象が健康に生活するためのアプローチを考えたりするためにも，特定の現象を引き起こしている要因の追究や，関連している要因の関係性などを探索したいと考える．その点調査研究では，実態を把握，追跡し，分析することで，因果関係や見えていなかった要因，要因間の関係性などを可視化することができる．

重要用語

独立変数	コントロール	無作為
従属変数	剰余変数	ランダム化比較試験（RCT）
操作	交絡因子	

3 調査研究

1 調査研究の主な種類

1 コホート研究

観察したい集団のことを**コホート**（cohort）と呼び，研究の対象となる観察集団を追跡し調査する研究を**コホート研究**（cohort study）という．時間の流れを軸としてみたときに，観察の方向性によって**前向き**（prospective）に行う研究と，**後ろ向き**（retrospective）に行う研究に分類される（図4-10）．前向きに行うコホート研究といえば，健康に関するさまざまな事象の頻度や分布，疫学に代表される影響要因の特定を検討するような研究などがある．例えば，対象集団の特性を喫煙群と非喫煙群の2群に分け，それらを追跡調査することによって肺癌に罹患するリスクがどのくらいあるかを比較検討する研究などである．

一方，後ろ向きに行うコホート研究としては，過去を起点としたコホート研究がある．例えば，現在，障害高齢者の日常生活自立度（寝たきり度）でランクBとCにある75歳以上の高齢者の，5年前のADLと現在の状況との関連を明らかにしたいと考えたとする．この場合，ランクBとCがアウトカム（結果）で，5年前のADLが要因となる．5年前のADLは，研究の対象者に5年前のADLを思い出してもらいそれを聞き取るのではなく，ADLの指標となるデータが5年以上前から蓄積されていた場合にこれを使うのである．図4-10の後ろ向きコホートは，観察の方向性は後ろ向きではあるが，観察の起点は5年前であり，要因からアウトカム（結果）に向かう方向は前向きコホートと同じである．

近年は，保健医療に関するデータの蓄積と二次利用が進んでいる．前向きコホート研究には，研究費用と時間がかかるという短所があるが，二次利用できるデータの蓄積によって，後ろ向きコホート研究の実施が可能となり，前向きコホート研究にかかる研究費用と時間を節約できることとなった．しかし，前

plus α

ビッグデータの生成と活用

ビッグデータとは，さまざまな種類や形式のデータで構成された膨大なデータ群のこと．医療では電子カルテの導入など診療情報のデジタル化，一般社会ではSNSやIoTなどのデジタルデータが急激に増加したことがビッグデータの生成・活用につながっている．

plus α

データの二次利用

データの二次利用とは，本来収集された目的以外のことでデータを利用することをいう．例えば，電子カルテの情報は診療目的で収集されたものであり，これを一次利用という．これに対し二次利用は，一次利用のために収集されたデータを，研究や病院の経営分析などそれ以外の目的で用いることを指す．

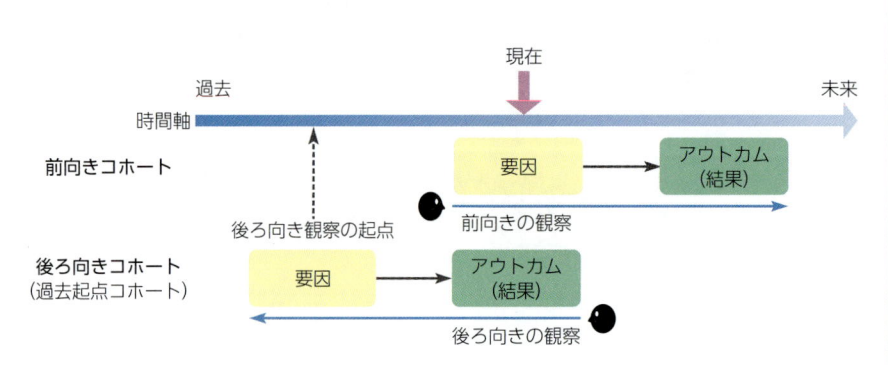

図4-10　コホート研究のイメージ図

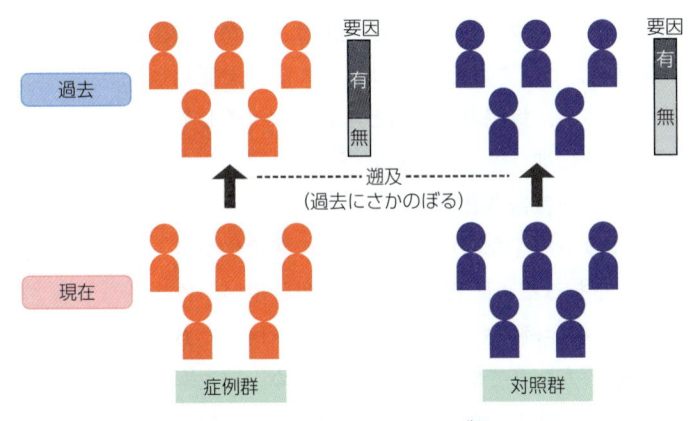

図4-11　ケースコントロール研究のイメージ図

述したような5年前のADLのデータについては，データがどのような形で保存されているのかや，必要なデータがすべて保存されているのかなど，データの質の状態が，二次利用を可能とするかどうかを左右する．

2 ケースコントロール研究（症例対照研究）

　ケースコントロール研究（症例対照研究）は，原因を過去（後ろ向き）にさかのぼって（遡及という）調べる研究である．例えば，ある疾患に罹患した集団（症例群）と罹患していない集団（対照群）を設定し，過去の曝露要因*の状況に違いがあるかを調べるというような研究である（**図4-11**）．肺癌に罹患した人としなかった人の過去の喫煙状況の調査などがある．

　ケースコントロール研究では，症例群の設定基準を明確にすることが重要である．ある疾患に罹患している者を症例群とするのであれば，年齢や性別，疾患の進行度や罹患した時期などが設定基準として考えられる．対照群は症例群と比較できる集団である必要があるため，さらに設定基準を明確にすることが重要である．対照群は，病院受診者という条件をもった集団によるコントロール（hospital control），兄弟や友人，隣人などの特定の関係性がある集団によるコントロール（friend/neighborhood control），一般の集団によるコントロール（population control）の三つの設定がある．

　病院受診者によるコントロールの利点は，容易に研究の対象者を集められ協力を得やすいことにあるが，なんらかの疾患に罹患しているため，調査しようとしている疾患と患者がもつ疾患との関連性の有無などを検討する必要がある．兄弟や友人，隣人などの集団によるコントロールは，集団に属する人から協力が得やすいという利点はあるが，症例と社会的背景や生活環境が症例群の対象者と似通っている可能性があり，検討したい曝露要因との関連性が低くなる可能性も考えられる．一般の集団によるコントロールは，研究参加の同意が得にくいことや，同意が得られたとしても疾患の危険因子などについて正確な情報を得ることが困難なことがあり，対照群が設定可能かという問題がある．

このように，対照群の設定が難しいケースコントロール研究ではあるが，先行研究では，ある地域の胃癌の集団検診で，胃進行癌と診断された人を症例群，胃進行癌と診断されなかった人のうち，症例群と性別と年齢がマッチしている人を対照群として比較し，集団検診に進行癌の減少効果があると発表したケースコントロール研究を評価したものが報告されている．

ケースコントロール研究は，ある事象（疾患など）とその要因の関連についての検討を可能とし，後ろ向き研究であるため研究に要する時間も短い．また，始めに症例を選択するため，まれな症例でも検討できることが利点である．しかし，症例群と対照群は全く別の人たちで構成されているため，発生率を分析できないことが欠点である．また，過去の曝露要因の状況を正確に把握することの難しさがある．研究のデザインによっては向き不向きがあるが，市中感染症の集団感染を研究する場合などには適している．2019年から世界的に感染が拡大した新型コロナウイルス感染症について，国立感染症研究所が報告している，ワクチンの接種歴がない者の社会活動・行動による感染リスクを調査した研究は，まさにケースコントロール研究である．

3 質問紙調査

質問紙とは，研究の対象者が回答を記録することで情報を顕在化させるものである．よって**質問紙調査**は，対象者の意識や認識，行動などを対象者が自己報告することによって得られる情報を収集するために用いられる．質問紙で質問項目を設定する際には，研究の目的に応じて収集すべきものが何かを明確にしておく必要がある．そして，質問項目をどのように構成し，どのような問いかけをすればこちらが意図することを対象者に理解し回答してもらえるか，データ分析のためにはどのような形式で回答を求める必要があるかなど入念に検討する必要がある．

質問紙調査は1節「量的研究とは」（➡p.84参照）でも説明したように，尺度として開発された既存の質問紙を活用する場合もあれば，自分で質問紙を作成する場合や，尺度の開発から研究をスタートして開発した尺度（質問紙）を用いて調査する場合もある．いずれにしても，それらの質問紙が研究で明らかにしたい現象を測定するものでなければならない．

|1| 質問紙調査の目的

質問紙調査は，横断的に多くの人から情報を得ることを目的として実施される．そのため，ある一時点における調査として行われることが多い．質問項目の回答方式は，自由記述による回答方式や，あらかじめ選択肢を設置した選択回答方式などがある．自由記述で得た回答は，質的研究による内容分析が行われることが多いが，量的に分析する方法としてテキストマイニング*という手法が用いられることもある．ここでは，自由記述による回答方式ではなく，選択回答方式などで得た回答を量的に分析するための質問紙調査について説明する．

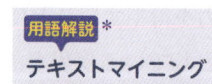

用語解説*

テキストマイニング

日常で用いている自然言語で書かれた大量のテキストデータから，新たな事実や傾向などを発見するために支援する技術．質問紙の自由記述の分析だけでなく，企業のコールセンターに寄せられた質問や要望，報告書などの分析にも用いられる．

| 2 | 質問紙調査の特性

質問紙調査は横断的に一時点のデータを収集するため，結果に対する要因間の関係については分析ができても，因果関係の検証はできない．例えば，アルバイトの経験の有無とコミュニケーションスキルには関係があるのではないかと考え，大学1年生を対象に質問紙調査を計画したとする（**図4-12**）．アルバイト経験の有無が独立変数であり，コミュニケーションスキルが従属変数である．この調査では，アルバイト経験の有無がコミュニケーションスキルに関係しているか明らかにすることが目的であり，因果関係を明らかにすることが目的ではない．因果関係（原因と結果の関係）を明らかにしようとするのは実験研究であり，これには操作，コントロール，無作為の三つを備える必要があると説明した．ランダム化比較試験（RCT）の場合も交絡を避け，背景因子をそろえられる人だけを対象にすることで，介入群と対照群の厳密な比較を行う．しかし，質問紙調査は介入を伴わないため操作が生じない．したがって，アルバイト経験（原因）によってコミュニケーションスキルが上がる（結果）という因果関係の検証はできない．

また，対象の背景因子として大学1年生ということは共通しているが，それ以外の背景因子の存在は検討していない．例えば，両親と祖父母と同居している三世代世帯と，両親と自分だけの核家族世帯の違いは，コミュニケーションスキルに影響しないのだろうか．サークル活動に参加している人としていない人では，コミュニケーションスキルに差が生じないのだろうか．コミュニケーションスキルに影響しそうなこれらの背景因子をもつ人を除外して調査した場合，この研究の目的は達成できるだろうか．大学1年生は，世帯構造も，サークル活動の有無もさまざまで当然である．対象を絞って調査をしたとして，それは全国の大学1年生を代表する標本といえるのかということを考える必要がある．

以上のように，質問紙調査は実験研究のように操作もなければ，背景因子などの変数を統制することもできない．その反面，多くの人から情報を得られることが利点である．これらを踏まえて，自分が行う研究の目的に応じてどのような研究方法を選択する必要があるのか，研究計画を立案する時点で検討することが大事である．

| 3 | 質問紙調査を計画する段階の留意点

アルバイト経験のない群よりもアルバイト経験のある群の方がコミュニケーションスキルの数値が高かったという結果を得たとする．したがって，アルバイト経験は大学1年生のコミュニケーションスキルを高める傾向があると結論付けた．しかし，その他の背景因子について一切検討せず，このように結論

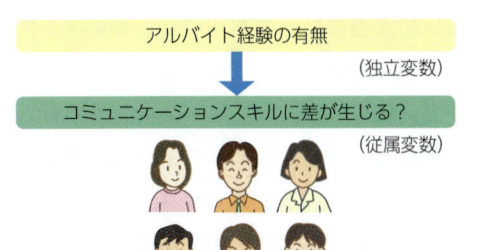

図4-12 例：大学1年生のアルバイト経験とコミュニケーションスキルの関係

付けて本当にいいのだろうか．**表4-1**の**クロス集計表**をみると，アルバイト経験の有無とコミュニケーションスキルの高さは関連しているようにみえる．しかし，**表4-2**のようにサークル活動の有無を加えて分析してみると，サークル活動のない群では，アルバイト経験があるにもかかわらずコミュニケーションスキル低群のほうが多い（33人中27人）ことがわかった．この結果は，**表4-1**ではアルバイト経験の有無がコミュニケーションスキルとあたかも関連があるかのようにみえていただけということを示す．このような関係性を疑似関係[*]という．したがって，アルバイト経験とコミュニケーションスキルに関連があるようにみえたのは，実はこの二つが疑似関係にあったのであり，実際はサークル活動の有無がコミュニケーションスキルに影響を与える要因となっていたということが判断できる．

それでは，独立変数として設定する背景因子はどのように考えればよいのか．**図4-13**では，「アルバイト経験の有無」「家族との同居」「サークル活動への参加の有無」の三つを独立変数に設定した．これらは根拠なく考えたわけではなく，コミュニケーションスキルについて研究している先行文献から，コミュニケーションスキルに影響すると報告されていた変数を抽出した結果，**図4-13**のような変数間の関係が考えられたために設定したのである．したがって，ここでも文献検討が重要となる．

|4| 質問紙の作成

図4-13の例をもとに質問紙を考えてみよう．独立変数として設定した「アルバイト経験の有無」「サークル活動への参加の有無」「家族との同居」についてどのように質問し，従属変数であるコミュニケーションスキルを測定してい

表4-1　クロス集計表の例：アルバイト経験×コミュニケーションスキル

	コミュニケーションスキル高群	コミュニケーションスキル低群	合　計
アルバイト経験あり群	85人（71%）	35人（29%）	120人（100.0%）
アルバイト経験なし群	88人（29%）	212人（71%）	300人（100.0%）
合　計	173人（41%）	247人（59%）	420人（100.0%）

表4-2　3重のクロス集計表の例：アルバイト経験×コミュニケーションスキル×サークル活動

		コミュニケーションスキル高群	コミュニケーションスキル低群	合　計
サークル活動あり群	アルバイト経験あり群	79人（91%）	8人（9%）	87人（100.0%）
	アルバイト経験なし群	65人（84%）	12人（16%）	77人（100.0%）
合　計		144人（88%）	20人（12%）	164人（100.0%）
サークル活動なし群	アルバイト経験あり群	6人（18%）	27人（82%）	33人（100.0%）
	アルバイト経験なし群	23人（10%）	200人（90%）	223人（100.0%）
合　計		29人（11%）	227人（89%）	256人（100.0%）

（独立変数）

家族との同居　アルバイト経験の有無　サークル活動への参加の有無

コミュニケーションスキル

（従属変数）

大学1年生

図4-13　例：大学1年生の背景因子とコミュニケーションスキルとの関係

4

量的研究の基礎

くとよいだろうか.

a　独立変数における質問の検討

　アルバイト経験とサークル活動については,「有・無」の二つの選択肢を設けることで回答を得ることができそうである. 家族との同居についてはどのように質問するか. 質問のしかたとしては, 家族との同居の「有・無」「人数」「誰と」などが考えられる. これらの何を質問するかは, 自分が何を明らかにしたいのかという, 研究の目的によって決まる. また, これらの詳細な設定について先行文献ではどのように報告されていたかを確認する必要がある.

　さらに, 家族との同居の有無については, いつの時点の回答を求めるのかを明確にする. 大学1年生なので, 大学へ入学したときから一人暮らしを始めた人もいるかもしれないし, 入学以前から予備校などに通うために一人暮らしを始めたという人もいるかもしれない. 質問されているのが, 現在のことなのか, 大学入学時のことなのか, さらにもっと前のことなのか, 研究の対象者が回答に迷うような質問をしてしまうと, 対象者の解釈で回答されてしまうため, 得たい情報が得られなかったり, 対象者によって回答にムラが生じたりすることになる.

　表4-3に, 質問の方法とそれによって得られる回答（つまりデータ）の種類を示した. 質問の方法によって回答も変わることが確認できる. 得られた回答はデータとして分析するが, データの種類によって分析方法が変わる. そのため, 収集する必要があるデータを明確にした上で質問項目を考えなければ, 明らかにしたい現象を分析できないということになりかねない. **表4-4**は,

plus α

データの種類

データの種類には, 表4-3や表4-4に示している名義尺度, 比例尺度以外に順序尺度, 間隔尺度がある. それぞれの尺度については, 5節「量的研究のデータ分析」（→p.125, 126参照）で学習してほしい.

表4-3　質問方法の違いによって得られる回答（データ）の種類

質問No.	質問の方法		回答例（データ）				種類
1	家族との同居の有無	選択	あり		なし		名義尺度
2	同居する家族の人数	数値記入	（　　　　7　　　　）人				比例尺度
3		選択	一人暮らし	2〜3人	4〜5人	6人以上	名義尺度
4	同居している人を記載	自由記述	祖父母・両親・妹2人				名義・比例尺度

97

表4-4　質問方法の違いによって得られる回答（データ）の種類と集計例

質問No.	質問の方法		集 計 例				回答の種類
1	家族との同居の有無	選択	あり　78人		なし　25人		名義尺度
2	同居する家族の人数	数値記入	平均　3.8人　（中央値　4人）				比例尺度
3		選択	一人暮らし 23人	2〜3人　26人	4〜5人　51人	6人以上　3人	名義尺度
4	同居している人を記載	自由記述	平均　3.8人　（中央値　4人）				比例尺度
			祖父母　21人	両親　62人	兄弟（姉妹）51人	その他　5人	名義尺度

表4-3の四つの質問で得た回答を集計した例を示している．名義尺度で回答を得た場合と比例尺度で回答を得た場合で集計方法が異なるのがわかる．前者の場合は，各項目の人数を集計し，表4-1のようなクロス集計表を作成することとなる．後者の場合は，平均値や中央値の計算が可能となる．No.4の質問については，自由記述で回答を得ても，記載された人数をカウントすれば比例尺度のデータになるし，祖父母などの各人数をカウントして名義尺度としても扱えるということになる．このように，回答をどのように得るか，得られた回答をどのように集計するかによってその後の分析が変わるため，質問項目をどのように設定するかは大変重要である．

➡ 名義尺度，比例尺度については，4章5節p.125，126，統計用語集p.258，259参照．

b 従属変数における質問の検討

尺度の選択

　次に，コミュニケーションスキルについて，何をどのように測定すればよいのかを考えよう．まず，そもそもコミュニケーションスキルとは何か，コミュニケーションスキルはどのように構成されているのかを知る必要がある．やはりここでも文献検討が必要である．コミュニケーションスキルについての文献を探してみれば，すでにコミュニケーションスキルを測定する尺度が開発されているかもしれない．しかし，文献検討で見つけた尺度をそのまま採用するかという点では，さらなる検討が必要である．自分が測定しようとする研究の対象者（大学1年生）のコミュニケーションスキルを測定できるものであるのか確かめるために，既存の尺度がどのような人たちを対象として開発されたのかなど，その尺度の開発のプロセスを理解する必要がある．また，尺度の信頼性*や妥当性*が検討されているかも重要となるため，論文の良いところ，改善やもう少し検討が必要なところなどを批評的な視点で読む，論文クリティークが必要である．それによって，自分が測定したいコミュニケーションスキルに対応する尺度が見つかった場合は，開発者の許諾を得て尺度を使用する手続きを踏む．

　自分が測定したいコミュニケーションスキルに対応する尺度が見当たらなかった場合，本来は，まず，尺度開発の研究に取り組む必要がある．しかし今回は，尺度開発は目的とせず，図4-13の大学1年生の背景因子（独立変数）

用語解説 *
信頼性

信頼性とは，測定する器具の精度を示すようなものであり，尺度が，測定しようとする現象を一貫して測定できるかを示す指標である．同じ条件で何回測定しても，データに変動が少なく一貫して安定しているなどの場合は，信頼性が高いといえる．

用語解説 *
妥当性

妥当性とは，尺度が測定しようとしている現象を，どの程度的確に測定しているかということである．

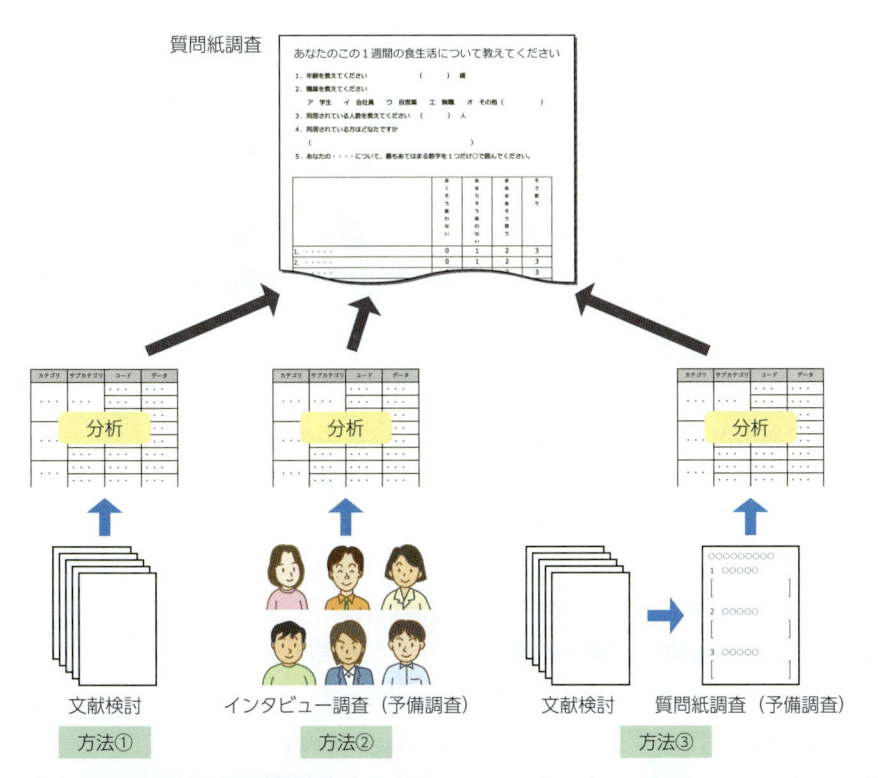

図4-14　質問紙作成の手順例

とコミュニケーションスキル（従属変数）との関係について調査するための質問紙を作成することを考える.

質問紙の作成

　質問紙を作成する方法はいくつか考えられる（**図4-14**）. 一つ目は，関連する先行文献を精読して，従属変数（ここではコミュニケーションスキル）に関係すると報告されている項目を抽出して質問紙に反映させる方法である. 二つ目は，質問紙を作成する前の予備調査として，従属変数を構成する因子を見つけるためにインタビュー調査を行い，その結果を本調査の質問項目に反映させる方法である. そのほかに，予備調査として質問紙調査を行う方法もある. これは例えば，従属変数に関する先行文献が少なく，文献から質問項目を作成するには不十分であると考えた場合に行う. この場合の質問項目の作成も，やはり先行文献を精読し，項目を抽出して作成する. しかし，この段階での目的は，従属変数を構成する因子を見つけることであるため，できるだけ調査対象の認識や考えを引き出せるよう自由記述の形式にしておき，多くの回答を得て，結果を本調査の質問項目に反映させるということがポイントになる. ここでは，一つ目の先行文献をもとに質問項目を作成する方法について説明する.

先行文献をもとに質問紙を作成する方法

　大学1年生のコミュニケーションスキルを調査するに当たって，コミュニケーションスキルについて研究しているさまざまな文献を調べて，コミュニ

ケーションスキルに関連していると報告されている項目（コミュニケーションスキルに影響を与える要因）を抽出する．次に，それらの項目を整理，分析することで，コミュニケーションスキルがどのような要素で構成されており，さらにそれぞれの要素はどのように構成されているのかを明確にする．ここで行う分析でよく用いられる方法は，カテゴリー化である．
図4-14で示した分析の工程もカテゴリー化をイメージしている．

➡ カテゴリー化については，5章1節7項p.163参照.

わかりやすく話すとは？

平易な言葉で話す

道筋をつけて順序よく話す

図4-15　あいまいな質問による回答者の解釈の違い

今度は，分析結果が妥当であるか，さらには，大学1年生のコミュニケーションスキルを構成するものとして妥当であるかを確認することが必要となる．それには専門家の目が必要であり，専門家に指導と助言をもらいながら，分析結果の妥当性を検討する．

それが終了したら，いよいよ質問項目を作成していく．質問項目は，「コミュニケーションスキルがどのような要素で構成されているか」を大項目とし，「それらの要素はどのような項目で構成されているか」を小項目とする．最終的に大項目を知るために，小項目から調査するという構造になっている．

質問項目を具体的に考えてみよう．例えば，「私は，自分の考えをわかりやすく話すことができる」という質問について，「そう思う」「ややそう思う」「あまりそう思わない」「そう思わない」の4段階で回答を求めたとする．しかし，質問の「わかりやすく」とはどのようなものか，人によって解釈が分かれるかもしれない（図4-15）．平易な言葉を使うことがわかりやすい話し方と考える人もいれば，道筋をつけて順序よく話すことがわかりやすい話し方と考える人もいる．したがって，この質問内容では，回答する側の解釈によってさまざまな回答をされる可能性があり，本当に知りたかったことを調べることができない．そもそも，このような質問項目があることが，調査の妥当性に欠けると言わざるを得ない．そのため，質問紙調査は簡単に考えてはいけないのである．質問があいまいな表現であるために，回答してもらう対象者を迷わせないか，質問の内容を誤解して回答されないか，質問内容の抽象度が高すぎて何を回答していいかわからない，そもそも何を答えたらよいのかわからない内容になっていないかなどについて，細心の注意を払う．調査者の独りよがりな質問紙となってはならない．そうならないためにも，質問紙を作成したら，内容や表現，質問の順序や量，回答の求め方など，質問紙の妥当性について時間をかけて検討することが重要である．質問の明瞭さ，どのように回答されるかの予測，質問紙の回答にかかる時間が対象者に与える負担の程度，負担の程度によっては協力が得られないかもしれないことなど，検討すべきことは多い．パイロットスタディ*などで，事前に質問紙の妥当性を検証する対策もある．

用語解説 *
パイロットスタディ
計画している研究を小規模に行うもの．質問紙調査におけるパイロットスタディは，作成した質問紙の精錬を目的に行う．

2 質問紙調査のデータ収集

1 質問紙作成の留意点（図4-16）

　質問紙作成の留意点は，これまでもいくつか説明してきた．まずは，目的を明確にすること，次に，何をどのように測定するかについて文献検討をしっかり行うこと，質問の内容を明瞭にし，調査の対象者の負担を考慮することなどである．

　これらを踏まえて，質問紙調査の留意点について，もう少し詳しく説明する．一つ目は，前述したように，質問されている内容があいまいであったり，複雑であったりすると，調査の対象者は何を回答すればいいのかわからなくなり，質問内容を自分で解釈して回答したり，ひいては回答するのをやめてしまうかもしれないため，質問は誰が読んでも同じように理解され，明解なものにするという点である．

　二つ目は，一つの質問で二つ以上のことを聞いていないかに注意を払うという点である．例えば，「私は，人と話すのが得意で，相手の感情を読み取ることができる」という質問に対して，「そう思う」「ややそう思う」「あまりそう思わない」「そう思わない」の4段階で回答を求めたとする．この質問は「私は人と話すのが得意である」ということと，「私は相手の感情を読み取ることができる」という二つの内容を含んでいる．この質問を，自分だったらどうとらえるだろうか．回答する対象者は，「とりあえず，話すのは得意だから"そう思う"かな？」「話すのは得意だけど，相手の感情を読み取るというのは自信がないから"あまりそう思わない"かな？」などと，自らの物差しで回答が決められてしまう（図4-17）．これでは，知りたい内容を正確には測定できない．

　三つ目は，誘導的な質問のしかたをしないことである．図4-13（➡p.97参

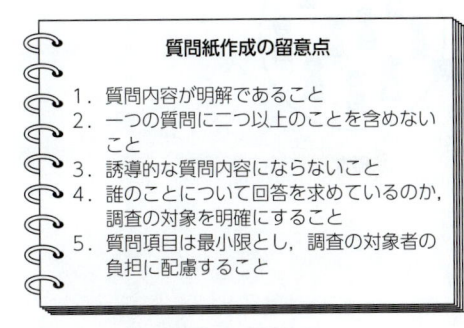

図4-16　質問紙作成の留意点

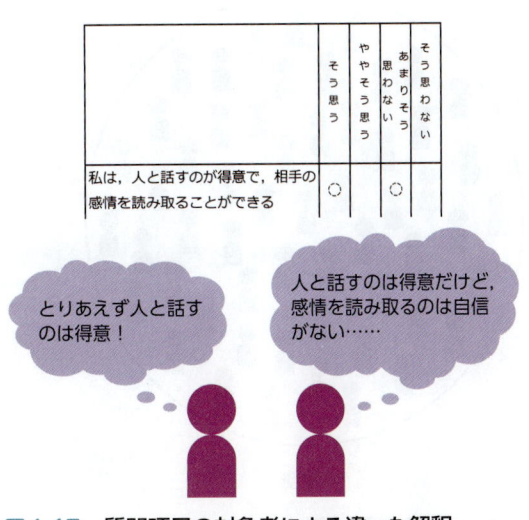

図4-17　質問項目の対象者による違った解釈

照）の調査では，大学生のコミュニケーションスキルには家族との同居が関係しているのではないかと考えている．そこで極端な例であるが，「私のコミュニケーションスキルは，祖父母と同居し一緒に過ごしてきたから育成された」という質問はどうだろうか．調査の対象者はこれまで意識していなかったかもしれないが，「もしかしてそうかもしれない」と思うかもしれない．このような誘導的な質問は，対象者の答えを本来は意識していなかった内容へ導いてしまうことがあり避けなければならない．

　四つ目は，誰のことを聞かれているのかを明確にするという点である．例に挙げた質問項目では，「私は，……」から始まる質問を意図的に作成し，回答者が常に自分のことを振り返りながら回答できるようにしている．これは，質問の内容によっては，自分のことを聞かれているのか，家族のことを聞かれているのかわからないということがあるため，誰について回答してほしいのか，調査の対象者が明確に理解できるように質問を工夫した結果である．

　五つ目は，質問紙の回答に要する時間に配慮することである．回答に1時間も2時間もかかるようであれば，調査の対象者に大きな負担をかけることとなり，とうてい協力を得ることは難しいであろう．もしくは，十分に検討された末の回答とはならないかもしれないというリスクもある．質問紙の項目は必要最小限とし，対象にかかる負担を軽減することは，対象への倫理的配慮として大切なことである．

2　母集団と標本集団

　母集団とは，研究によって標本から得られた結果から普遍的な規則を導き出したい，あるいは，一般化したい対象のことである（**図4-18**）．一般化とは，標本から得られた結果をより大きな集団へ，つまり，母集団へと結果を拡大して適用することを指す．

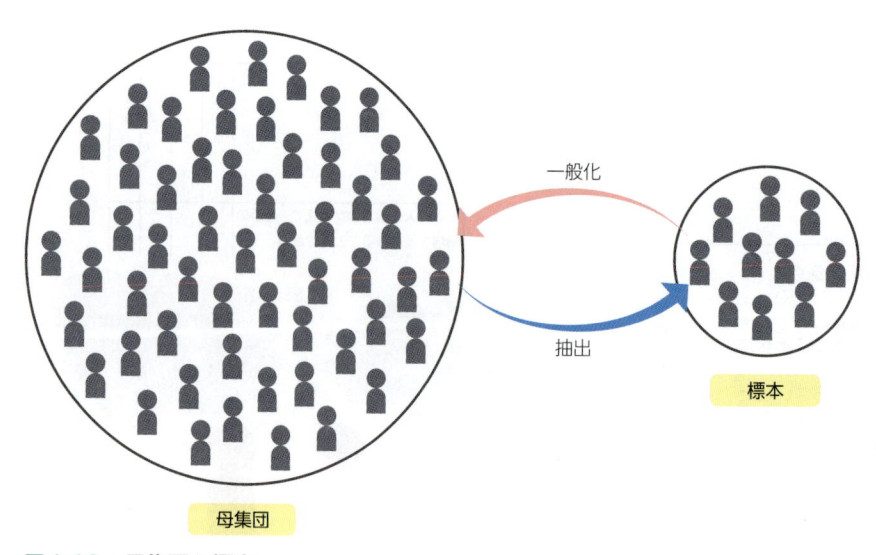

一般化

抽出

標本

母集団

図4-18　**母集団と標本**

標本はサンプル（sample）ともいい，研究のために母集団から選択（抽出）された対象の集まりである．図4-13（➡p.97参照）の調査でいうと，標本は質問紙調査への協力を依頼した大学1年生であり，母集団は全国の大学1年生ということになる．全国の大学1年生を対象に全数調査を行うとなると，時間も，調査にかかる費用も膨大になる．しかも，どうやって調査協力を依頼するか，具体的な方法も浮かばない．そのため，全国の大学1年生を代表する人たちを標本として分析し，その結果を全国の大学1年生に当てはまるものとして考えるのである．

全国の大学1年生を代表する標本はどのように選べばよいだろうか．自分が通っている大学の1年生に声をかけて，調査への協力を得るということでよいのか．図4-13の調査の目的は，大学1年生のコミュニケーションスキルと，アルバイト経験，サークル活動の参加状況，家族との同居がどのように関係しているのかを明らかにすることである．大学といっても，学部や学科もさまざまであるし，学生数や規模もさまざまである．自分の大学のみ調査しても，それは偏った標本による結果であり，全国の大学1年生の結果を反映したものとはいえない．

これは**標本の代表性**に問題があるからである（**図4-19**）．標本の代表性とは，調査する対象，つまり，標本ができる限り多くの点で目標とする母集団と類似していることである．したがって，標本は母集団の性質や特性を反映したものである必要がある．自分の大学の1年生を調査するだけで，全国の大学1年生もそうであるといえる根拠は何か，誰もが納得できる説明ができるだろうか．自分の大学であれば，全数調査も可能かもしれない．この場合は，5節（➡p.129参照）で説明される記述統計を行うこととなり，その調査の結果は自分の大学の1年生に限定された結果となる．今回は，抽出した標本を

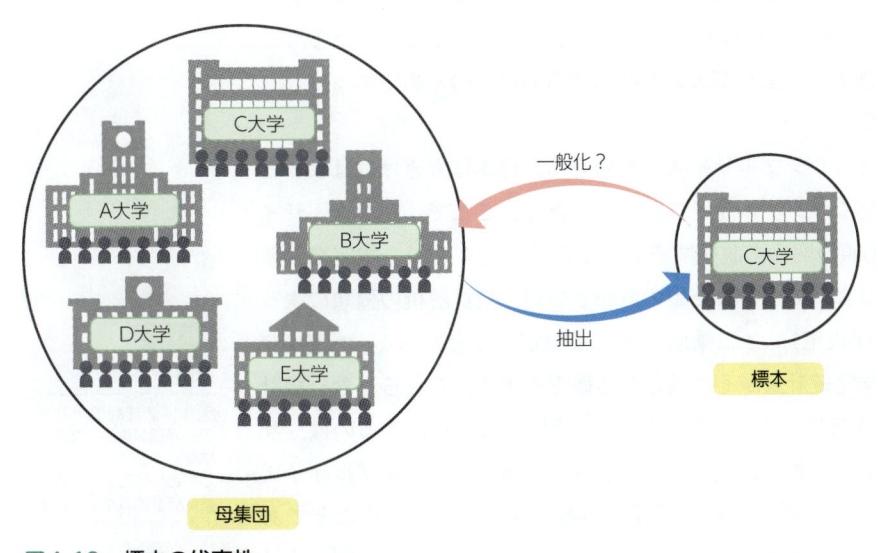

図4-19　標本の代表性

分析した結果から母集団について推定する，つまり，一般化することを目指した推測統計を行うことを考えている．したがって，母集団から抽出する標本の代表性がとても重要となる．

3 標本抽出

標本は，母集団の一部でなければならない．母集団から標本を抽出することを，**標本抽出（sampling）**という．研究では，抽出した標本の分析結果を母集団に適用しようとするため，結果をほかの対象にも適用できるということを理解してもらう必要がある．そこで，研究論文では研究方法の記述がとても重要となる．具体的に，研究目的に合った対象が選択されているか，標本抽出はどのように行ったのか，調査内容はどのようなものか，質問紙はどのように作成されたのかなどの記述がなければ，分析結果の一般化が可能なのかどうか判断できない．したがって，研究方法の記述によって，標本が母集団の性質や特徴を反映していることを示す必要がある．

| 1 | 標本の選択基準

まず，標本抽出では，標本の選択基準を明確にする．選択基準には，包含基準と除外基準がある．**包含基準**とは，調査の対象（標本）が母集団の一部であるためにもっておく必要がある特徴のことである．図4-13の調査研究を例に考えると，包含基準は大学1年生ということになる．今回は，単純な例で説明しているが，実際は研究の目的に応じた対象ということで，年齢や職種，疾患名など，よりたくさんの包含基準をもつことが予想される．**除外基準**とは，母集団から除外することが可能な特徴のことである．同じく図4-13の調査研究を例に考えると，大学1年生でも社会人経験を経て入学した人や留年している人は除外した方がいいかもしれない．なぜならば，大学1年生といえば一般的に18〜19歳だが，これらの人たちはそれよりも年齢が高く，人生経験の量において違いがあることが予想されるからである．コミュニケーションスキルを調査するのに，18〜19歳の大学1年生とは経験の量が違うであろうその人たちのデータは含めないようがよいと判断するのはこのためである．

| 2 | サンプルサイズ

次に，標本の大きさ（サンプルサイズ）を考える．標本は大きければよいというわけではなく適切なサンプルサイズが必要である．ここで，サンプルサイズと，検定統計量，p値の関係を説明する必要がある（図4-20）．検定統計量とは，統計解析手法によって出された値の分布をいい，統計解析の種類によってt値（t検定），f値（F検定），χ二乗値（χ二乗検定）などがある．p値は有意確率ともいわれ，検定統計量がその値となる確率を指す．これらを含む統計の知識については，5節でも学習してほしいが，図4-20が意味するのは，サンプルサイズが小さいほど検定で有意差*が出るのは難しく，サンプルサイズが大きいほど平均値の小さな差でも有意差があるとみなせるということである．極端な例であるが，それを図4-21に示した．したがって，サンプルサイ

用語解説 *

有意差

例えば2群間の平均値の差が偶然に生じたのではなく，意味があって生じたということ．分析結果に統計的な意味があることを説明するために，検定が行われる．

ズは結果に影響を与えるため，適正に設定する必要がある.

3 標本の抽出方法

最後に，標本抽出の具体的な方法である．標本抽出法には，**確率標本抽出法**
と**非確率標本抽出法**がある．**表4-5**からわかる通り，確率標本抽出法で得られ

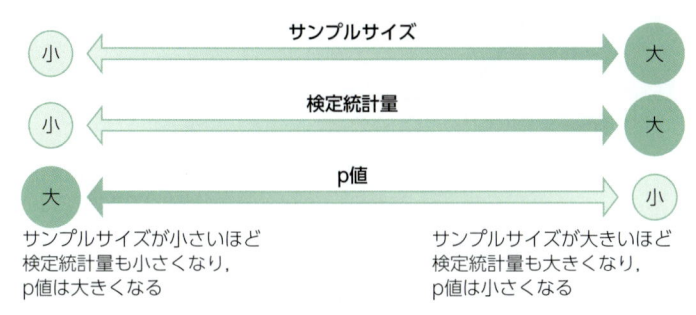

図4-20　サンプルサイズと検定統計量，p値の関係

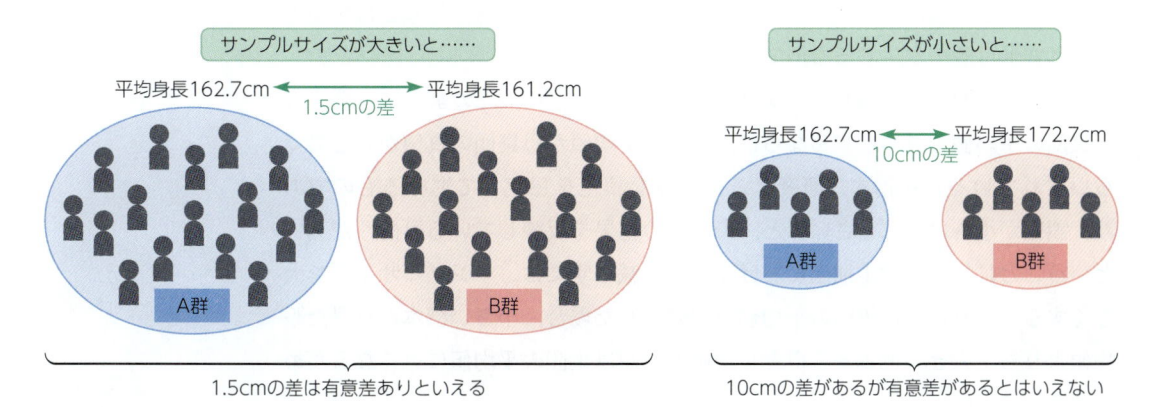

図4-21　サンプルサイズの違いによる有意差の有無

表4-5　標本抽出法

確率標本抽出法	
単純無作為標本抽出法	乱数表を使って抽出する番号を決める
系統標本抽出法	母集団を構成する人を順番に並べ，乱数表を使って1人目の番号を無作為に決めてそこから等間隔で抽出する
層化無作為標本抽出法	母集団によって，年齢や性別，地域などを層として設定し，各層から一定の割合で単純無作為または系統標本抽出法を行う
集落標本抽出法	層化無作為抽出法と類似しているが，例えば，県や市など母集団を構成する集団を無作為に抽出する
非確率標本抽出法	
便宜的標本抽出法	たまたま居合わせる，そこにあるなど研究に協力を依頼しやすい人や施設を選んで集めるなど．多くの偏りが存在する可能性がある
割り当て標本抽出法	年齢や性別などで層化した母集団のいくつかの群から標本を割り当てる
目的標本抽出法	集めたい情報をもっている人を選択する
雪玉サンプリング／スノーボールサンプリング	最初の人を便宜的，または，目的標本抽出法で選択し，その後は研究の目的に合う別の人を紹介してもらうなどして集める

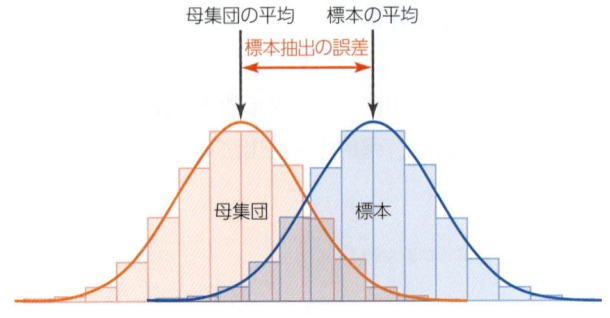

図4-22　標本抽出の誤差

た標本は，非確率標本抽出法で得られた標本よりも，母集団を代表する可能性が高くなる．質問紙調査などの量的研究では，抽出した標本から母集団を推定しようとする．このとき，標本は無作為に抽出されなければ母集団を推定できない．しかし，抽出した標本から母集団を推定するのだから，標本と母集団の間には普通は誤差が生じるものである．

　誤差とは，真の値（真値）との差という意味で，図4-22のように，例えば母集団の平均値を真値とするならば，標本の平均値が母集団の真値からどのくらいずれているかを指す．研究はこのような誤差を想定して進めるものであり，誤差が小さければ小さいほど，母集団の結果を反映している可能性が高いということになる．標本抽出における誤差を減らすには，サンプルサイズを大きくする．これは，母集団の平均値を真値とした場合，小さい標本から得た平均値よりも，大きい標本から得た平均値の方が母集団の平均値に近くなるためである．

　しかし，サンプルサイズについては前述したように，サンプルが多ければ多いほどよいというものではない．もう一つ重要なのは，無作為抽出を適切に行うことである．これは，標本抽出においてバイアスが生じるのを防ぐということである．例えば，大学生のコミュニケーションスキルについてインターネットで質問紙調査を行う場合，いつもそこにアクセスする人や，なんらかの条件によって自発的に協力する人など，研究の対象者に偏りが生じることが考えられる．このような偏りが生じないような無作為抽出を計画する必要がある．

4 データの収集方法

　データ収集とは，研究の目的に応じた情報を系統的に収集することである．量的研究のデータ収集で一般的に考えられる方法は，測定器具などを使って血圧や検査データなどの生体情報を収集するものや，質問紙を使って研究の対象者の意識や認識，行動などの情報を収集するものである．どのようなデータをどのように収集するかは，研究目的に応じて綿密に計画する必要がある．ここでは，質問紙調査によるデータ収集について説明する．

|1| 質問紙調査におけるデータ収集方法

質問紙調査では，質問項目に対する回答がデータとなる．質問紙調査における質問紙の作成や留意点については前述の通りであるため，質問紙の配布と回収について説明する．質問紙の配布および回収方法としては，郵送法がある．しかし，研究の対象者の住所や名前がわからなければ郵送できない．さらに，対象者の住所や名前をどこでどのように知り得たのか，質問紙の郵送にこれらの情報を使用することについて対象者の同意を得たのかなどが明確でない場合，個人情報保護の観点から問題となる．

|2| 標本抽出

図4-13（➡p.97参照）のような大学生を対象に調査したいと考えた場合はまず，調査対象とする大学を選定する必要がある．これが標本抽出であり，分析結果を一般化するため，無作為に抽出する必要がある．そのためには，全国にある大学の系統や数，今年現役で大学に入学した学生数などを調べる必要があるだろう．全国の大学と学生数などがおおよそ確認でき，サンプルサイズが決まってから，標本抽出を行うことになる．

|3| 質問紙の配布・回収

質問紙調査の協力を依頼する手続きは，調査を依頼する機関や人によっていくつかあると考えられるが，調査協力が得やすいと考えられる方法について説明する．標本が決まったら，質問紙を郵送する前に，まずは，大学の管理者など機関の長に研究協力を依頼し承諾を得る．そして，標本となる学生数の情報を得たあとで，必要部数の質問紙を郵送して配布を依頼するという手順となる．留意するのは，質問紙の回収方法である．質問紙調査に強制力が働いてはいけない．研究における倫理的配慮では，質問紙調査への協力について，任意性を保証しなければならない．調査に協力するかしないかは，学生個々の自由意思で決定してよいことを必ず説明する．

ただし，回収する人が教員であった場合，誰が提出したかを教員が把握できるため，「成績評価に影響するかもしれないから協力しよう」と考える人がいるかもしれない．研究においては，研究の対象者にこのような強制力が働かないように十分配慮する．そこで，質問紙の回答を記載した人から直接返送してもらう方法がある．この場合，質問紙を配布した個々人に，返信用封筒も一緒に渡す必要がある．郵送法による調査は回収率が低くなるといわれており，できるだけ協力してもらえるよう，例えば，丁寧な挨拶文を同封したり，依頼内容をわかりやすく文書で説明したりするなど工夫する．

一般に，郵送法による質問紙調査は無記名で行う．このような質問紙を無記名自記式質問紙といい，回収した質問紙は番号を付与するなどして取り扱う．返送による回収方法以外では，対象機関に回収ボックスを設置し，そこに質問紙を投函してもらう留置き法という方法がある（図4-23）．回収ボックスに投函された質問紙は，機関から郵送してもらうか，自分で回収に行く．郵送

plus α
個人情報

個人情報は個人に関する重要な情報であるため，適正に取り扱われる必要がある．個人情報保護法第2条に定義がある．生存する個人の情報，氏名や生年月日，音声や動画など個人を識別できるもの，個人識別符号と呼ばれるDNAや顔，公的な番号（パスポートやマイナンバーなど）などが該当する．

plus α
回収率と有効回答率

回収率とは，配布した質問紙のうち，回収できた質問紙の割合をいう．質問紙調査では有効回答率，つまり，回収できた質問紙から，無回答のものなど分析にかけられない質問紙を除いた割合も確認する．

費を削減するために，インターネットで回答を得るという方法があるが，調査の対象によってはインターネットを使い慣れていない，環境が整っていないなどがあり，回収率に影響すると考えられる．

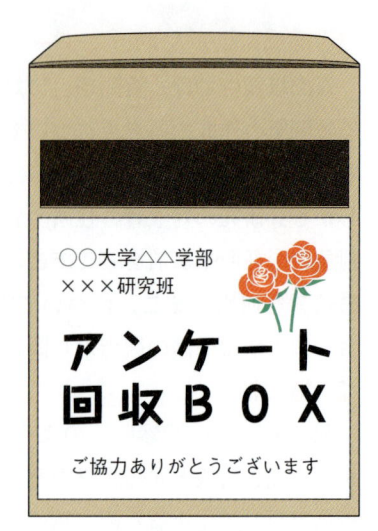

|4| 調査における倫理的配慮

　研究においては，**インフォームドコンセント**という観点も重要である．質問紙調査は，機関の長に研究の趣旨を説明すればよいというものではない．協力を依頼する一人ひとりに対して，確実にインフォームドコンセントを行い，自由意思による参加を保証する必要がある．そして，研究倫理の観点から，研究の目的に合った情報のみを収集し，必要ない情報は収集してはならない．個人情報である名前や住所，電話番号などは調査には必要のない情報であり，これらがもし必要ということであれば，その理由を説明する必要がある．

図4-23　質問紙の回収ボックス

📖 引用・参考文献

1) スーザン・K・グローブほか．看護研究入門：評価・統合・エビデンスの生成．黒田裕子ほか監訳．原著第7版，エルゼビア・ジャパン，2015．
2) 川村孝．臨床研究の教科書：研究デザインとデータ処理のポイント．第2版，医学書院，2020．
3) チャールズ・D・スピルバーガー．水口公信ほか構成．日本語版STAI：状態・特性不安検査（回答用紙）：使用の手引き．三京房，1991．
4) ジュビア・P・ヒルシャーほか．POMS®2 日本語版マニュアル．横山和仁監訳．金子書房，2016．
5) Chiharu Matsumoto. et al. Effects of disposable bath and towel bath on the transition of resident skin bacteria, water content of the stratum corneum, and relaxation. American Journal of Infection Control. 2019, 47 (7), p.811-815.
6) 深尾彰ほか．胃集団検診の進行癌減少効果の評価に関するケース・コントロール研究．消化器集団検診．1987, 75 (6), p.112-116.
7) 松島雅人ほか．研究デザイン入門1：ケースコントロール研究（臨床研究のストラテジー）．東京慈恵会医科大学雑誌．2003, 118 (4), p.289-295.
8) NIID国立感染症研究所．新型コロナワクチンを接種していない者における新型コロナウイルス感染の社会活動・行動リスクを検討した症例対照研究（暫定報告）．2021年10月6日．https://www.niid.go.jp/niid/ja/2019-ncov/2484-idsc/10692-covid19-59.html, （参照2024-10-24）．

🔗 重要用語

コホート研究	質問紙調査	標本抽出
前向き	クロス集計表	誤差
後ろ向き	母集団	インフォームドコンセント
ケースコントロール研究	標本	

4 介入研究とは

1 実験研究と介入研究

1 実験研究

実験研究（experimental research）は，2節（➡p.88参照）でも述べた通り，仮説を検証するために，独立変数を操作して従属変数に起こる現象を測定する，科学的な研究デザインである．実験研究は変数の関連性だけでなく，変数間の方向性が推定できるところが強みである．

例として，身体機能の低下と転倒恐怖感の関係性についての研究を紹介する．高齢者では軽い転倒でも骨折を引き起こし，寝たきりとなる場合も少なくない．転倒の危険因子には，**表4-6**に示すように多くのものがある．

先行研究から，転倒を経験することによって，転倒するのではないかという不安感や恐怖感（転倒恐怖感）が生じ，その結果，買い物などの日常生活活動が制限される場合があると報告されている．一方で別の先行研究では，転倒経験がないにもかかわらず転倒恐怖感を抱いていた人が多くみられることや，転倒経験がありながらも転倒恐怖感を抱いていない人も多かったことから，転倒経験と転倒恐怖感には関係がないとも考えられている．

さらに，ある研究によると，加齢と身体機能の低下には相関がみられたが，身体機能の低下と転倒歴には関係性がみられなかった．これに対し，身体機能の低下と転倒恐怖感には有意な関係性が示されたと報告されている．このように，「仮説を分析する」仮説分析型の研究では，知りたい現象に関わる因子や因子同士の関係を示すことができる．一方で，転倒恐怖感によって身体機能の低下が引き起こされるのか，それとも身体機能の低下によって転倒恐怖感がも

➡ 独立変数，従属変数については，p.87参照．

plus α

転倒恐怖感

転倒恐怖感によって，安全性を考えて慎重に行動することで転倒リスクを軽減する一方で，転倒を避けるために行動を制限することで，身体機能の低下が引き起こされて，それが転倒につながる可能性がある．

表4-6　転倒の危険因子

分　類	危険因子
内的因子	● 立位バランス能力の低下 ● 歩行能力の低下 ● 筋力の低下 ● 認知機能の低下 ● 注意力・判断力の低下 ● 感覚機能（視覚・聴覚・平衡感覚など）の低下 ● パーキンソン病，脊髄小脳変性症，脳卒中などの疾患 ● 睡眠不足 ● 転倒恐怖感
外的因子	● 催眠鎮静薬・抗不安薬などの薬物の使用 ● 滑りやすい床面 ● 電気コードなどの障害物 ● 室内段差や階段 ● 薄暗い照明 ● 身体に合わないベッドの高さ ● 手すりやベッド柵の不良 ● スリッパなどの脱げやすく滑りやすい履物 ● 足元にまとわりつく衣服

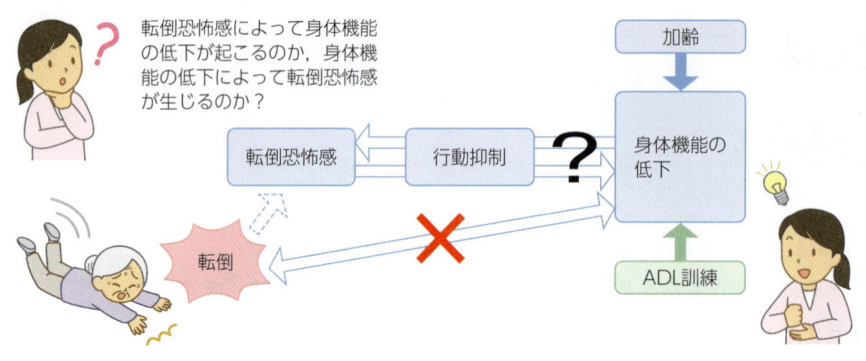

図4-24　高齢者の転倒の原因を探る

たらされるのか，どちらが原因でどちらが結果かという因果関係を特定することは難しい（図4-24）.

　ここで，「身体機能の一つである日常生活動作（ADL）能力が低下することによって転倒恐怖感が引き起こされる」という仮説を立てたとしよう．仮説を検証するために，研究の対象者のADL能力を向上させるADL訓練を実施し，ADL訓練を行った群と行わなかった群に分け，ADL能力と転倒恐怖感がどのように変化するかを調べる．ADL訓練を行わなかった群では，ADL能力と転倒恐怖感に変化がなく，ADL訓練を行った群ではADL能力が向上し，転倒恐怖感が改善していれば，ADL訓練によるADL能力の向上が転倒恐怖感の軽減につながったといえる.

　このように，因果関係に関する普遍的な法則を見出すためには，仮説に基づいて，影響を及ぼすと想定される変数（独立変数）を操作する（操作）ことによって，独立変数の影響を受ける変数（従属変数）に生じた変化を系統的に収集し，分析する仮説検証型の研究が有効である.

　転倒恐怖感には，性別や精神状態などADL以外の要因が影響する．このことから，これらの影響を除くためには，研究の対象者をADL訓練を行う群と行わない群の2群に分けた時点で，2群の研究の対象者の質を同一のものにすることや，ADL訓練以外の介入は行わないようにする．このように，実験研究で厳密に仮説を検証するためには，①操作，②無作為化，③コントロール（統制）の三つの条件を満たすことが求められる.

　治療薬の開発について考えてみよう．治療薬の開発には，基礎研究→非臨床試験→臨床研究というプロセスがある．新型コロナウイルス感染症の治療薬開発における基礎研究では，これまでの研究をもとに，何百，何千とある物質から，ターゲットとする新型コロナウイルス感染症（COVID-19）を引き起こす病原体であるSARS-CoV-2に効果があると考えられる試薬を精製し，試験管内でSARS-CoV-2に感染させた培養細胞に加えて，ウイルスの複製が抑制されたかどうかを観察する．この場合，試薬の添加以外の条件はすべて同一である．そのため，誰がどこで行っても同じ結果が得られるはずである．つま

plus *α*

研究の対象者の質

独立変数以外で従属変数に影響を及ぼす外的変数または剰余変数（➡p.88参照）といわれるものがある．この例では性別，年齢，疾患などが考えられる．研究の対象者を2群間に分けるときに，これらの差が生じないようにする.

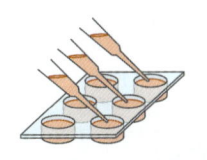

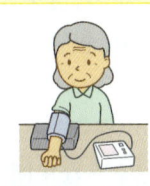

項　目	条　件	基礎実験研究 （実験研究）	人を対象とする研究 （準実験研究）
操作	訓練された手技での操作	○	○
無作為化	作為のない対象の振り分け	○	○または×
コントロール	独立変数，従属変数以外の変数を完全にコントロール	○	×
	実験群と対照群（コントロール群）の設定	○	○または×

図4-25　実験研究と準実験研究

り，この試験は普遍的であるといえる.

　それでは，人を対象とする実験の場合について考えてみよう. 同じ人でも病院で測る血圧（診察室血圧）の方が，自宅で計測する血圧（家庭血圧）よりも収縮期，拡張期血圧ともに高いというのは聞いたことがあるだろう. 同じ血圧計を用いて，同じ時間に計測したとしても，計測される側の緊張や不安などの要因が計測値に影響を及ぼす可能性があるのである. このように，人間の行動や生活に関わるすべての変数をコントロールすることは難しい. また，操作によっては，研究の対象者に不要な心理的負担や痛みが加わるなど，倫理的な課題が生じることがある. このことから，実験研究は，実験室における基礎実験のみを指すといっても過言ではない. 人を対象とした研究は，実験研究に近いものという意味をもつ準実験研究に分類される（図4-25）. 準実験研究は，無作為化やコントロールを欠いているため，変数間の関係は示されたとしても，被験者の偏りや独立変数以外の要因が影響する可能性を否定できないことから，変数間の相関関係を確かめることはできるが，因果関係の証明には限界がある.

2 介入研究

　介入研究は，健康に関わる事象とその要因との関連を検討する研究方法の一つで，実験的研究とも呼ばれる. 厚生労働省などが示している「人を対象とする生命科学・医学系研究に関する倫理指針」では，**介入**を「研究目的で，人の健康に関する様々な事象に影響を与える要因（健康の保持増進につながる行動及び医療における傷病の予防，診断又は治療のための投薬，検査等を含む.）の有無又は程度を制御する行為（通常の診療を超える医療行為であって，研究目的で実施するものを含む.）」と定義付けている[1]. 介入を行うグループを介入群，介入を行わない群を対照群（コントロール群）というが，作為，無作為

plus α
「的」の示す意味

そのような性質を有する，それらしい，の意味をもつ. 名詞に付いて，そのようなもの，それらしいという意味を表す.

111

にかかわらず，研究の対象者を介入群と対照群に振り分けること自体が，人の健康に関する事象に影響を与える要因や程度をコントロールする行為であることから，研究の対象者をそれぞれの群に振り分けることは介入に該当するとしている．

　介入研究では，①介入を全く受けない群（対照群）があること，②介入を加える群（介入群）と対照群が同じような集団であること，③介入を完全にコントロールすること，④介入研究が行われる環境を統制すること，⑤データの正確な測定，の五つの条件が求められる．まず，対照群を設定する必要があること（①）から，介入研究は介入群と対照群の2群の比較をする対象間デザインとなる．しかし，看護介入の内容や研究の対象者の条件によっては，研究協力者が集まらないこともあるため，看護介入を受ける前を対照群とし，看護ケアを提供した後を介入群として比較する対象内デザインによる前後比較となることがある（**図4-26**）．対象内デザインによる前後比較については，データを収集するタイミングによる研究の対象者の心理的変化や，介入の間に他方で生じた働きかけが作用する可能性があることから，実施した看護行為とは別の理由で変化が生じることがある．そのため，実施した看護行為と現象との関係が示されたとしても，必ずしもその看護行為が原因とはいえない可能性がある．信頼性・妥当性のある研究を行うためには，対照群を設定し，比較することが欠かせない．ただし，介入群と対照群の年齢，性別，身体機能などにおいて，2群間の被験者の質に差が生じないようにしなければ，信頼性・妥当性のある研究にはつながらない．

　次に，介入研究で考えなければならない倫理的な課題として**侵襲**がある．侵

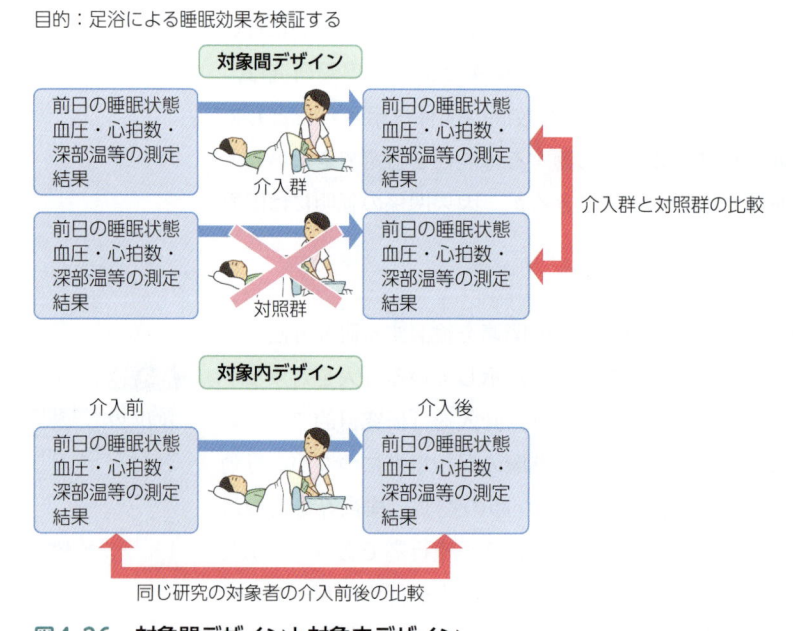

目的：足浴による睡眠効果を検証する

対象間デザイン

前日の睡眠状態　血圧・心拍数・深部温等の測定結果　→　介入群　→　前日の睡眠状態　血圧・心拍数・深部温等の測定結果

前日の睡眠状態　血圧・心拍数・深部温等の測定結果　→　対照群　→　前日の睡眠状態　血圧・心拍数・深部温等の測定結果

介入群と対照群の比較

対象内デザイン

介入前　　　　　　　　　　　介入後

前日の睡眠状態　血圧・心拍数・深部温等の測定結果　→　前日の睡眠状態　血圧・心拍数・深部温等の測定結果

同じ研究の対象者の介入前後の比較

図4-26　対象間デザインと対象内デザイン

襲とは，研究を目的として実施する看護ケアによって研究の対象者の身体や精神に生じる傷害および負担である．侵襲の程度には，侵襲あり，軽微な侵襲，侵襲なしの三つがあり，対象者の年齢等も考慮して研究を実行するか否かを総合的に判断する必要がある．特に未成年者を研究の対象者とする場合には，身体および精神に生じる負担が小さくない可能性も考えて，慎重に判断する．

2 介入研究の方法

1 介入研究のデザイン

|1| ランダム化比較試験（RCT）

　介入研究は，ランダム化比較試験（RCT，➡p.89参照），クロスオーバー試験等に分けられる（図4-27）．根拠に基づく医療（EBM）や根拠に基づく看護（EBN）の実現に向けた根拠を得るためには，RCTが最も信頼性が高いといわれている．

　RCTは，被験者を介入群と対照群に振り分け，介入群に影響を調べたい新

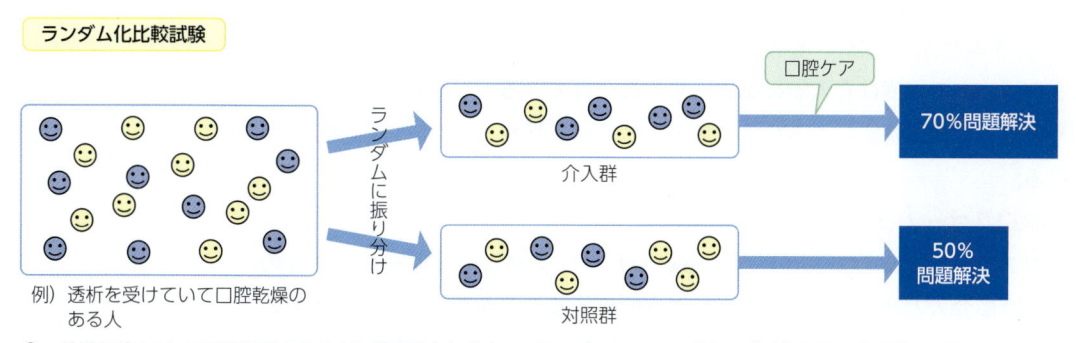

① 透析を受けていて口腔乾燥のある人に研究協力を求めて，ランダムに二つのグループ（介入群と対照群）に分ける．
② 介入群には1カ月間，透析中に口腔ケアを行い，対照群には透析中，何もしない．
③ 二つのグループの口腔乾燥の違いを比較する．

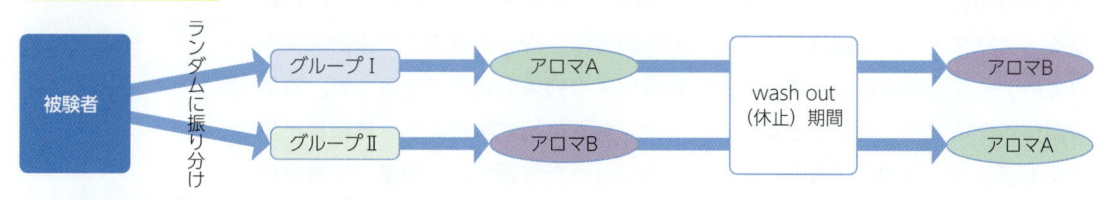

① 被験者をランダムに二つのグループに分ける．
② グループⅠにはアロマA を，グループⅡにはアロマB を嗅いでもらい，各々の気分について調査する．
③ しばらく休止期間を設けて，今度はグループⅠにはアロマB を，グループⅡにはアロマA を嗅いでもらい，気分調査を行う．
④ アロマAとアロマBを嗅いだ後の気分の変化の違いを比較する．
　＜利点＞
　・個人内比較になるので（対応のある検定）ばらつきが小さく，被験者数が少なくて済む．
　・順序効果や季節変動などによる時期効果を評価できる．
　＜欠点＞
　・途中での中止例があると解析が困難である．
　・持ち越し効果を除くにはウォッシュアウト期間が必要である（個々の被験者にとって試験期間が長くなる）．

図4-27　ランダム化比較試験とクロスオーバー試験

たな看護ケアを実施し，対照群にはこれまでと同様のケアを行うか何も行わず，それぞれに生じた影響を測定する方法である．分析の結果，介入群の方が対照群よりも良い効果が得られれば，それは新たな看護ケアによってもたらされたものと考えられる．

　介入を行う研究者（実験者）や介入を受ける研究の対象者の評価における主観的あるいは意図的なバイアス（偏り）を避けるために，RCTでは先述した介入研究の条件である5項目を厳密に満たす必要がある．ランダム化は，母集団から研究の対象者を抽出するとき，また，対象者を介入群と対照群に割り振るときに行われ，ランダム化によって無意識または意図的に効果が表れそうな被験者を介入群に選ぶことを避けることができ，偏りのない均一な被験者の2群をつくることができる．さらに，介入以外の影響因子で差が出ないよう，十分にコントロールされている必要がある．これらの条件が満たされていれば，介入群と対照群の結果の違いは，介入の違いによって起こったといえる．

　ただし，無作為化の過程で，研究の対象者がどちらの介入群に振り分けられるかがわからないことから，同意を得ることが難しく，必要な対象者数を得られないことがある．そのため，非ランダム化による介入が行われることがある（非ランダム化比較試験）．看護介入以外をすべて同じ条件・環境下で実施できるならば，ある程度は介入効果を評価することはできる．しかし，対象者の特性や研究者の効果判定によるバイアスが生じる可能性があるため，信頼性は低くなる．

2 クロスオーバー試験

　クロスオーバー試験は交差試験ともいわれ，ランダムに分けられた2群のそれぞれに介入と非介入を行い，データを収集することから，被験者は両方の介入を受ける．つまり，まずA群に介入群の看護を実施し，その後，対照群の看護を実施し，それぞれのデータを収集する（介入→非介入の順）．一方B群には，対照群の看護→介入群の看護の順に実施し，データを収集する（非介入→介入の順）．これによって介入を受ける順序をランダムに決めていることになる．クロスオーバー試験では，一人の被験者から両方の看護ケアの効果についてのデータを得られる．個人ごとに看護ケアの効果を比較できるため，効果の個体差をなくすことができる．また，ランダム化比較試験よりも被験者が少なくて済むという利点がある．一方で，前に行った看護ケアの効果が被験者に残っている場合，正確な結果を得られないことがある．そこで，前の介入の効果がなくなるまでの期間（ウォッシュアウト期間）が必要となり，データ収集の期間が長引き，途中で被験者が脱落したり，被験者の状態に変化が生じ，中断しなければならなくなることもある．このため研究スタート時の被験者数を十分に確保しておくことが重要である．

表4-7　検出力

		真　実	
		帰無仮説が正しい	対立仮説が正しい
検定結果	帰無仮説を採択	正しい	差があるものを差がないとみなす：第二種の過誤（β）
	帰無仮説を棄却（対立仮説を支持）	差がないものを差があるとみなす：第一種の過誤（α）	正しい（1−β）⇒検出力

一般的にはαは0.05，βは4×α，検出力は1−4×0.05＝0.8
帰無仮説，対立仮説については，➡p.134参照.

2　被験者

　介入研究では，被験者の特性が研究結果に影響を与える可能性も考慮しなければならない．例えば，看護師による口腔ケアが口腔衛生状態の改善に及ぼす効果を調べようとするときには，被験者のう歯の状態，唾液の分泌量，既往歴や現在の疾患の有無などが口腔ケアの効果に影響を及ぼす可能性がある．そこで，被験者を選択する基準，除外する条件を具体的に決定する必要がある.

　分析に用いる統計解析では，実際には差がないのに差があるとしてしまう過誤（第一種の過誤：α（アルファ））と，差があるのに差がないとしてしまう過誤（第二種の過誤：β（ベータ））が生じる．そこで，介入研究を行う場合は，これらの誤差を予測して必要な被験者数を計算する必要がある．どのくらいの被験者数にするかは，有意水準，検出力（**表4-7**），予想される効果量によって決定される.

　有意水準は5％とすることが多いことから，αは0.05となる．**検出力**とは正しく差があると判断できる確率であり，一般的には0.8という値が用いられる．また，**効果量**とは検出したい差が実質的に意味があるかを示すものであり，介入の効果を示す指標である．糖尿病患者への食事療法による血糖コントロールのように，介入によって数値が減少するものもあることから，効果量は正と負で表される．効果量の目安として，小さい効果量は｜＜0.3｜，中程度の効果量は｜0.3～0.5｜，大きい効果量は｜0.5＜｜とされている．大きな効果量が想定されるときは被験者数を少なくすることができる．被験者数の決定には，インターネット上で入手できる検定力分析ソフトを使って比較的簡単に計算できる.

3　データ収集・解析

　介入の効果を評価するためのデータ収集法としては，生理学的指標を用いた測定，チェックリストなどを用いた観察による測定，疼痛，倦怠感，熟睡感などを自己報告してもらう方法がある．因果関係を明らかにするためには，信頼性と妥当性が確立されている数量化できるものさしを用いて，客観的に測定することが欠かせない.

　統計解析によって介入の効果が認められなかった場合には，理論から仮説へ至る過程や，被験者の抽出法，測定用具，データの収集方法などに問題がな

plus α
検定力分析ソフト
G*Power 第3版はインターネット上で無料で入手できる.

かったかを振り返り，なぜ仮説が棄却されたのか考察することが重要である．一方で，統計解析の結果，有意差がみられたとしても，検出力のところで説明したように，研究者が定めた有意水準で偶然に有意差が生じた可能性もある．これらのことから言えることとして，厳密な研究計画の下，事前に被験者数も計算して，信頼性と妥当性のある測定に基づくデータ収集が行われた研究であるならば，有意差がなくても意義のある研究として評価される場合がある．

3 介入をデザインする

1 操作・介入

前にも述べたように，**操作・介入**とは，研究者が意図的・人為的に研究対象の一部に対して独立変数を変容させるような働きかけを行うことである．人為的にというのは人の手や意図が入ることを意味するため，実験者によって介入や手技に差が生じる可能性がある．常に安定した結果を得るために，実験者は操作や介入についてしっかりと技術を習得するとともに，繰り返しデータを測定して測定結果にばらつきが生じないことを確認する．また，手技は統一されていても，無意識に言葉掛けの声の調子が柔らかくなることもあるかもしれない．このような差が生じないような工夫も必要である．複数の実験者が操作する場合には，メンバー間の介入や測定方法に差が生じないように手順を詳細に設定し，統一した手技ができるかを確認する（**図4-28**）．

〔実験〕
1. 被験者は非抗菌石けんで30秒かけ両手腕を洗い，ペーパータオルで水分を拭き取る．
2. 試験担当者が10⁶cfu/mLに調整した供試菌（ATCC®25922：非病原性大腸菌）液1mLを被験者の手掌に落とす．
3. 被験者は30秒で両手および前腕に **指示された手順** で供試菌を擦り込む．
4. 試験担当者は被験者の手に触れないようにして，被験者の左手に滅菌手袋を着ける．
5. 試験担当者は注射器から手指消毒剤2mLを被験者の手掌に落とし，被験者は **指示された手順** で乾燥するまで擦り込む．
6. 試験担当者は被験者の右手に滅菌手袋を着け，右手の手袋内にサンプリング液50mLを注ぎ，手首から指先までを30秒かけてマッサージする．
7. 被験者に拳を握ってもらい，試験担当者は手首から肘にかけ30秒マッサージする．
8. 被験者の手袋を試験担当者が脱がせる．
9. 手袋の入り口を閉めて液がこぼれないようにし，手袋内に回収した液の中身が均一になるように混和し，1mLを滅菌スピッツに回収する．

指示された手順　　メトロノームに合わせて，以下のようにする．メトロノームは，1秒に1回鳴るように設定する．
1. 両掌を擦り合わせる　　　　　　　　　　　　　　　　5拍
2. 指先をもう片方の掌で擦る（両指）　　　　　　　　5拍×2回
3. 手の甲をもう片方の掌で擦る（両手）　　　　　　　5拍×2回
4. 両掌同士を合わせ，指を組んで指間を擦る　　　　　5拍
5. 親指をもう片方の手で握り回転させて擦る（両手）　5拍×2回
6. 手首を回転させながら，もう片方の手で擦る（両手）5拍×2回

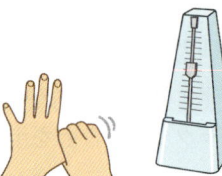

検体採取のためのマッサージ方法
1. 指を一本あたり2秒かけてマッサージ
2. 手掌を10秒かけてマッサージ
3. 手の甲を10秒かけてマッサージ
4. 被験者に拳を握ってもらい，拳をつくっているのとは別の手で手袋口を押えてもらい，手首から前腕を30秒かけてマッサージ

図4-28　実験手順の詳細な設定（例：手指消毒の効果検証実験プロトコル）

研究結果が普遍的事実であるためには，ほかの研究者が同じ操作・介入を行っても，同一の結果が得られるという再現性を確認する必要がある．そのため，論文などで公表するときには，第三者が追試できるように，操作や介入についてできるだけ具体的に記述する．

2 無作為化（randomization）

無作為化（randomization）とは，両群の被験者の背景によってバイアス（偏り）が生じることを避けるために，研究者が被験者を意図的に介入群と対照群に振り分けるのではなく，さまざまな背景をもつ被験者が，介入群と対照群それぞれに同じ確率で振り分けられるようにすることである．

例えば口腔ケアによる誤嚥性肺炎の予防効果を調べようとして，被験者を介入群と対照群に分けたとする．このとき，対照群が高齢者ばかりになってしまうと，介入群に誤嚥性肺炎の予防効果が得られたとしても，本当に介入による効果があったのか，それとも対照群に高齢者が多かったことから差が生じたのかがわからない．このように介入以外の因子（外生変数）の影響で介入効果が正しく評価できないことを交絡という（➡p.88参照）．

無作為化の方法は，現在ではコンピューターを用いて行われるようになってきた．無料のソフトウエアとしてインターネット上で提供されている乱数表や，マイクロソフト社のExcelを使って作成した乱数表が用いられることも多い．そのため，ここではExcelで作成した乱数表を用いた無作為化の方法について説明する（**図4-29**）．まず乱数表とは，0から9までの数字を，各数字の現れる確率が同じになるように不規則に縦横に並べた表である．最初にスタート位置を決定する．目を閉じてたまたま指が指したところでもいいし，自分の誕生日が例えば3月3日なら左から3列，上から3行目の位置とするなど，どのような方法でもかまわない．その後，進む方向を決め，その方向に上下左右に動かして，必要な人数が得られるまでこの動作を続けることで，無作為に介入群と対照群とに分けることができる．これはあくまでも理論上のことであるので，振り分けられた介入群と対照群の年齢，性別，およびその研究に関連する因子に，統計的に有意な差がないかを確認する必要がある．

被験者が多い場合は，無作為化による振り分けで被験者の性別，年齢，体重，疾患の程度などの背景に差が生じないが，被験者数が少ないとこれらの差が生じる確率が高くなり，結果に影響を及ぼす可能性が高くなる．もし，被験者の性差によって結果に差が出そうな場合は，被験者を男性と女性に分けた上でそれぞれに無作為化を行うなど，差が出てほしくない背景因子を考慮して，被験者をランダムに介入群と対照群に割り当てる**層別無作為化**を行う方法もある．

3 コントロール（統制）

介入研究における対照群には，介入群の従属変数に現れる変化を評価するための基礎データを提供する役割がある．**コントロール**とは「制御する」という意味であるが，介入研究では，被験者の介入群と対照群への振り分けと，介入

	1	2	3	4	5	6	7	8	9	10
1	58	62	47	82	19	25	5	59	69	47
2	64	24	77	57	53	74	89	64	96	66
3	34	100	(19)	38	48	44	77	68	13	95
4	35	92	38	38	85	12	20	77	67	95
5	60	98	62	75	63	11	90	65	78	67
6	74	12	25	85	19	95	67	31	17	23
7	78	63	22	84	38	47	78	35	72	75
8	96	29	97	28	49	93	52	86	13	13
9	54	4	83	38	15	20	2	68	41	22
10	23	36	6	5	17	13	46	3	32	49

被験者の振り分けの例：50人の被験者を無作為に介入群と対照群の2群に分ける.

振り分け前の準備
①割り当ての方法を自分で決める．例：最初から25番目までを介入群，26番目から50番目までを対照群とする（割り当ては，交互でも構わない）．
②スタート位置から進む方向を決める．例：まず右に進み，10列目に突き当ったら下方向に一つ下がり，次の行では左に進む．

振り分けの実際
①スタート位置を決定する．例：自分の誕生日が3月3日だとして，これに基づいて，左から3列目，上から3行目の「19」をスタート位置とする.
②右方向に進み，50以下を介入群の番号とする（38，48，44，13）．
③10列目に突き当ったら，その1行下の4行目に下りて，左方向に進み，50以下の数値を介入群の番号とする（20，12，35）．同じ番号が出てきた場合は飛ばす．
④同様に進み，番号を25個まで拾い出し，これらを介入群とする.

図4-29 乱数表の使い方

操作に伴うコントロールがある．被験者の振り分けに伴うコントロールは，無作為化の項で述べた通り，介入群と対照群の背景によるバイアスが生じないような振り分けを行うものである．介入操作に伴うコントロールは，介入時に独立変数以外の変数群（外生変数）が介入結果に影響を及ぼさないようにするために行うものである．例えば便秘を解消するための介入研究では，被験者の食事が便秘の状況に影響する可能性が考えられることから，データ収集の期間中，被験者全員が同じ時間に同じ食事を摂取するようにコントロールする.

4 信頼性（reliability）

介入研究の**信頼性**（reliability）は，介入の実施方法とデータ収集方法に影響を受ける．介入の実施においては，毎回一貫して同じ方法で実施されることで信頼性を得られ，データ収集については，一定の条件下で，同一の測定用具・同一の方法で計測したときに，同じ値を得られるならば，その測定用具，測定方法，および測定テクニック（データ収集方法）に信頼性と安定性があるといえる．**安定性**とは，測定時間のずれがあっても測定値に差が生じないことを意味する．繰り返し測定したときの誤差が大きいと収集したデータを使用できなくなる可能性があることから，研究する前には，必ず介入の一貫性と測定用具の信頼性・安定性を確認する.

決められた手順での介入や安定性が確保された測定用具を用いても，測定者

が変われば測定値が変わる可能性がある．このとき，2人以上の実験者（実験操作を加える人）による測定値を比較した上での一致率を測定者間信頼性という．特に，観察データから効果を判断する研究では，研究に入る前に複数の者が同一の現象を観察して，測定者によって違いが生じていないかを確認する．これにより，測定者間の誤差をなくすことが難しいと判断した場合は，介入する実験者を一人にすることや，観察場面を録画しておき，同じ測定者が判断するなどの工夫が必要となる．

また，誤差が生じる原因には，介入操作のしかたや測定用具だけでなく，被験者や実験環境も挙げられる．被験者によって誤差が生じる因子としては，サーカディアンリズムによる変動，性周期がある．実験環境による誤差の因子としては，気温，気圧，明るさなどがあり，これらは測定用具と被験者の両方に影響を与える可能性がある．

信頼性のある介入研究を行うためには，介入方法，測定用具，測定者（実験者），被験者，時間的なずれも含めた実験環境などについて，一貫性を確保することが重要といえる．

5 妥当性（validity）

妥当性（validity）とは，研究で測定しようとする介入効果を測定用具がどの程度適正に測定できるかの指標である．つまり，妥当性には測定用具の正確さの度合いも含まれることから，測定用具の誤差をなくすことは重要な観点である．使用する器具によって結果に誤差が生じることがあるため，必ず確認しておく（**図4-30**）．

妥当性には内的妥当性と外的妥当性がある．**内的妥当性**とは，介入後に得られた身体反応や心理的反応が，介入の実施によってのみ生じたものであるという，介入と測定値の因果関係をどの程度説明できるかということである．内的妥当性を高めるためには，測定するデータが介入以外の条件で変化しないよう

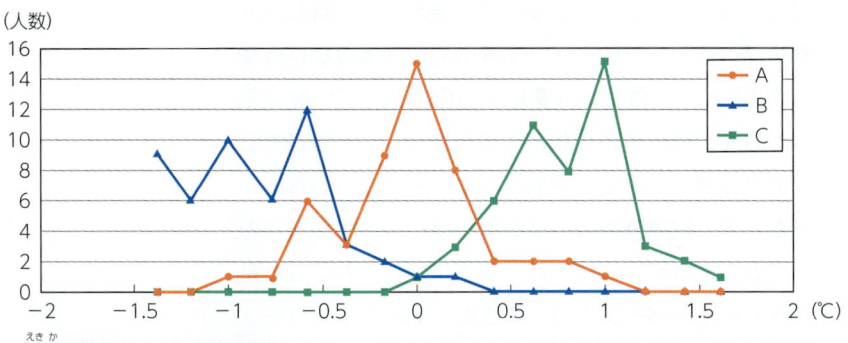

(人数)

腋窩体温計による腋窩温を基準（0℃）としたときの3種類の鼓膜体温計による鼓膜温の差の分布
A：腋窩温の0±1℃の範囲に分布
B：腋窩温より低い値
C：腋窩温より高い値

図4-30　3種類の鼓膜体温計の比較

に，被験者や環境などの条件を統一する必要がある．例えば清拭時の皮膚温は室温，湿度，気流などの影響を受けることから，測定時には実験室の室内環境を統一するなどである．被験者を無作為に割り付けることによって，理論上は介入のみが異なるというRCTは，内的妥当性が最も高い研究デザインであるといわれる．

外的妥当性とは，実施した看護ケアによって生じた効果が，広く誰にでも表れるかということであり，外的妥当性が高いということは，その看護ケアの効果が普遍的であることを意味している．

4 介入研究の落とし穴

1 ホーソン効果

研究の妥当性に関わるものに**ホーソン効果**がある．これは，人に注目されることで良い結果を出そうとし，行動が変容する現象で，1924年から8年間にわたってホーソン工場で行われた作業効率に関する実験研究に由来している．ホーソン工場では，照明，室温，休憩時間等さまざまな作業条件の下で流れ作業の効率を調べた結果，実験が進むにつれて，どのような条件であっても効率が上昇するという現象が示された．原因としては，従業員が被験者になったことで，実験者から向けられる注目に対し，実験者の期待に添いたいという心理的反応が生じ，作業を頑張ったことだと考えられている．つまり人に注目されることによって，効率を上げる効果があるということである．

このような現象は，手指衛生の実施率でもしばしばみられる．定期的に手指衛生の実施状況を調査すると常に高い実施率が示されるが，事前の予告なしで調査すると実施率が大きく減少するのである．このように，ホーソン効果は研究者の意図とは関係なく，被験者の行動に良い方向性での変化を生み出すことから，研究の妥当性を左右する．

2 プラセボ効果

ほかに研究の妥当性に影響するものとして，**プラセボ効果**がある．新しい薬や治療法の有効性や安全性を調べる臨床試験では，薬理学的な効果のない偽薬（プラセボ）が対照として使用される．偽薬には薬理学的作用や生理学的効果がないはずであるにもかかわらず，被験者の症状が回復したり，副作用が生じることがある．このような効果は暗示効果や期待効果によるものといわれる．

プラセボ効果の有名な例として，炭酸飲料のペプシコーラとコカ・コーラの戦い，通称「コーラ戦争」がある．コカ・コーラ社とペプシコ社はもともと良きライバルであり，さまざまなキャンペーンを行ってきた．そのキャンペーンの一つに，ペプシコ社の企画した「ペプシ・チャレンジ」というものがあった．一般消費者にブランド名を隠し，2社のコーラを飲み比べてもらい，どちらがおいしいかを答えてもらうというものである．結果，多くの人がペプシコーラを選んだ．しかし，コーラのラベルを隠さずに飲み比べてもらったとこ

ろ，多くの人がコカ・コーラを選んだというのである．これは，コカ・コーラ
というブランドに対する消費者の知識・イメージがコーラを選ぶ際の気持ちに
結びついた結果，消費者の選択を変えてしまったという可能性を示している．

3 偏りを防ぐ方法：盲検化

　このような偏りは，被験者によるものだけでなく，データの測定者や分析者
が介入内容を知ったことで，先入観をもったり，無意識に特別な配慮をしたり
して生じることがある．これらの偏りを回避するためには，被験者がどちらの
群に割り当てられたかわからないよう処理すること（**盲検化**）が有効である．
盲検化について，例えば，ケアを行う看護師の手の温かさと，心地よさへの効
果・リラクセーション効果との関係を調べるとしたとしよう．手の温度は，看
護師の手掌を氷で冷却した場合，看護師の手掌を研究の対象者とほぼ同等の温
度に調整した場合，看護師の手掌を湯に浸けて温めた場合の3通りとする．
このとき，被験者，データの測定者に，看護師の手の温度についての情報を事
前に知られていると，被験者の反応や計測結果に偏りが生じることが考えられ
る．このような場合には，被験者，データの測定者が共に看護師の手の温度を
わからないようにして実施する．これが盲検化である．

　盲検化には，被験者だけが知らない一重盲検化，被験者と測定者が知らない
二重盲検化，被験者，測定者および分析者も知らない三重盲検化がある．この
介入では，看護師が被験者の手に触れるという行動は共通しているため，どの
ような温度で触られるかは，行動を見ただけでは被験者，測定者共にわからな
い．しかし，看護師が被験者の手に触れる場合と触れない場合の比較のよう
に，介入の有無が目で見てわかるものであると，二重盲検法を用いることは難
しい．このような場合は時間はかかるが，クロスオーバー試験による研究デザ
インが有効である．

📖 **引用・参考文献**

1) 文部科学省・厚生労働省・経済産業省. 人を対象とする生命科学・医学系研究に関する倫理指針. 2021.
2) Jacob Cohen. Statistical Power Analysis for the Behavioral Sciences. 2nd Edition, Routledge Inc., 2013. http://www.utstat.toronto.edu/~brunner/oldclass/378f16/readings/CohenPower.pdf, （参照2024-10-24）.
3) Jennifer R. Gray et al. The Practice of Nursing Research: Appraisal. Synthesis, and Generation of Evidence. 9th Edition, Elsevier Inc., 2020.

🔖 重要用語

実験研究	無作為化	ホーソン効果
準実験研究	交絡	プラセボ効果
介入研究	コントロール	盲検化
有意水準	信頼性	
操作・介入	妥当性	

5 量的研究のデータ分析

　量的研究では，結論を導くまでの過程で統計学的な分析法を利用するため，統計学に関連した知識が必要となる．しかし，難解な数式や統計学的理論等の専門的な知識までを網羅的に理解する必要はなく，統計学的分析法をツールとして利活用できるスキルを身に付けることが重要となる．本節では，量的研究のデータ収集から解析までの一連のプロセスを解説する．

1 「データを分析する」とは

　量的研究では，興味のある対象（被験者等）を観察や調査することで対象にまつわるさまざまなデータを得ることができる．例えば，高血圧症患者100人を対象に調査を行い，100人分の性別，年齢，血圧値，血液検査値，服薬状況などのデータを得たとする．これらのデータは，何も処理を加えないと単なる数値の集まりに過ぎず，漠然と数値を眺めただけでは解釈ができない．そこで，統計学的な分析手法を用いて適切に分析することで，データの特徴や性質をみることができ，さらには研究における仮説の立証につなげられる．

2 データの分析の前に

1 データの収集

　データの収集方法には，質問紙調査（アンケート調査），構造化面接法，実験，既存データの利用などがある．質問紙調査は複数の質問を用意し，選択肢形式や評価形式で回答してもらうことでデータを得る方法である．実験は，研究室や実験室などの管理された環境下で実験を行い，その結果としてデータを得る方法である．既存データの利用とは，先行論文，統計資料などのオープンデータを利用する方法である．

➡ 質問紙調査については，4章3節1項3 p.94参照.

　データの収集方法は，研究のデザインや目的，調べたい仮説によって異なり，収集にかかる手間や費用も異なるため，研究計画を立てる段階から実施可能で最適な方法を検討しておく．

2 データの種類と特徴

　データは，大きく分けると一次データと二次データに分類される．

　一次データとは，研究者自身が質問紙調査や実験等で収集したデータである．研究者が自らデータを収集する必要があるため，収集に伴う時間，人員などの大量のリソースが必要となる．しかし，研究者の研究目的に従って収集できるため，データの精度や信頼性を研究者自身がコントロールすることができるという強みがある．

　一方，**二次データ**は，研究者以外の第三者によって収集・記録されたデータであり，既存データとも呼ばれる．二次データには，レセプトデータ，診療データ，国勢調査などのオープンデータがある．研究者が直接調査せずとも比

較的簡単に大規模なデータが入手でき，調査に費やす時間を節約することもできる．しかし，二次データは研究者の研究目的に沿って収集されたものではないため，研究に必要なデータの欠落や，データの精度や信頼性の評価が難しいといった制限がある．また，誰でも入手可能なデータであるため，研究としての価値を出すためには高度にデータを組み合わせるデータプロセッシング*なども必要となる．

3 データ収集における留意点

研究の目的に合致しないデータや，解析や集計を行う予定のないデータを収集しないようにするため，研究計画の段階から収集するデータの項目を十分検討する．研究の目的に従った適切な対象集団からデータを得ることができるか，本当に必要なデータは何か，必要なデータに漏れはないか，どのような理由でそのデータが必要なのか，データの収集方法は適切であるか，収集するデータは解析可能であるか，データの精度や信頼性・妥当性をどのように担保するのか，などが重要な視点である．

不要なデータを収集することで，調査対象者の負担の増加や，データの欠損によるデータの質の低下を招くリスクが増える．氏名などの個人情報は原則として収集しない．回答者を識別したい場合は，回答者を識別する番号（登録番号や患者ID）をあらかじめ割り振った名簿を作成し，調査票では識別番号のみを記載する．

その他，記載（入力）が短時間で済むこと，重複データ（同じような回答が得られると予想される質問）の削除，否定形の質問を用いないこと，一貫したレイアウト，自由記載やオープンクエスチョンの欄の排除，数値の桁や単位の指定等の工夫をしておくことで，効率的なデータ収集ができる．

4 データクリーニング

1 データクリーニングとは

データクリーニングとは，調査によって収集したデータに「誤り」がないかやデータ間で不整合がないか，また，データベースに保存されているデータに重複や誤入力，表記の揺れがないかをチェックし，データの削除や修正などを行い，データを解析できる状態にすることをいう．

データの誤りには，値がないことを意味する欠損値（欠測値）や，ありえない値である異常値などがある．また，明らかな異常と判定できなくてもほかの値から大きく離れた値は外れ値と呼ばれている．外れ値は，医学的に取りえない値か，信頼性に乏しい値か，などを慎重に検討し，その上で，修正が可能かどうか，あるいは解析から除外（データを削除）するかどうかを検討する．解析から除外する場合，その客観的理由を明確に示す．

2 電子的にデータを収集した場合のデータクリーニング

ウェブアンケートやEDC（Electronic Data Capture）システム等のインターネットを使って電子的にデータを収集する場合，データの収集段階で，

<aside>
用語解説 *
データプロセッシング
コンピュータによるデータ処理のこと．収集したデータを目的に従って加工し，情報として役に立ちそうな形に整形して有益な情報を抽出する操作．

4

量的研究の基礎

➡ 信頼性，妥当性については，p.98 用語解説参照．
</aside>

誤ったデータを登録しないためのチェック機能（ロジカルチェック）を活用することで，データクリーニングを効率的に行うことができる．ロジカルチェックとは，例えば，「入力形式が正しいか」「数値が範囲内か」「調査項目間での内容の矛盾ないか」「入力漏れはないか」などを，対象者が回答する際にチェックできる機能のことをいう．インターネットを利用すると，回答されたデータが直接データベース化されるため，データの入力作業が省略できるというメリットもある．しかし，調査フォームの設計スキル，高額な費用，セキュリティ対策などが問題となるため，研究の規模や内容に応じてどちらの方法が適しているのかを研究計画の段階で検討しておく．

3 データのタイプ

1 変数

　データ分析を行う際，統計学では**変数**という言葉がよく使われる．変数とは，データのうち共通の測定手法で得られた同じ性質をもつ値のことを指している．例えば，ある研究の対象者から「身長」を測定した場合，「身長」は一つの変数であり，このようなデータを1変数データと呼ぶ．対象者から身長のほかに「性別」「年齢」「体重」のデータを収集した場合は，4変数データと呼ぶ（**図4-31**）．

　なお，統計学では変数の数を**次元**と表現することもある．これは，1変数であれば一次元の数直線上に，2変数の関係であれば二次元の平面状にプロットできる（データとして得られた値の位置に点を打つことができる）ことからこのように呼ばれる．三次元以上となると可視化が難しくなり，このような多数の変数が含まれるデータを高次元データと呼んでいる．高次元データは，1変数や2変数の解析と比較して分析の難易度は上がってくる．

1変数のデータ

身長（cm）
182.5
166.8
158.9

4変数のデータ

性別	年齢（歳）	身長（cm）	体重（kg）
男	38	182.5	80.5
女	35	166.8	55.6
女	28	158.9	45.5

図4-31　変数の例

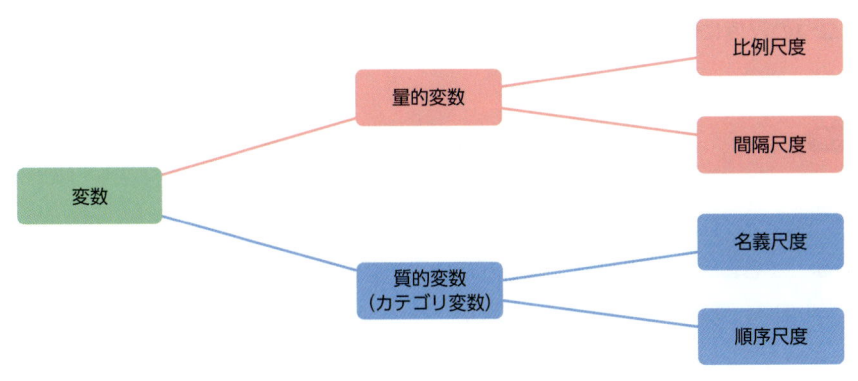

図4-32　変数と尺度

2　変数のタイプ

　変数には大きく二つのタイプがある．年齢のように数値で収集される**量的変数**と，患者満足度のように「満足／ほぼ満足／普通／やや不満／不満」のカテゴリーで収集される，数値で表せない**質的変数**である．データ分析では，変数のタイプによって分析手順が異なるため，変数のタイプを理解することが重要である（**図4-32**）．

|1|量的変数

　例えば，身長，体重，体温，血圧などは，数値として測ることができるため，量的変数である．量的変数は数値であるために，大小関係があり，平均値などを算出できる．量的変数は数値の性質に応じて，比例尺度と間隔尺度という二つの尺度によって測定することができる．

量的変数を測る二つの尺度

▶**比例尺度**

　数値の大小関係，数値の間隔，比に意味があり，絶対基準*となる値「0」が存在する尺度である．比例尺度で測られる値の代表例は，身長，体重，睡眠時間などである．

▶**間隔尺度**

　数値の大小関係と数値の間隔に意味があるが，絶対基準となる値「0」が存在しない尺度である．比は意味をもたない．間隔尺度で測られる値には，聴力，血圧，摂氏温度，偏差値，テストの点数などがある．

用語解説＊
絶対基準
「絶対的」とは，ほかの何ものとも比較されずに成り立つことであり，ほかのものから影響されない基準のことを「絶対基準」という．

|2|質的変数

　質的変数は，例えば性別（男／女），患者満足度（非常に満足／満足／普通／やや不満／不満）などのようにデータがカテゴリーによって示されるものであることから，カテゴリー変数とも呼ばれる．質的変数は変数の性質に応じて，

名義尺度と順序尺度の二つの尺度によって測定することができる．

質的変数を測る二つの尺度

▶ **名義尺度**

単に区別することを目的とした尺度である．例えば，性別，血液型，住所，患者ID，被験者登録番号などが名義尺度で測られる．名義尺度の目的は値を区別することであるため，大小関係，間隔，比は意味をもたない．

▶ **順序尺度**

順序関係や大小関係に意味があるが，値同士の間隔には意味がない尺度である．順序尺度には，健康状態（悪い／普通／良い），心不全の重症度分類（NYHA分類），がんの病期分類（ステージ）等がある．

4 データコーディング

質的変数は，数値データではないため，そのままでは分析に利用することができない．そのため，変数のデータに対して特定のコードを割り当てる**コーディング**によって数値化を図り，解析可能なデータに変換する必要がある．コーディングには，変数をダミーコーディングする方法やコーディング辞書を利用しコード化する方法がある．

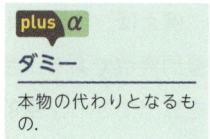

plus α
ダミー
本物の代わりとなるもの．

1 ダミーコーディング

ダミーコーディングとは，ダミー変数を使用して質的変数を数値化する操作のことである．ダミー変数とは質的変数を「０」または「１」の数値データに変換した変数である．例えば，性別を「男性／女性」として収集した場合，これらのデータを，〈男性＝０，女性＝１〉または，〈男性である＝１，男性でない＝０〉，〈女性である＝１，女性でない＝０〉のように数値に置き換える．このようにすることで，男女別の人数の合計や，男女比などを計算することができる．血液型のように，A型，B型，O型，AB型と複数の種類のデータがある場合は，〈A型＝１，B型＝２，O型＝３，AB型＝４〉と置き換える方法もあるが，解析の段階で扱いが難しくなる．そのため，〈A型である＝１，A型でない＝０〉，〈B型である＝１，B型でない＝０〉……のように４種類の変数とするほうがよい．このように変換することで，各変数の合計値や平均値から，それぞれの人数や全体に占める割合などが簡単に求められるようになる．

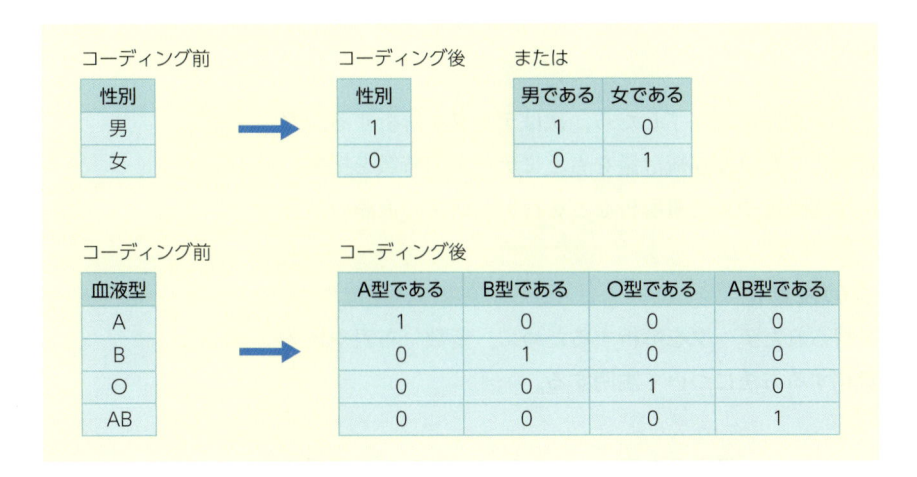

2 コーディング辞書の活用

コーディング辞書を利用したコード化とは，主に合併症や診断名，有害事象の症状，併用薬データ等のテキストデータに対して，コーディング辞書を用いてコーディングすることである．例えば，ある研究で小児の既往歴を調査した際，「おたふくかぜ」「ムンプス」「流行性耳下腺炎」「Mumps」のように，同じ疾患であってもさまざまな表現でデータが収集されることがある．これらの疾患を同一の事象として解析する必要があるため，このような場合に，コーディング辞書であるMedDRA/J（Medical Dictionary for Regulatory Activities/Japanese version：ICH国際医薬用語集日本語版）やWHO D-D（WHO Drug Dictionary）などを用いる．MedDRA/Jとは医薬品規制調和国際会議（ICH）によって国際的な標準医薬用語として開発された医薬用語集であり，疾患名や有害事象名のコーディングに使用できる．WHO D-Dは医薬品を国際的基準によって分類した辞書で，薬剤名などをコーディングする場合に使用できる．

この例では，MedDRA/Jで定義されている「10028257 Mumps ムンプス」にコーディングすることによって，各々のデータを同一の事象として表すことで，集計や解析ができるようになる．

3 コーディングマニュアルの作成

データコーディングを行った場合は，各変数に対してどのようにコーディングを行ったかを示す**コーディングマニュアル**を必ず作成する．変数をひとたび数値化すると，例えば「性別＝1」が何を示しているのかわからず，研究者間でのデータ共有も難しくなる．コーディング辞書を使用した場合は，定期的にバージョンアップが行われることもあるため，どのバージョンを使用してコーディングを行ったのかや，バージョンアップされた場合の取り扱い等をあらかじめ記録しておく．

5 データの解析

データの入力やコーディング作業が完了したら，次はデータを解析する．解析ではまず，データを視覚化したり記述統計量をもとにデータの特徴を把握したりして，その後，統計学的検定や多変量解析などを行い，研究の仮説の検証につなげていく．

1 量的変数のデータの視覚化

まず，量的変数として得られたデータを解析するために，度数分布表やヒストグラムを作成して視覚化する方法について説明する．

a 度数分布表

量的変数を視覚化するためには，**度数分布表**をもとにヒストグラムや棒グラフ等を作成していく．度数分布表とは，観測値の取りうる値をいくつかの階級に分け，それぞれの階級に含まれる観測値の数を合計し，表にしたものである．例として，ある大学における男子学生100人の身長データを度数分布表にしたものを図4-33に示す．

b ヒストグラム

ヒストグラムとは，度数分布表の度数または相対度数をグラフにしたものである．階級は横軸（x軸）で，度数は縦軸（y軸）で表現する．ヒストグラムを作成することで，データの分布（形状）や，外れ値や誤ったデータが含まれていないかを視覚的に確認できる．図4-34のヒストグラムの例からは，データがほぼ左右対称の山型の分布に分布しており，身長160cm以上185cm未満の範囲に限られたデータであるといった情報を得ることができる．

度数分布表やヒストグラムの階級幅をどの程度にするかや，区切る数（階級数）を何段階にするかについて，その設定ルールはないが，グラフを一目見て分布の特徴がわかるようにすることが目的であるので，適切にこれらを設定す

	階級	階級値(cm)	度数	相対度数	累積度数	累積相対度数
度数を集計するための区間を表す → 階級を代表する値で，通常は階級の中央の値が当てられる	160cm以上165cm未満	162.5	11	0.11	11	0.11
	165cm以上170cm未満	167.5	29	0.29	40	0.40
	170cm以上175cm未満	172.5	41	0.41	81	0.81
	175cm以上180cm未満	177.5	16	0.16	97	0.97
	180cm以上185cm未満	182.5	3	0.03	100	1
			100	1.00		

（注記）
- 階級に当てはまるデータの数
- 度数の合計を1としたときの各階級の割合
- 度数を積み上げて足した数
- 相対度数を積み上げて足した数

図4-33 度数分布表（量的変数）

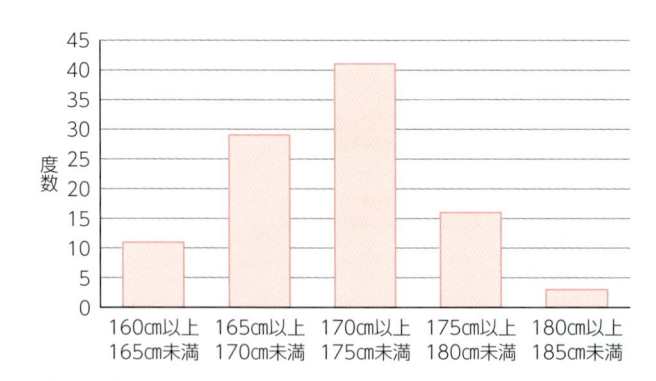

図4-34 ヒストグラムの例

	血液型	度数	相対度数
	A型	48	0.48
	B型	21	0.21
	O型	21	0.21
	AB型	10	0.1
	計	100	1

選択肢に当てはまるデータの数

全体を1としたときの各選択肢が選択された数の割合

図4-35 度数分布表（質的変数）

る必要がある．このような場合，階級数を求めるための公式（スタージェスの公式）を利用することができる．

2 質的変数のデータの視覚化

質的変数を視覚化するためには，度数分布表（図4-35）を作成し，そこから棒グラフや円グラフ等を作成する．質的変数の度数分布表は，変数の順序関係がない場合，累積度数や累積相対度数は意味をもたない．順序関係がある場合は，量的変数として扱うことでヒストグラムを描くこともできる．

a 記述統計

度数分布表やヒストグラムによってデータが可視化されると，どのような値がどの程度の頻度で各階級に含まれるかなどの全体像を大まかに把握できる．一方で，可視化しただけでは，データの特徴のとらえ方が見た人の主観的な判断に委ねられる．そこで，**記述統計**によってデータから平均値や分散等のさまざまな数値を求め，変数の情報を多角的に示すことで，データの特性を数量的に表現し，客観的かつ定量的に記述できる．このとき計算される数値（統計量）を記述統計量，あるいは要約統計量と呼ぶ．

b 記述統計量（要約統計量）

記述統計量には，データの大まかな中心や特徴を表す**代表値**である平均値，中央値，最小値，最大値，データのばらつきを表す**散布度**である分散，標準偏差，四分位範囲がある（図4-36）．

❶**代表値**　平均値，中央値，最小値，最大値，最頻値がある．

:**平均値**　最も頻繁に使われる代表値の一つで，すべてのデータの和を，データの個数で割った値である．平均値は，データに極端に大きい値，または小さい値（外れ値）が含まれている場合，それらの影響を受けやすい．

:**中央値**　データを小さい順に並べたときに真ん中になる値である．データの数が偶数の場合，中央に二つの値が位置するため，その二つの値の平均を中央値とする．中央値は数値そのものの情報は使わず，順番だけに着目するため，データの外れ値に影響されにくい．

:**最小値と最大値**　データの中で最小の値を最小値，最大の値を最大値という

例）11人の研究の対象者のBMI（データ）についての記述統計量

No.	BMI	
1	22.8	
2	25.7	
3	22.4	
4	18.9	
5	24.9	
6	28.2	
7	24.4	
8	23.4	
9	22.3	
10	22.4	
11	22.4	
-	23.4	平均値

データの値が小さい順に並べる

No.	BMI	
4	18.9	最小値
9	22.3	
3	22.4	最頻値
10	22.4	最頻値
11	22.4	最頻値
1	22.8	中央値
8	23.4	
7	24.4	
5	24.9	
2	25.7	
6	28.2	最大値

標準偏差＝$\sqrt{分散}=\sqrt{5.64}$＝2.37

第1四分位点＝22.4

四分位範囲＝2.5

第3四分位点＝24.9

代表値　散布度

図4-36　データの代表値と散布度

- **最頻値**　データの中で最も頻度が高い値（一番多く出現している値）のことである．データの中で全体としてどのような値が典型的に表れるのかを把握する際に役立つ．

❷散布度　データのばらつきを評価するための代表的な記述統計量．例として，分散・標準偏差，範囲などがある．

- **分散・標準偏差**　いずれもデータのばらつきを評価するための記述統計量である．分散はデータの各値が平均値とどの程度離れているかを評価することでデータのばらつき具合を定量化する．データのばらつきが大きいと分散の値は大きくなる．

　標準偏差は分散の平方根*を取った値である．分散と標準偏差の違いは平方根の有無しかないため有する情報に違いはないが，標準偏差は分散の平方根を取っているため元々のデータの単位と一致する．そのためデータのばらつきの度合いを評価する指標としては標準偏差が使われることが多い．

> **用語解説*　平方根**
> $x^2=a$
> この式において，２乗すると「a」になる数，つまり「x」を平方根という．２乗することを平方という．
> 例）$6^2=36$なので，６は36の平方根となる．

- **範囲**　最大値と最小値の差を表す．範囲の大きさからデータがどのくらいの幅にあるのかがわかる．ただし，外れ値の影響を大きく受ける．
- **四分位範囲**　範囲を改良したもので，第３四分位点（第３四分位数，75％点）と第１四分位点（第１四分位数，25％点）との差を表す．四分位点とは，データを小さい順に並べ，データを４等分したときの三つの分割点のことである．四分位範囲ではデータの両側１/４のデータを切り落としているため，外れ値の影響を受けにくい．四分位範囲の値が大きいほどデータがばらついていることを表している．

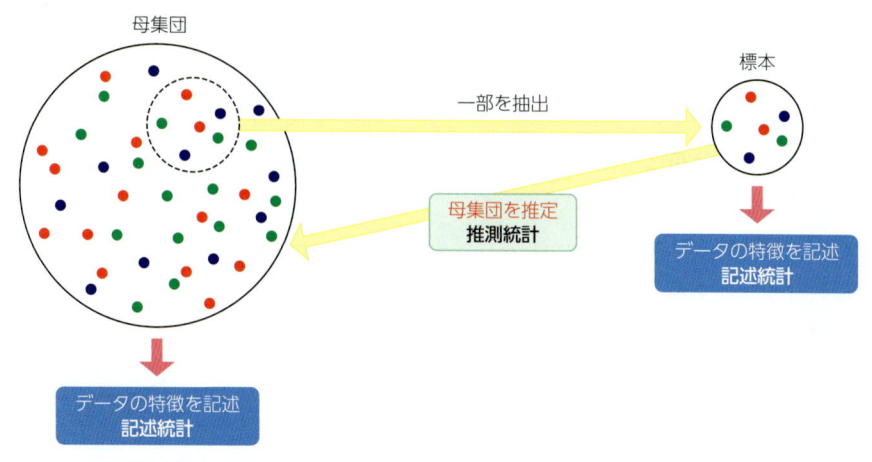

図4-37　推測統計と記述統計の違い

C　推測統計

　記述統計が得られたデータを整理し，データのそのものの特徴や傾向を把握することを目的としていたのに対し，**推測統計**では，得られたデータ（標本）からデータの発生元（母集団）の特徴を推測する（**図4-37**）．推測統計には，統計的推定と統計的仮説検定の二つの考え方がある．推測統計を行う上では，その基礎となる母集団（全数調査）・標本（標本調査）の概念と，分布について理解しておく必要がある．

❶ 母集団（全数調査）と標本（標本調査）

　母集団とは，研究の目的と結果を当てはめたい集団であり，**標本**は，その母集団から無作為に選び出された集団である．母集団を対象に調査を行うことを「全数調査」，標本を対象に調査を行うことを「標本調査」と呼ぶ．

　例えば日本人の成人男性の平均身長を調べるとき，全数調査は，日本人の成人男性全員の身長を測定し平均身長を計算する方法である．一方，標本調査は，日本人成人男性の中から無作為に選んだ人の身長を測定し，収集したデータから日本人成人男性全員の平均身長を推定する方法である．全数調査は，対象となるすべての人を調査しているため，正確な結果が得られる．一方，標本調査は，母集団の特性を直接調べないため，統計学の手法を用いて推定する必要がある．全数調査は膨大な費用や手間がかかるため実現不可能なことが多く，ほとんどの研究は標本調査で実施されている．

　標本調査を行う上で重要なのが，標本が母集団を代表した集団だとみなせるかである．例えば，日本人全体の平均年収を調べる際，東京に住む人だけを調査してしまうと，東京が他の地域よりも年収が高いため，この標本から算出される平均年収は日本人全体という母集団のデータを反映していないことになる．

❷分布

標本から母集団の性質を推測するためには，母集団のデータの分布を推定し，その分布をもとに母集団を推測する．**分布**とは，各変数の値の広がりの状態のことをいう．分布には，正規分布，一様分布，二項分布，ポアソン分布，指数分布等がある．中でも正規分布は最も重要な分布であり，多くの統計手法は，データが正規分布に従うという仮定に基づいて用いられる．

⠿ 正規分布

正規分布は，自然界や人間・生物の行動や性質，社会現象などさまざまな現象に対し，よく当てはまることが知られている．

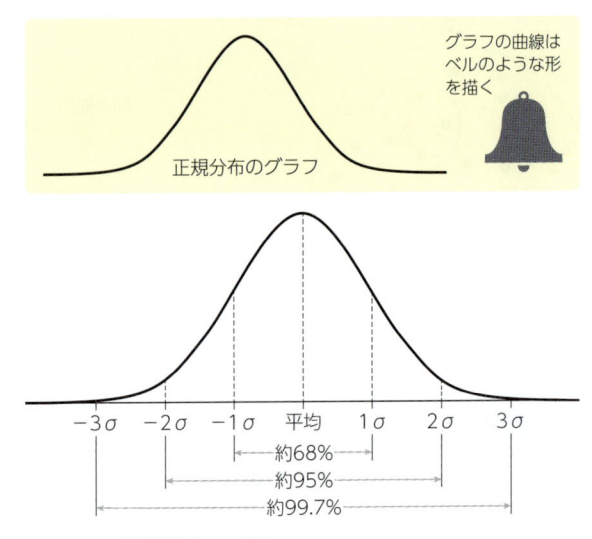

正規分布のグラフ

グラフの曲線はベルのような形を描く

図4-38　正規分布のグラフ

正規分布は，**図4-38**のように平均値を中心として釣鐘（ベル）型に左右対称に分布するものであり，平均値と標準偏差の値や大きさによって形が決まる．正規分布は，「平均値±標準偏差」の範囲に全体の約68％，「平均値±1.96×標準偏差」の範囲に全体の約95％，「平均値±2.58×標準偏差」の範囲に全体の約99.7％が含まれる性質がある．

データが正規分布している場合，そのデータをパラメトリックデータ，正規分布していない場合はノンパラメトリックデータと呼ぶ．データが正規分布に従うかどうかを確認する方法は，ヒストグラム等を用いて視覚的に確認するか，またはデータの母集団が正規分布に従っているかどうかを調べるための検定（正規性の検定）を用いて客観的に評価する方法がある．

d 統計的推定

統計的推定とは，標本から母集団の特徴（平均や分散など）を推測する手法である．統計的推定には点推定と区間推定がある．

❶点推定

点推定は，標本から母集団の平均や分散などの特性を示す母数を一つの値（点）として推定する方法である．例えば，日本人成人男性の身長を調べるため，母集団から無作為に抽出した標本から平均身長を計算し，その結果が170cmだったとき，この値をそのまま日本人の成人男性の平均身長と推定する．点推定は，平均値以外に中央値，分散などでも用いることができる．

❷区間推定

点推定が母集団の特性を示す母数を一つの値として推定するのに対し，**区間推定**は，母集団の特性を区間（幅）で推定する方法である．通常，標本の平均値と母集団の平均値が完全に一致することはない．つまり，同じ母集団から抽出した標本であっても，そこから計算される推定値は偶然的なバラつきによっ

て**誤差**（標本誤差）が発生する（**図4-39**）.

　そこで，この誤差を考慮に入れ，一定の区間をもって母集団の特性を推定することで，推定の信頼性が高まる．区間推定で推定した区間を信頼区間という.

∴ 信頼区間

　ある信頼度（信頼係数）をもって真の母数の値が含まれると考えられる数値範囲のことである．信頼度は，慣例的に95％とする場合が多く，そのため一般的には**95％信頼区間**として用いられる．95％信頼区間の解釈は，「95％の確率でこの区間が母数を含んでいる」となる．これは，母集団から標本を抽出し，95％信頼区間を算出する，という作業を100回やったとき，計算した信頼区間のうち95回はその区間の中に真の値が含まれることを意味している（**図4-40**）．よって95％信頼区間を「母数が95％の確率でその区間のどこかにある」とするのは誤りである.

　信頼区間はその幅にも重要な意味があり，幅が狭いほどばらつきが小さく推

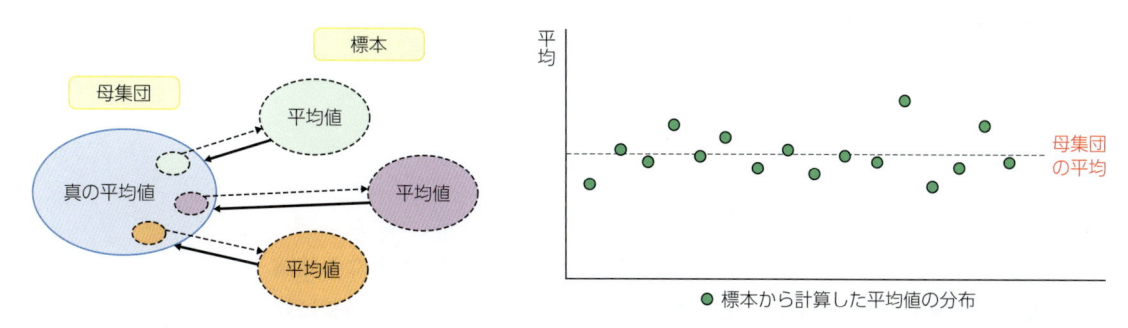

図4-39　区間推定

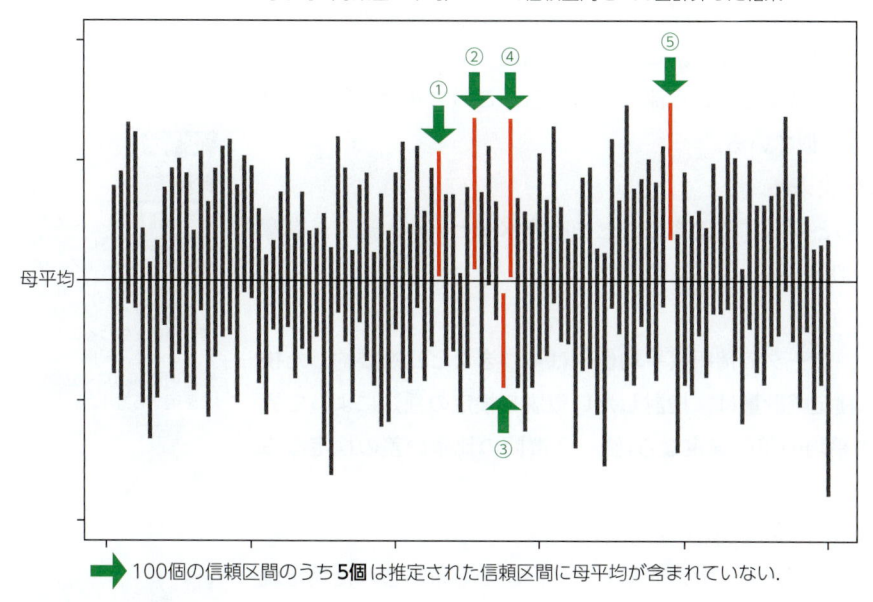

図4-40　信頼区間

定の精度が高いといえる．ただし，信頼区間の幅は，標本の大きさの影響を受けるため，標本が大きいほど信頼区間の幅は狭くなる．母集団の大きさそのものは信頼区間の幅に影響を与えない．

6 統計的仮説検定

コンテンツが視聴できます（p.2参照）

　統計的仮説検定（あるいは仮説検定）は，研究者が立てた仮説に対して，それが正しいか否かを統計学的に検証することで仮説の確からしさを判定する統計手法である．統計的仮説検定では，p値という数値を計算し，仮説を支持するか（仮説が正しいか）どうかを判断する．一般的には，「有意差あり／有意差なし」という結論を得るための手法として知られ，以下の手順で行う．

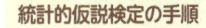
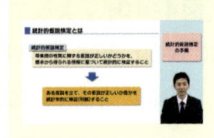

1．帰無仮説と対立仮説を設定する
2．事前に有意水準を決める
3．検定統計量を計算する
4．検定統計量からp値（有意確率）を求める
5．有意水準とp値に基づいて帰無仮説を棄却するか判断する

|1| 帰無仮説と対立仮説を設定する

　統計的仮説検定では，まず導きたい結論（**対立仮説**）とその反対となる結論（**帰無仮説**）を設定する．例えばある新薬の有効性を調べる試験で，「新薬に効果がある」という仮説を検証したい場合，帰無仮説を「薬に効果がない」，対立仮説を「薬に効果がある」と設定する．つまり，「薬に効果がある」という導きたい結論に当たる仮説を直接証明するのではなく，「薬に効果がある」という仮説を否定する帰無仮説を立てて，この仮説が間違っていることを示すことによって，対立仮説を支持するという流れで考える．この方法は，数学で見かける背理法*の考え方に似ている．

|2| 事前に有意水準を決める

　帰無仮説が誤っていると判断する確率のことを**有意水準**という．通常，有意水準は0.05（5％）と設定する．

|3| 検定統計量を計算する

　収集したデータから，データの情報（平均値やばらつきなど）を要約した**検定統計量**を計算する．検定統計量は，検討したい仮説や検定の種類によって異なり，例えば2群間の平均の差の検定ならt値，2群間の比率の差の検定ならカイ二乗値と，さまざまな検定統計量がある．

|4| 検定統計量から有意確率（p値）を求める

　帰無仮説が正しいという仮定の下で，収集したデータから求められた検定統計量がどのくらいの確率でその値となるかを計算する．この確率のことを**p値**

用語解説 *

背理法

ある命題が正しいことを証明したいときに，その命題が「誤りである（成り立たない）」と仮定して推論を進め，その仮定では矛盾が生じることを示すことで，間接的に命題が「正しい（成り立つ）」と証明する方法．

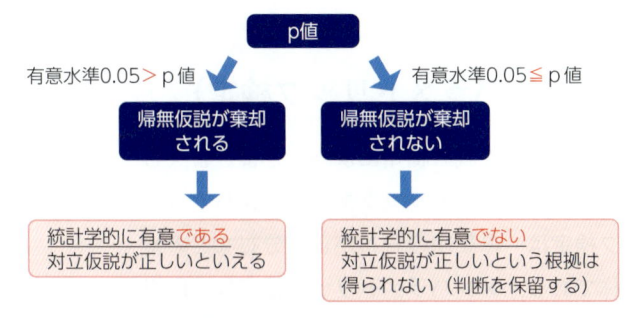

図4-41　帰無仮説を棄却する基準

（または**有意確率**）という．p値が小さいということは，検定統計量がその値となる確率が低いことを意味している．p値はデータ数に大きく左右され，データ数が多いほど値が小さくなる傾向がある．

5 | 有意水準とp値に基づいて帰無仮説を棄却するか判断する

有意水準とp値を比較し，有意水準よりもp値が小さい場合，帰無仮説は間違っていたと判断（棄却）し，対立仮説が正しいと主張（仮説を採択）する．このとき，知りたいのが2群間の平均値の差であれば，「2群間に，統計学的に有意な差がみられた」と表現する．

逆に，有意水準よりもp値が大きかった場合は判断に注意を要する．この場合は帰無仮説が間違っていたと判断できないため，帰無仮説が正しいと判断できそうであるが，一概にそういうわけではない．統計的仮説検定は数学の背理法に似た考え方であるので，帰無仮説が誤っているとは判断できない（対立仮説が正しいと結論付けることはできない），としか言えない．つまり，p値が有意水準よりも大きい場合は，帰無仮説と対立仮説のどちらが正しいかの判断を保留するという解釈になる（**図4-41**）．

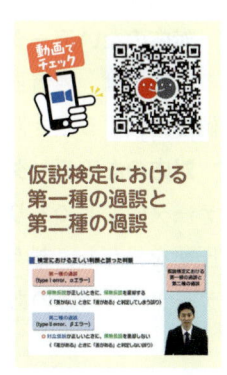

仮説検定における
第一種の過誤と
第二種の過誤

7 両側検定と片側検定

仮説検定は対立仮説の立て方によって，両側検定と片側検定に分類できる．例えば2群間で平均値に違いがあるかを検定するとき，対立仮説としては①A群とB群の平均値は等しくない，②A群はB群より平均値が大きい，③A群はB群より平均値が小さい，のいずれかが考えられる．

両側検定は，①のように，2群の値が等しくないかどうかを知りたい場合，**片側検定**は，②や③のようにどちらかの群の値が大きいか，または小さいかといった大小関係の有無を知りたい場合に用いる．片側検定は両側検定と比較して，帰無仮説が棄却されやすい（有意差が出やすい）．そのため，両側検定では有意差が認められなくても，片側検定では有意差が認められることがある．人を対象とした研究の場合，母集団に関する確かな情報が少ない場合が多く，いかなる場合でも例外なく②や③の状況になることが確実と言い切ることが難しいため，基本的に両側検定を用いる．

8 検定の種類
（パラメトリック検定とノンパラメトリック検定）

　検定の方法には，データの種類や示したい仮説の種類によってさまざまなものが提案されている．検定は大きく分けてパラメトリック検定とノンパラメトリック検定がある．**パラメトリック検定**は，母集団の分布が正規分布などの特定の分布を仮定した検定方法の総称である．**ノンパラメトリック検定**は，母集団に特定の分布を仮定しない検定手法の総称である．

　ここでは，2群の比較と3群以上の比較で用いる検定として代表的なものと，量的変数同士の関係を調べる検定について解説する．

　まずは，群間比較の検定方法を選択するためのフローチャートを**図4-42**に示す．

1 対応のないデータと対応のあるデータ

　対応のないデータとは，異なる集団からそれぞれ収集したデータのことである．例えば，若者群100人と高齢者群100人の血圧を測定し，群間で平均血圧値を比較するとき得られるデータは「対応のない」データである．

　対応のあるデータとは，測定対象は同じで時間などの条件を変えて測定したデータのことであり，反復測定したデータともいう．例えば，患者100人に降圧薬を投与し，投与前と投与30分後で平均血圧値を比較するとき，得られるデータは「対応のある」データである．

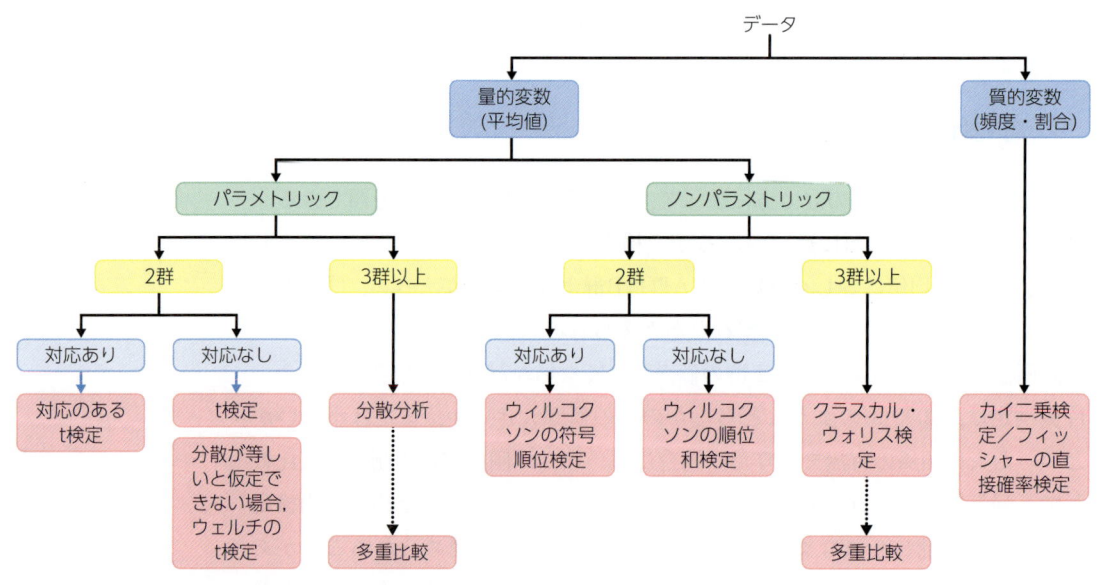

図4-42　群間比較の検定方法を選定するためのフローチャート

2 2群間比較の検定方法

|1| 2群の代表値（平均値）の検定

a Studentのt検定

Studentのt検定は，2群の平均値の差に違いがあるかどうかを評価する検定で，群間に対応がなく，かつ二つの群の分散性が仮定できる（分散に差がない）ときに用いる方法である（**図4-43**）．そのため，この方法は対応のないt検定ということができる．等分散が仮定できない場合はWelchのt検定で分析する．Studentのt検定では，帰無仮説を「二つの群の平均値は等しい（平均値の差が0である）」，対立仮説を「二つの群の平均値は等しくない（平均値の差が0でない）」と設定する．得られたデータからStudentのt検定の検定統計量を計算し，検定統計量からp値を求める．p値が有意水準よりも小さい場合，帰無仮説が誤っていると判断して棄却し，対立仮説を採択する．

F検定

t検定では，比較する群が等分散か等分散でないかによって検定の手法が変わる．**F検定**は，二つのデータ群のばらつきが等しいか（等分散）を検定する時に用いる検定で，t検定を実施する前に使われることが多い．F検定では，帰無仮説を「2群の分散に差がない（等分散である）」，対立仮説を「2群の分散に差がある（等分散でない）」と設定し，計算されたp値が有意水準より小さい場合，帰無仮説が誤っていると判断して棄却し，対立仮説を採択する．

b 対応のあるt検定

対応のあるt検定は，対応のある2群（前後等）の平均値に差があるかどうかを評価する検定で，帰無仮説を「2群の平均値には差がない（差の平均値が0である）」，対立仮説を「2群の平均値には差がある（差の平均値が0でない）」と設定する（**図4-44**）．得られたデータから対応のあるt検定の検定統計量を計算し，検定統計量からp値を求める．p値が有意水準よりも小さい場合，帰無仮説が誤っていると判断して棄却し，対立仮説を採択する．

|2| 2群の代表値（中央値）の検定：ノンパラメトリック検定

a ウィルコクソンの順位和検定（Wilcoxon rank sum test）

ウィルコクソンの順位和検定は，データが正規分布に従っていない場合に，2群の中央値（代表値）に差があるかどうかを評価する検定方法であり，パ

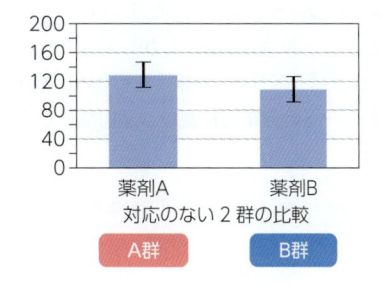

図4-43　対応のない検定

ID	投与前	投与後
1	124	110
2	125	126
3	121	115

A群　B群

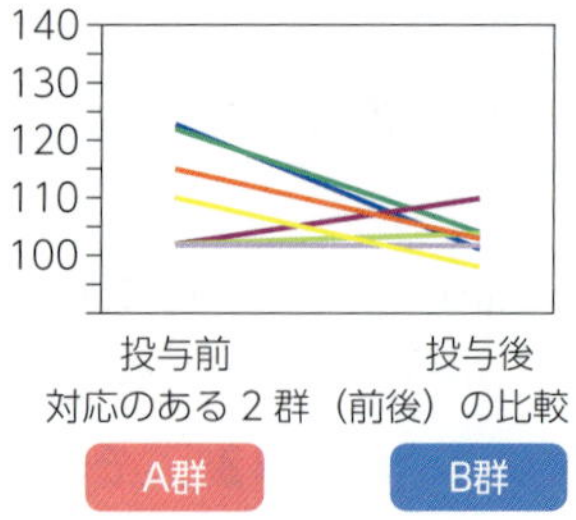

対応のある2群（前後）の比較

A群　B群

図4-44 対応のある検定

ラメトリック検定のStudentのt検定に相当するものである．ウィルコクソンの順位和検定では，平均値の代わりに分布の位置を中央値に注目して解析する．測定した値を順位に置き換えて検定を行うため，Studentのt検定に比べ，外れ値の影響を受けにくいという利点がある．

帰無仮説を「二つの群の中央値（分布の中心位置）に差がない（等しい）」，対立仮説を「二つの群の中央値に差がある（等しくない）」と設定する．得られたデータから検定統計量を計算し，検定統計量からp値を求める．p値が有意水準よりも小さい場合，帰無仮説が誤っていると判断して棄却し，対立仮説を採択する．

b ウィルコクソンの符号順位検定（Wilcoxon signed-rank test）

ウィルコクソンの符号順位検定は，対応のある2群（前後等）の代表値（中央値）に差があるかどうかを評価する検定方法であり，パラメトリック検定の対応のあるt検定に相当するものである．帰無仮説を「二つの群の中央値（分布の中心位置）に差がない（等しい）」，対立仮説を「二つの群の中央値に差がある（等しくない）」と設定する．得られたデータから検定統計量を計算し，検定統計量からp値を求める．p値が有意水準よりも小さい場合，帰無仮説が誤っていると判断して棄却し，対立仮説を採択する．

ノンパラメトリック検定を用いる場合の注意

ノンパラメトリック検定は母集団の分布を仮定しない検定法であるため，あらゆるデータに対しても用いることができる汎用性の高い手法である．さらに，標本が小さい場合，ノンパラメトリック検定の方がパラメトリック検定と比較して，検出力が高くなるといった利点もある．しかし，本来パラメトリック検定を行うべきデータに対してノンパラメトリック検定を行うと，検出力が低下してしまう．したがって収集したデータの分布を推測し，適切な検定手法を選択することが重要である．

③ 3群以上の比較の検定方法

|1| 分散分析と多重比較：パラメトリック検定

分散分析は，3群以上の複数の群間で平均値に違いがあるかどうかを評価する検定方法である．例えば，A地域，B地域，C地域に居住する住民の血圧を測定し，地域の違いによって平均血圧値が異なるかを調べたい場合は分散分析を用いる．

分散分析では，帰無仮説を「すべての群の平均値が等しい」とし，対立仮説を「群のうち少なくとも一つで平均値に差がある」と設定する．分散分析で明らかにできることは，「群間の平均値は等しくない（どれか一つ以上の群間に差がある）」ということだけであり，「どの群間に差があるか」までは知ることができない．つまり，分散分析では2群比較を繰り返しているわけではない．どの群間で差があるのかを知りたい場合は多重比較を行い評価する．

|2| 多重比較

分散分析の対立仮説は，「群のうち少なくとも一つで平均値に差がある」のため，どの群で差があったのかまではわからない．どの群間で差があるのかに興味がある場合，単純にStudentのt検定等の2群を比較する検定を繰り返して調べればよいと考えてしまうが，検定の繰り返しを行うと**第一種の過誤**（αエラー）が増加してしまうという検定の多重性の問題が起こる．

第一種の過誤とは，帰無仮説が正しいにもかかわらず，帰無仮説を棄却し対立仮説を採択してしまう，という誤った判断である．簡潔にいうと，本当は差がないにもかかわらず，差があると判断してしまうという誤りである．検定では，第一種の過誤は研究結果に重大な影響を及ぼすため十分注意する必要がある．例えば，新薬の開発を目的とした試験を実施したとき，本当は薬に効果がないのに，薬の効果があったと主張してしまうといったことが起こった場合，世の中に効果のない薬が承認され出回るといった実害が起こる．

このような第一種の過誤を回避する手段として**多重比較**がある．多重比較の方法は複数あるが，代表的な方法は次の通りである．

ⓐ ボンフェローニ法（Bonferroni法）

最も単純な多重比較の方法として**ボンフェローニ法**がある．これは，2群同士の比較を複数回行った場合，それぞれの検定の有意水準を検定の総回数で割った値を基準にして仮説検定を行う方法である．例えばA群，B群，C群の3群の比較では，2群の比較の検定を［A群対B群］，［B群対C群］，［C群対A群］の組み合わせで行うことができる（**図4-45**）．

ボンフェローニ法では，通常，有意水準を0.05ではなく，$0.05 \div 3 = 0.017$と厳しい条件で帰無仮説を棄却するかを判断している．ボンフェローニ法は非常に簡単な方法であり，あらゆる検定に適用できるというメリットがある．一方で検出力が低く，また対比較の回数が多い場合，非常に保守的な調整法となるため，本当は差があるのに差がないと判定される可能性が高くなるというデ

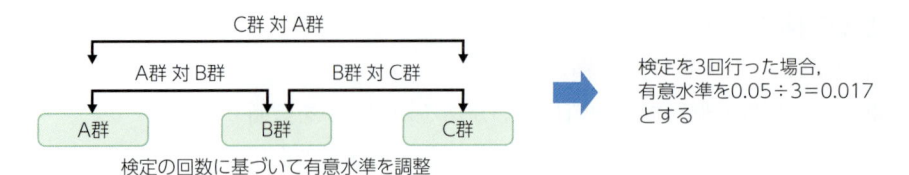

図4-45　ボンフェローニ法

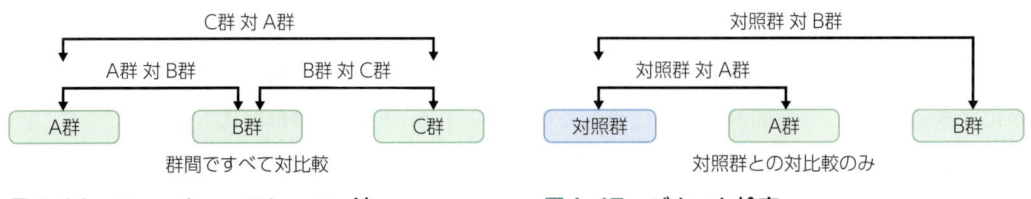

図4-46　テューキー・クレーマー法　　　　図4-47　ダネット検定

メリットもある.

b テューキー・クレーマー法（Tukey-Kramer法）

テューキー・クレーマー法は，最もよく使われる多重比較法であり，ボンフェローニ法よりも検出力が高いのが特徴である．ボンフェローニ法と同様に，すべての群の組み合わせについて群間で平均値に差があるかどうかを調べたい場合に用いることができる（**図4-46**）.

c ダネット検定（Dunnett検定）

ダネット検定は，一つの対照群（コントロール群）とそれ以外の群の差だけを検定する方法である（**図4-47**）．ダネット検定では考えられ得るすべての組み合わせの比較ではなく，設定した一つの対照群に対してのみ比較を行うため，検定の回数を減らすため検出力が高くなる.

┃3┃　3群以上の代表値の比較と多重比較：ノンパラメトリック検定

　対応のない3群以上の群間の代表値に違いがあるかどうかを評価する検定方法に，**クラスカル・ウォリス検定**（Kruskal-Wallis検定）がある．クラスカル・ウォリス検定は，少なくとも一つの群において正規性が仮定できない場合に分散分析の代わりに使えるノンパラメトリック検定方法である．クラスカル・ウォリス検定も分散分析と同様に，どの群間に違いがあるかはわからないため，多重比較を行う必要がある．多重比較の方法としては，ボンフェローニ法や，テューキー・クレーマー法に相当する**スティール・ドゥワス法**（Steel-Dwass法），ダネット検定に相当する**スティール検定**（Steel検定）などがある.

■4　2群の比率の差の検定

　2群間で，ある出来事の出現率を比較する手法として，**カイ二乗検定**がある．データが質的変数であり，2×2の分割表（クロス集計表）で表すことができ，群間に違いがあるかを調べる場合に用いられる（**表4-8**）．カイ二乗検定は，ノンパラメトリック検定に分類される．カイ二乗検定においては，帰

表4-8　喫煙の有無と肺癌罹患の有無を調べた 2 × 2 表

		肺癌		合計
		あり	なし	
喫煙	あり	100	900	1000
	なし	10	990	1000
合計		110	1890	2000

無仮説を「二つの事象（質的変数）は独立である」とし，対立仮説を「二つの事象は独立ではない（なんらかの関連がある）」と設定する．得られたデータから検定統計量を計算し，検定統計量からp値を求める．p値が有意水準よりも小さい場合，帰無仮説が誤っていると判断して棄却し，対立仮説を採択する．

　なお，データ数が20未満である，もしくは分割表にまとめたときにセル（一つのマス）の中のデータ数が 5 以下のセルが一つでもある場合は，フィッシャーの直接確率検定（Fisher's exact test）を用いる．

5　二つの量的変数の関係性の分析

|1| 相関分析

　二つの量的変数から構成されるデータは，度数分布表やヒストグラムを描くことはできないが，**散布図**を作成することで変数同士にどのような関係があるかを視覚的にとらえることができる．**相関分析**は，これら二つのデータの関係性を相関係数として数値化する分析手法である．

　相関係数には，パラメトリックデータに対して用いる**ピアソンの相関係数**（Pearsonの相関係数，ピアソンの積率相関係数）と，ノンパラメトリックデータに対して用いる**スピアマンの相関係数**（Spearmanの相関係数，スピアマンの順位相関係数）がある．いずれの相関係数も，必ず− 1 から＋ 1 の範囲を取り，相関係数の値の符号がマイナス（−）のときは負の相関，プラス（＋）のときは正の相関と呼ぶ．また，相関係数の絶対値が 1 に近いほど二つの変数間の相関関係が強く，0 に近いほど相関はないと判断できる．値によりどの程度の相関関係があるのかを判断する明確な根拠はないが，一般的には，図4-48のように判断されることが多い．

　ピアソンの相関係数は，二つの変数間の関係を直線関係に基づき判断するため，直線関係以外の関係性がある場合は，相関係数の値に反映されない点に注意する必要がある．相関関係は，原因と結果を区別しないで分析するため，因果関係があるかどうかの判断はできない．

|2| 回帰分析

　回帰分析とは，**独立変数**（説明変数．原因となる事柄に関する変数x）と**従属変数**（目的変数．結果となる事柄に関する変数y，アウトカムともいう）との関係を定式化する方法である．回帰分析では，得られたデータに当てはまる

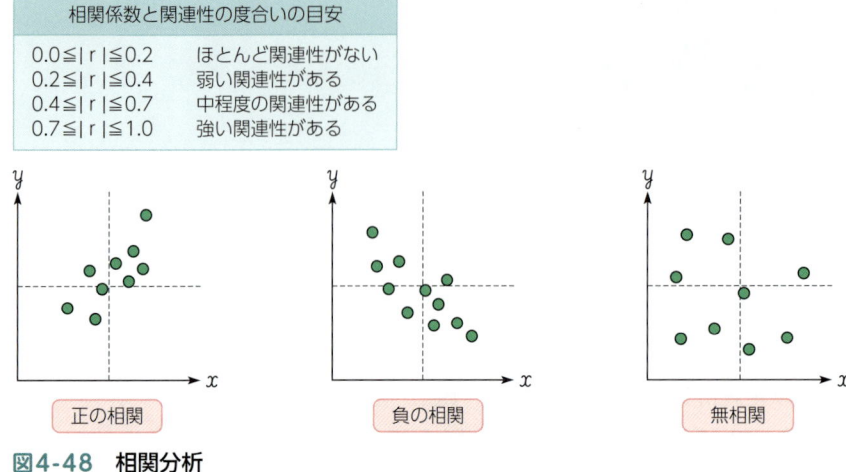

図4-48 相関分析

一次関数 $y = a + bx$ を推定することが目的である．この一次関数を**回帰式**といい，回帰式の中に現れる a は**切片**，b は**回帰係数**という．二つの変数（x と y）の関係を定式化することで，独立変数と従属変数の関係がわかり，独立変数の値が変化することで，従属変数の値はどのように変化するかといった予測や要因の分析等ができる．

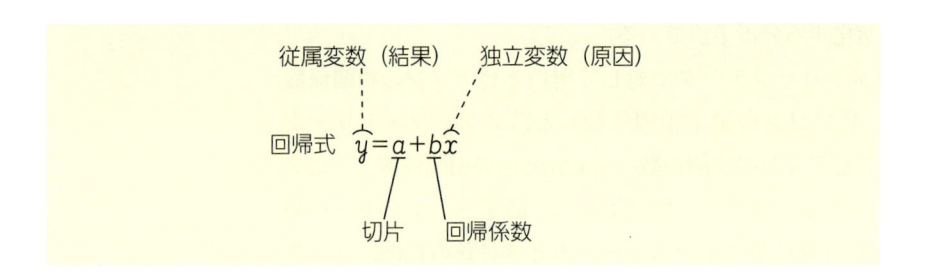

回帰式は，独立変数と従属変数の二つの変数を散布図で表したとき，グラフ上に散布した点を通る直線として最も当てはまりのよい直線を描き，最小二乗法と呼ばれる手法によって算出される．推定した回帰式がどのくらい当てはまりがよいのかを表す指標に**決定係数**がある．決定係数が 1 に近いほど回帰式がデータによく当てはまっていて，0 に近いほど当てはまりが悪いことを示している．回帰分析を行った際は必ず，決定係数を確認し，予測精度がどの程度保たれているのかを評価する．

相関分析と回帰分析の違いは，相関分析が変数同士の因果関係を仮定せずに分析するのに対し，回帰分析では，独立変数が従属変数に影響を与える，つまり変数同士に因果関係があると仮定した上で分析を行うという点にある（図4-49）.

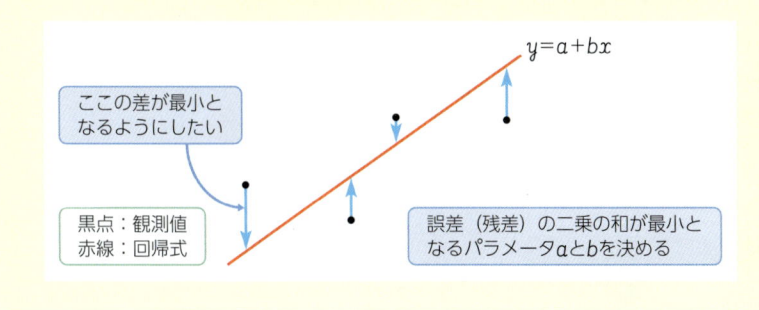

最小二乗法

観測値と回帰式によって導かれた推定値との間の差（残差）の平方和（2乗の合計の値）を最小にするように，回帰式のパラメータa，bを求める方法.

$y = a + bx$

ここの差が最小となるようにしたい

黒点：観測値
赤線：回帰式

誤差（残差）の二乗の和が最小となるパラメータaとbを決める

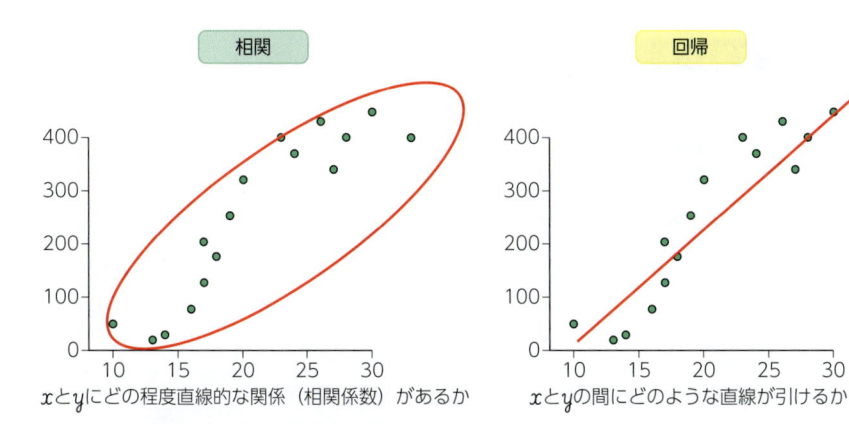

相関

回帰

xとyにどの程度直線的な関係（相関係数）があるか

xとyの間にどのような直線が引けるか

図4-49　相関分析と回帰分析の各散布図

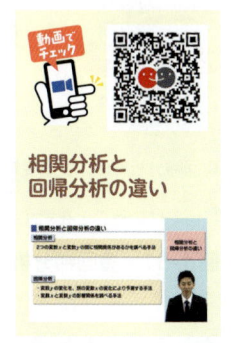

相関分析と
回帰分析の違い

6　主な多変量解析の概要

　一般的な研究では，研究の対象者から収集するデータ（変数）は一つや二つではなく多数あり，単純な群間比較だけでなく，複数の変数を同時に解析する必要が出てくる．**多変量解析**とは複数の変数からなるデータを統計学的に扱う手法の総称である．ここでは代表的な多変量解析の手法について紹介する（**図4-50**）．

|1| 主成分分析

　主成分分析とは，多くの量的変数がある場合に，相関関係にある要因を合成して，少数の無相関の合成変数に集約する方法である．主成分分析の目的は，情報量の多い（変数の数が多い）データを，できるだけ情報を失うことなく要約して特徴を可視化することである．主成分分析によって得た新たな変数は回帰分析などに利用することができる．

|2| 因子分析

　因子分析とは，多くの量的変数がある場合に，これらの変数に共通して影響

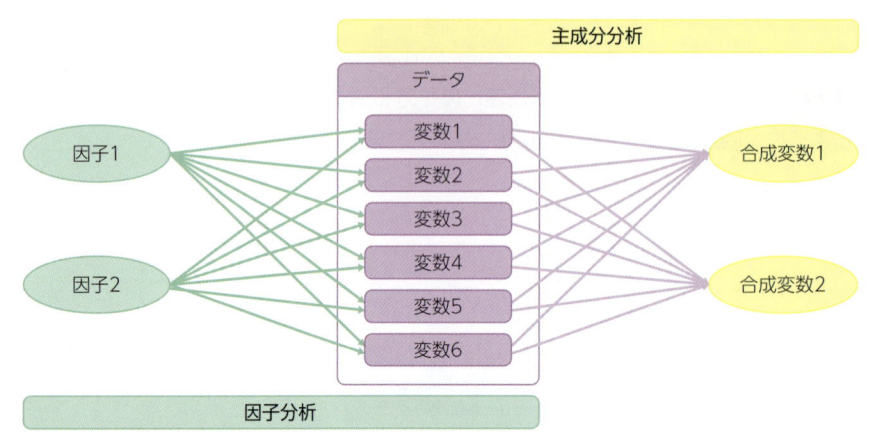

図4-50　主成分分析と因子分析

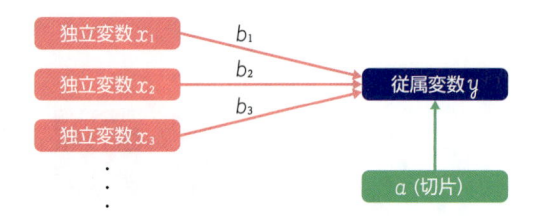

重回帰分析では，従属変数yを複数の独立変数x_1，x_2，…… x_mの一次式
$$y=a+b_1x_1+b_2x_2+……+b_mx_m$$
に当てはめることを考える．

図4-51　重回帰分析

を与えていると考えられる少数の潜在的な因子に要約し，変数にどの程度影響を与えているかを探る手法である．因子分析を行うことで，分析結果を簡素化して解釈を容易にすることができる．主成分分析が多くの独立変数から少数の合成変数を構築することを目的としているのに対し，因子分析では潜在的な因子が独立変数にどのように影響しているかを示すことを目的とする．

3 | 重回帰分析

　一つの従属変数を一つの独立変数で予測するものを，**単回帰分析**という．これに対し，**重回帰分析**は一つの従属変数を複数の独立変数で予測する方法である．重回帰分析では，個々の独立変数が従属変数に与える影響の大きさを分析することができる．また重回帰分析によって得られた回帰式の各独立変数へ，別の数値を当てはめることで，従属変数の値を予測することもできる（図4-51）．

　重回帰分析を用いるに当たって注意すべきことに，多重共線性（マルチコリニアリティ）がある．これは，独立変数の間に相関係数が高い組み合わせがあることをいい，多重共線性があることによって重回帰分析の結果の精度が下がってしまう．そのため，重回帰分析を行う上では独立変数間の相関係数を確認し，相関係数が高い場合，どちらかの一つの独立変数を除外して分析するな

どの工夫が必要である．また，分散拡大係数（variance inflation factor：VIF）*を計算し，多重共線性が起きているかどうかを判断することもできる．VIFの値が5〜10以上のときは，多重共線性に注意する必要がある．

7 データ分析において使用するソフトウエア

比較的簡単な統計分析であれば表計算ソフトウエアでも行うことができるが，多変量解析などの高度な統計解析を行いたい場合は，分析に必要な統計手法があらかじめ組み込まれている解析専用のソフトウエアを利用する．ソフトウエアの種類は，大きく分けて，SPSS®，JMP®のようなGUI（Graphical User Interface）*操作で解析できるタイプと，SAS®，Rのようなスクリプト*を用いて解析するタイプがある．GUIで操作するソフトウエアは，コンピューターの画面上に表示されるウインドウやアイコン，プルダウンメニューなどを使い，マウス操作で解析ができるため，視覚的に操作しやすく，統計理論や数式についての知識がなくても解析できる，という強みがある．

スクリプトを用いるソフトウエアは，解析プログラムを実行するためにスクリプト（プログラミング言語）を入力して操作する必要があり，慣れるまでに時間がかかることが難点である．どの統計ソフトウエアを使うかは個人の好みであるが，広く流通しているソフトウエアを選んだ方が，参考書，ウェブサイト，セミナーなどで情報が入手しやすい．

用語解説 *
分散拡大係数（VIF）

重回帰分析を行う際，多重共線性を避けるために，事前に多重共線性の有無について確認する手法．

---

plus α
SPSS®，JMP®

いずれも，GUI操作によって統計情報を分析できるソフトウエア．

用語解説 *
GUI

WindowsやMac OSなどのパソコンのOSに組み込まれているしくみで，画面上の入力位置などを指定するためのマウスなどの機器（ポインティングデバイス）で操作できるインターフェースを指す．

---

plus α
SAS®，R

SASはStatistical Analysis Systemの略．いずれもスクリプトを用いて統計情報を分析できるソフトウエア．それぞれのシステムでスクリプトを作成する際に用いるプログラミング言語をSAS言語，R言語と呼んだりする．

用語解説 *
スクリプト

言葉自体には「原稿」や「脚本」という意味がある．ここでは，プログラミング言語によって書かれたソースコードを即座に実行できるプログラムを指す．

4
量的研究の基礎

📖 **引用・参考文献**

1）新谷歩．今日から使える医療統計．医学書院, 2015.
2）豊田修一ほか．看護師・保健師をめざす人のやさしい統計処理：保健・医療データの活用．実教出版, 2020.
3）山田実．メディカルスタッフのためのひと目で選ぶ統計手法：「目的」と「データの種類」で簡単検索！適した手法が76の事例から見つかる，結果がまとめられる．羊土社, 2018.
4）中山和弘．看護学のための多変量解析入門：Basics of Multivariate Analysis for Nursing．医学書院, 2018.
5）及川慶浩．はじめての看護研究 統計学編．メディカ出版, 2012.
6）デービッド・M・ディアズほか．データ分析のための統計学入門．国友直人ほか訳．日本統計協会, 2021.

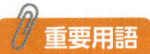

一次データ	代表値	対応のあるt検定
二次データ	散布度	ウィルコクソンの順位和検定
量的変数	推測統計	ウィルコクソンの符号順位検定
質的変数	正規分布	分散分析
比例尺度	統計的推定	多重比較
間隔尺度	統計的仮説検定	クラスカル・ウォリス検定
名義尺度	有意水準	カイ二乗検定
順序尺度	検定統計量	相関分析
コーディング	p値（有意確率）	回帰分析
ダミーコーディング	両側検定	多変量解析
度数分布表	片側検定	主成分分析
ヒストグラム	パラメトリック検定	因子分析
記述統計	ノンパラメトリック検定	重回帰分析
記述統計量	Studentのt検定	

5 質的研究の基礎

学習目標

◉ 質的研究の種類，特徴について理解できる．

◉ 質的研究の必要性，量的研究との違いを理解できる．

◉ 質的研究の評価基準について説明できる．

◉ 代表的なデータ収集法である面接法，観察法について説明できる．

◉ 質的研究におけるデータ分析の手順，特徴について理解できる．

◉ 質的研究としての文献研究の位置付けが説明できる．

◉ システマティックレビューの意義について，エビデンスのレベルから説明できる．

◉ 文献研究のプロセスを説明できる．

◉ 事例研究とは何かを理解できる．

◉ 事例研究を行う意義，目的，強みを理解できる．

◉ 事例研究の進め方について理解できる．

◉ 看護理論の活用を理解できる．

◉ 事例研究のデータ収集のポイントについて理解できる．

◉ 面接による調査法について，特徴や方法を理解できる．

1 質的研究とは

経験や体験についての語りなどから言語的データを収集しようとする場合，**質的研究**の手法が選択される．

看護の現場においても，質的研究を用いてさまざまな問いへの回答，エビデンスを得ることができる．例えば，臨床現場での重要な感染予防対策として，医療従事者の手指衛生の徹底がある．しかしながら，量的研究のシステマティックレビューでは，手指衛生の遵守率の中央値は40％と報告されている[1]．言い方を変えると，手指衛生を実施しなければならない場面が100回あるとすると，このうち40回しか実施できていないことになる．この数値からは手指衛生の実施率の低さが読み取れるが，核心にある「なぜ，手指衛生を実施しないのか」という問いに対する回答は，医療従事者の考えや思いを聞かなければ得られない．すなわち，量的研究と質的研究は，医療従事者の手指衛生という現象に対して，研究のアプローチは異なるが，最終的には，手指衛生の遵守率の向上という目標に向かって，いずれもその回答を導くものである（**図5-1**）．

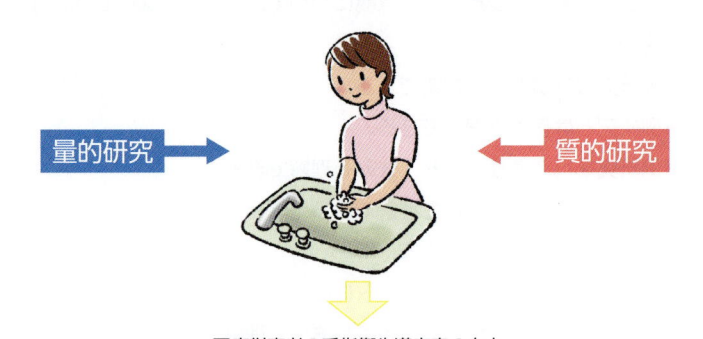

量的研究　質的研究

医療従事者の手指衛生遵守率の向上
⇒医療関連感染の発生の軽減

図5-1　量的研究と質的研究はいずれも目標に向かって回答を導いてくれる

1 質的研究デザインとは

研究デザインの代表的な定義を紹介する．

> 研究デザインとはリサーチクエスチョンに対する答えを得るために立てられた調査の計画であり構造である．その計画とは，その研究全体のデザインあるいはプログラムである．それは研究者が仮説を立て，その後のデータの最終的な分析までの操作的定義から何を行うかのアウトラインを含むものである[2]．
> （カーリンジャー，1968）
>
> 研究デザインとは，研究者が提起した問いに答えることを可能にする，証拠の収集と分

析のための計画である．一つの研究についてのデザインは，データ収集の細部からデータ分析の技法の選択まで，研究のほぼすべての側面に及ぶ[3]．
（レイガン，1994）

　これらの定義から，研究デザインとは研究者が提起したリサーチクエスチョン（研究上の問い，研究課題）に答えるための，研究の型（スタイル／形式）であり，研究の全体的な設計であるといえる．研究全体を建築物にたとえると，研究デザインとは，一軒家，マンション，ファッションビルなどの建物全体の設計に該当する．この設計を実施可能にするための設計図が，6章で学習する研究計画書である．

　研究デザインは，量的研究デザインと質的研究デザインに大別できる．どちらの研究デザインかは，リサーチクエスチョンの種類，内容に応じて選ばれる．手指衛生の例で述べたように，一つの現象に対して量的研究デザインと質的研究デザインを一緒に用い，異なるアプローチによって回答を導くミックスメソッド，混合研究法もある．

　質的研究は，最初は「量的研究ではないもの」を示すものとして用いられた．しかしながら，質的研究の発展経過の中で，「質的研究とは何か？」を表す包括的な定義付けをする難しさが指摘されてきた．社会科学者であるデンジンとリンカンが当面の包括的定義として示したものを紹介する．

質的研究とは観察者を世界の中に位置付ける，状況に組み込まれた活動である．質的研究は，世界を可視化する解釈的で自然構成的な一連の実践からなる．こうした実践によって世界は変えられる．つまり，実践によって世界は，フィールドノート，インタビュー，会話，写真，記録，メモなどの，自己による一連の表象に変換される．こうしたレベルでは，質的研究は，世界に対する解釈的で自然主義アプローチを意味する．それは，質的研究者は事物を自然な状態で研究し，人びとが事物に賦与する意味の観点から現象を理解ないし解釈しようとする，ということを意味するのである[4]．
（デンジン＆リンカン，2000）

　次に，看護研究のテキストや疫学辞典に用いられている，質的研究の代表的な定義について**表5-1**に示す．

表5-1　代表的な質的研究の定義

バーンズ＆グローブ（2009）	生活経験を記述し，それらに意味を与えるために使用される系統立った主観的なアプローチ法である．意味を発見することを通して洞察を得る方法[5]．
ポーリット＆ベック（2012）	融通の利くデザインを用い，豊かなナラティブの資材を収集することを通じ，深く包括的な方法で現象を調べること[6]．
ポルタ（2014）	統計的手法や他の数量的手段では達成できない発見を生み出す，個人や集団の特徴を探索するために非数量的情報を採用するような種類の研究[7]．

これらの定義を踏まえると質的研究とは，研究者が関心をもっている現象について，特に「それは何か」「人々はそれについてどのような認識，感情を抱いているのか」という問いへの回答を得る際に有用な研究デザインであるといえる．関心のある現象を，数字ではなく言葉，言語を通して探究することで，その現象を記述することが可能となる．そして質的研究から得た成果は，その後に続く，量的研究を用いたエビデンスの確立への第1歩となる．

2 質的なアプローチ

質的研究は，一つの同じ現象に対して量的研究とは異なるアプローチを提供してくれるものである．では，なぜ質的研究，質的アプローチが重要なのだろうか？　その答えの一つが，社会学者の好井の著書『「あたりまえ」を疑う社会学：質的調査のセンス』にある[8]．次の質問項目に回答してもらいたい．これは，好井が実際に調査で使用したものである．

患者さんご自身の人生に対する感じ方についてお伺いします．難しい質問もあるかもしれませんが，大切な項目ですので，ぜひお答えください．1から7のあてはまると思われる回答に○をおつけください．

1．あなたは自分の周りで起こっていることがどうでもいい，という気持ちになることがありますか？
　まったくない　1　2　3　4　5　6　7　とてもよくある

2．あなたはこれまでに良く知っていると思っていた人の，思わぬ行動に驚かされたことがありますか？
　まったくない　1　2　3　4　5　6　7　とてもよくある

3．あなたは不当な扱いを受けているという気持ちになることがありますか？
　まったくない　1　2　3　4　5　6　7　とてもよくある

4．あなたが毎日していることは，
　喜びと満足を与えてくれる　1　2　3　4　5　6　7　つらく退屈である

5．あなたは本当なら感じたくないような感情をいだいてしまうことがありますか？
　とてもよくある　1　2　3　4　5　6　7　全くない

6．何かが起きたとき，ふつう，あなたは
　そのことを過大に評価したり，過小に評価してきた　1　2　3　4　5　6　7
　適切な見方をしてきた

出典：好井裕明．「あたりまえ」を疑う社会学：質的調査のセンス．光文社新書，2006，p.32-33．

ここで問われている質問の意図を理解できたであろうか？　どう回答してよいか，困らなかったであろうか？　「周りで起こっていることがどうでもいい，という気持ち」「本当なら感じたくないような感情」とはどのような気持ち，感情なのだろうか？　とにかく，回答してほしいと依頼されたので，1～7のどれかに当てはめてみたのではないだろうか．

　これらの質問項目は，看護学の中でも注目されている首尾一貫感覚*（sense of coherence：SOC）を測定する尺度の一部である．しかし，ここでは，量的尺度で測定できると研究者が当たり前に思うものであっても，回答者側からすれば，何を問われ，どう回答してよいかわからないものであるということの一例として提示されている．好井は，「一次元の尺度で，あることについて回答させるという発想や，対象者の人生をめぐる感じ方や価値，生活実感，情緒などを1から7までの尺度にむりやり落とし込もうとする力がもつ問題性である」と述べている[8]．このことは，私たちが日常の中で体験，経験することから湧き上がる思いや感情，情緒などに「まなざし」を向け，調査しようとするとき，量的研究では限界があることを指摘している．これは前述した質的研究，質的アプローチが重要であることを，逆説的に証明するものである．

用語解説 *

首尾一貫感覚

自分の周りで起こっていることに対して「腑に落ちる」という感覚．具体的には三つの感覚から構成されるとされ，自分の置かれた状況を理解できる感覚，困難に直面しても「なんとかなるだろう，できるだろう」と思える感覚，日々の営みやストレスに対して，「頑張って乗り越えよう」と思える感覚がある．

3　量的研究と質的研究の比較

　量的研究と質的研究の比較を表5-2に示す．また，両者の論法（演繹的思考，帰納的思考）の違いについて，具体的に図5-2に示す．

表5-2　量的研究と質的研究の比較

特　徴	量的研究デザイン	質的研究デザイン
哲学的基盤	実証主義的	構成主義的，シンボリック相互作用論，現象学，エスノメソドロジーなど
焦　点	客観的，還元主義	主観的，全体論的
目的・目標	一般化の追求	個別性の探索
論　法 (図5-2)	演繹的	帰納的（演繹的）
知識の基盤	因果関係，説明	意味，発見，理解
データ収集	・実験，調査，観察 ・質問紙調査が多用される	・面接と観察が基本 ・半構造化面接が多用される
研究の 対象者数	一般化のためには多数がよい．基本的には一度に収集	1 例以上．必要に応じて追加可能
標本抽出	統計的サンプリング	目的的サンプリング
データ	数値（定量的データ）	言葉・言語（定性的データ）
分析方法	・主として統計学的手法 ・検定，推定，多変量解析	・質的コーディング，カテゴリー化（抽象化）が中心 ・個々の解釈が中心
分析の道具	主としてコンピューター，解析用ソフト	解析用ソフトの活用が可能だが，研究者自身が分析の道具となる
結　果	理論検証（仮説検証）	理論構築（仮説構築）
研究者	第 3 者的立場	半ば当事者的参与
知　見	一般化，理論的主張の採択・棄却	現象の発見，特定，新たな理論

高木廣文ほか. エビデンスのための看護研究の読み方・進め方. 中山書店, 2006, p.5-14. をもとに作成.

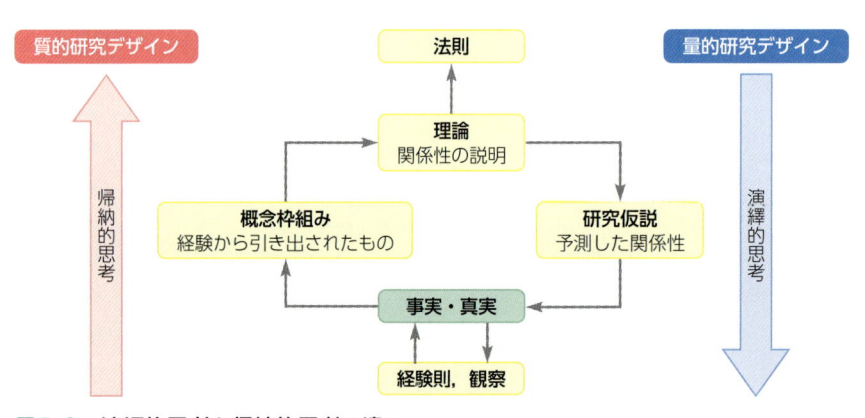

図5-2　演繹的思考と帰納的思考の違い

4 質的研究手法の特徴と構築

1 質的研究手法の特徴

　質的研究を包括的に定義することの難しさについては前述した．よって，質的研究の本質については，質的研究の手法がもつ特徴から理解することが重要である．グレッグらが整理した質的研究の特徴を以下に挙げる[9]．

質的研究の特徴

①研究者が測定用具となる.

②研究対象の現象に集中的・長期的に関わる.

③研究協力者の視点（内部的視点）をもつ.

④研究者と研究協力者の相互作用がある.

⑤データは言葉（文字データ）が用いられる.

⑥さまざまなデータ収集方法を用いる.

⑦データ収集と分析が並行して行われ，影響を与え合う.

⑧データは帰納的に分析される.

⑨濃厚な記述が作成される.

⑩研究対象の現象について「全体的」（系統的，包括的，統合的）な見方を得る.

⑪柔軟で融通性がある.

　量的研究から得られるデータは，「ものさし」を使って測定することで得られる．体重は体重計，体温は体温計というものさしを使って値を測定する．前述した首尾一貫感覚（SOC）を測定するためには，尺度というものさしを用いて測定している．質的研究では，この「ものさし」となるのが研究者自身であり，面接や観察から言語的データを得る際，どれだけ豊かなデータが得られるかは研究者の力量にかかっている.

　研究の対象者との関わり方は，多くの場合，スナップショットのように瞬間的に切り取るようなイメージで，集中的な関わりとなる．エスノグラフィー*などの手法では長期的に関わり，研究の対象者の文化や習慣を調査する．短期的であれ，長期的であれ，研究者が研究の対象者との関わりの中で互いに変化し，成長する関係となる．研究者は，研究の対象者の視点，言い換えると研究の対象者がその現象全体へ向けるまなざしを理解するための内部的視点をもつことが重要となる．**図5-3**と**図5-4**は，量的研究と質的研究における研究者の立場を示したものである．これらから，質的研究における内部的視点が読み取

> **用語解説** *
> **エスノグラフィー**
> 特定の集団や社会の行動様式を，フィールドワークなどによって調査する手法や，それを記した記録文書のこと.

➡ エスノグラフィーについては，5章2節6項 p.172参照.

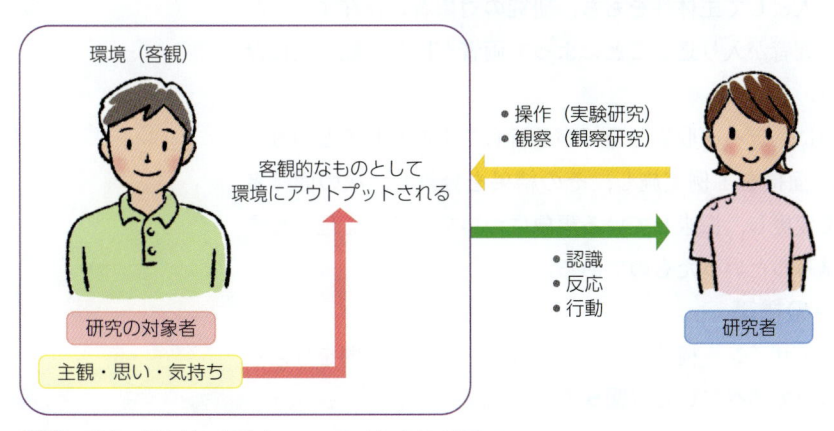

◯ ：研究の対象者の文脈（コンテクスト）を示す枠

図5-3　伝統的な量的研究デザインにおける研究の対象者と研究者の関係

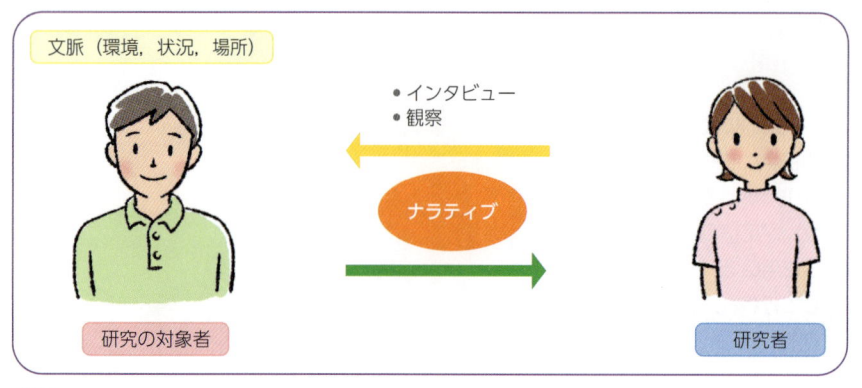

◯ ：研究の対象者の文脈（コンテクスト）を示す枠

図5-4　質的研究デザインにおける研究の対象者と研究者の関係

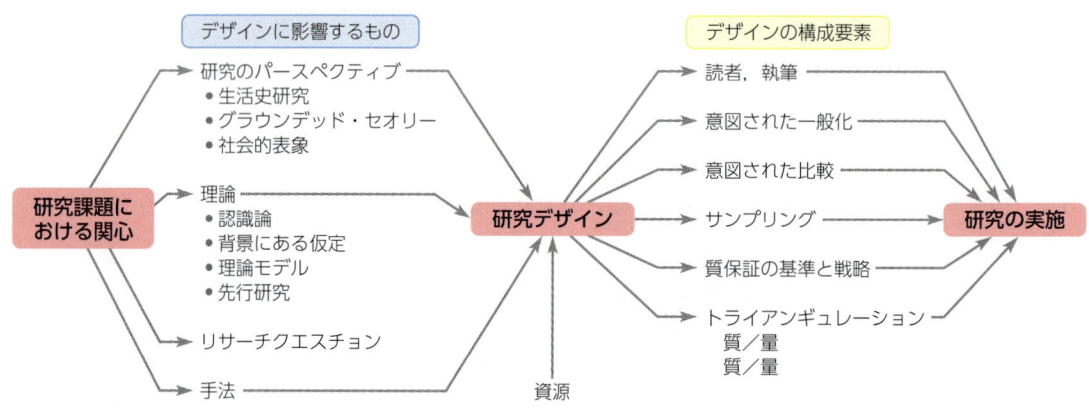

ウヴェ・フリック. 質的研究のデザイン. 鈴木聡志訳. 新曜社, 2016, p.52. (SAGE質的研究キット: 1).

図5-5　研究デザインの構築

れるだろう．量的研究では，研究の対象者が存在する文脈（コンテクスト）を切り離し，普遍化，一般化の可能性を目指す．これに対して質的研究では，研究の対象者と研究者は，人として主体性をもち，研究の対象者の存在する文脈を重視し，その文脈に研究者が入り込むことによって両者が同じ文脈に共に存在し，互いに影響し合う．

　質的研究の特徴の一つに，データ収集と分析が並行して実施されるということがある．具体的には，面接を1例実施し，その結果を分析し，次の面接者へのインタビュー内容を変更し，探求している現象についてより深く理解をするためのデータ収集を試みるといったものである．

2 質的研究デザインの構築

　フリックは，質的研究デザインを構築する際，研究デザインに影響を与える要因とその構成要素について述べている（**図5-5**）．

　まず質的研究デザインに影響を与えるものが，研究者の研究のパースペクティブである．これは，研究の背景として考える理論，それに合った研究手法

である．詳細は成書を参照していただきたいが，**表5-2**（➡p.152参照）に質的研究の哲学的基盤としてさまざまなものを示した．これらの何を選択して研究デザインを構築するかは，リサーチクエスチョンや研究の内容に応じて決定するとよい．例えば，10代の若者の危険な行動として，違法薬物に手を染めていく過程を研究したいと思ったとしよう．10代の若者は，単独でというよりは，仲間からの影響を多大に受けて薬物を入手することが想定される．そこで，研究者はシンボリック相互作用論*を哲学的基盤，つまり，研究の背景に当たる理論として用いようと考えた．10代の若者たちが違法薬物に手を染めていく過程を，友人や周りの人との関わり（相互作用）という観点から明らかにしようとする場合，シンボリック相互作用論を哲学的基盤として開発，発展させてきた質的研究アプローチである，グラウンデッド・セオリー・アプローチ*が，研究のパースペクティブとして選択される．研究デザインとしては，本アプローチに特有の研究手法が計画に組み込まれることになる．

実際の研究計画書は，**図5-5**の右側のデザインの構成要素として挙がっている内容を想定して作成する．ここで要となるのは，リサーチクエスチョンである．よく練られた，よいリサーチクエスチョンは，適切な研究デザインを導く．どのようなサンプリングを行うべきか，誰と誰（何と何）を比較するか，どの範囲における一般化を期待するか，データ収集と分析の質を担保する方略としてどのような手法を取り入れるか，などが自然と決まりやすくなる．

5 質的研究の信ぴょう性の評価基準

量的研究は，数値データを収集し，統計学的検定によって，事前に研究者が練り上げた理論（仮説）が真実であるかどうかを検証することを目的として実施される．検証結果は個別の事例ではなく，文脈も関係なく，研究対象以外の集団においても同様の結果であることが望まれる（外的妥当性，一般化の可能性）．

一方，質的研究は，研究者自身が測定道具となり，収集した言語的データから仮説，理論を生成していく．量的研究が求めるような一般化の可能性ではなく，個々の事例の多様性を重視しつつ，事例やその状況内における一般化を求める．量的研究の一般化を「外的」一般化と呼ぶとすると，質的研究が求めるのは「内的」一般化である．

質的研究はこのような特徴から，これまで「研究者の主観，独断による結果である」「研究者にとって都合のよいデータだけを取り出し，もっともらしい解釈をしている」という評価を受けてきた．量的研究と質的研究は共に科学性と倫理性が重視され，実施される．研究の科学性とは，読者が論文を読み，「なるほど，そうなのか．自分が疑問に思っていた問いへの回答を得ることができた」と納得できること，言い換えれば研究者が読者を説得できる研究プロセスを明示していることである．この科学性を評価する基準は，研究手法の特徴の違いから，量的研究と質的研究では別のものが用いられる．特に，1980

用語解説*
シンボリック相互作用論

1960年代に米国で創始された社会学的・社会心理学的パースペクティブ（視野）の一つ．他者と自己の間の社会的な相互作用，特にシンボリック（象徴的）な相互作用を対象として，「行為者の観点」からこれらの現象を明らかにしようとするもの．

用語解説*
グラウンデッド・セオリー・アプローチ

質的調査におけるデータ分析の手法の一つ．インタビューなどによって得られた質的データを，コード化などで分析し，データ中に出てきた現象がどのようにして生じたのかや，データ同士の相関関係などを探ることで独自の理論を導こうとするアプローチ方法．

表5-3　リンカンとグーバ（1985）が提示した質的研究の評価基準

信用性（credibility）	研究者が示すデータ，そのデータの解釈が事実に忠実であること
確実性（dependability）	研究データと分析結果に一貫性があり，時間を超えても結果が安定していること
転用可能性（transferability）	研究結果が他の状況にも転用できること
確認可能性（confirmability）	研究者によって研究結果がゆがめられていないこと

年代から質的研究の評価指標に関する議論が活発になった.

　リンカンとグーバ（1985）は，質的研究を評価する中心となる基準として信ぴょう性（信用性，trustworthiness）を挙げ，信ぴょう性を担保するための基準についても言及している（**表5-3**）[10].

　また，質的研究の信ぴょう性を高めるために，次の五つの方略を研究プロセスの中で活用する[10,11].

- データ源，手法などのトライアンギュレーションを用いて信ぴょう性の高い知見を得る（信ぴょう性を高めるための実践）
- 研究に直接関わっていない人と定期的にミーティングを開き，導き出した仮説や結果を検証する（ピア・ディブリーフィング）
- 仮説に当てはまらない症例の分析をする
- 解釈や評価のために適した基準点を定める
- 研究参加者を交えてデータの解釈の妥当性を検討する（メンバーチェック）

　確実性の評価の基準として，ヒューバーマンとマイルズ（1998）は次の項目を挙げている[12].

1. 研究結果はデータに基づいて提示されているか？
2. 結論は論理的に導かれているか？
3. カテゴリーの構造は適切か？
4. 研究上の決定や方法の変更は正当なものか？
5. 研究者のバイアス（偏り）はどの程度のものか？
6. 信ぴょう性を高めるためにどのような方略が実施されたか？

　質的研究を計画，実施する場合には，研究計画書作成の段階から信ぴょう性を高めるよう努力することが必要である. また，質的研究の論文を読む際には，研究者がどのように信ぴょう性を高める努力をしているかという観点をもち，先人たちの知恵を受け継ぐという姿勢が重要である.

6 データの収集方法

量的研究と質的研究に用いられる代表的なデータ収集方法を**表5-4**に示す.

1 面接法（インタビュー）

面接法は，質的研究の主要なデータ収集方法の一つである．特に調査に用いられる面接を調査的面接法（research interview）と呼び，臨床場面で実施される面接とは区別される．調査的面接法は，面接者（インタビュアー）が面接対象者（インタビュイー）との対話を通して，量的データあるいは質的データを収集する技法である．

∵ 面接法の分類

面接法の分類として，よく用いられている構造・形式による分類を**表5-5**に，面接者ならびに面接対象者の人数による分類を**表5-6**に示す．さらに，**表5-5**に示した半構造化面接法について，その手順を**表5-7**に示す[13].

表5-6に示した複数面接法として，フォーカス・グループ・インタビュー（focus group interview）が活用される．これは，もとはマーケティングとメディアの調査に用いられていたが，ここ20年の間に，健康科学，看護学，教育学，心理学の領域に採用されるようになった．

フォーカス・グループ・インタビューとは，具体的な状況に即した特定のトピックスや研究テーマに沿って複数の面接対象者が選ばれ，これらのメン

表5-4　代表的なデータ収集方法

研究デザイン	代表的なデータ収集方法
量的研究デザイン	質問紙法
	面接法
	生理学的測定
質的研究デザイン	質問紙法（自由記述方式）
	観察法
	面接法

表5-5　構造・形式による面接法の分類

構造化面接法 (structured interview)	• 事前に設定された質問とその回答の選択肢に従い，面接対象者の答えを量的データによって求める選択回答法（制限応答式・選択肢法，closed question）が用いられることが多い • 他記式調査*となり，回答の記入方法が統一される • 信頼性の高い情報収集法．統計的な検証が可能となる • 形式的面接法，指示的面接法，標準化面接法とも呼ばれる
半構造化面接法 (semi-structured interview) 表5-7も参照	• 構造化面接法と非構造化面接法の中間的なものであり，質的研究で最も一般的な方法 • 構造化面接法とは異なり，より開かれた自由に回答できる質問（open-ended question）を設定する．面接者が必要と判断すれば，面接対象者の回答を確認するために質問を追加したり面接中に浮上した新たな疑問によって質問を変更したりするなど，柔軟な対応が可能．面接者の裁量が面接の質に影響する • より複雑な問題について調査するときに有益とされ，面接対象者の経験をより詳細に知ることができる
非構造化面接法 (unstructured interview)	• 一つか二つの主要な領域について深く掘り下げていくことを目的とした面接 • 面接者はリサーチクエスチョンと大まかな質問（open-ended question）は設定するが，半構造化面接のようにトピックや質問項目を設定せず，面接対象者が議論のテーマを方向付けたり選んだりする自由がある • 非形式的面接法，非指示的面接法，自由面接法とも呼ばれる

用語解説 *

他記式調査

調査対象者の回答を，調査員などの他者が記入する調査形式のこと．自記式（研究の対象者自身が回答を記入する調査形式）に対して使われる．

表5-6　面接者ならびに面接対象者の人数による面接法の分類

個人面接法	面接者 1 名に対して，面接対象者 1 名で実施する面接方法
複数面接法 グループインタビュー	・複数の面接者，もしくは複数の面接対象者で実施する面接方法．多くの場合，後者を指す ・個人面接法の欠点を補うために，グループ間に生じるダイナミクスを活用した面接法

表5-7　半構造化面接法の手順

ステップ 1	リサーチクエスチョンを明確にする
ステップ 2	リサーチクエスチョンを深めるため，役立つテーマを広く見つけ出す（文献検索の活用）
ステップ 3	これらのテーマをヒントに，自由に回答できる質問を考える（インタビューガイドの作成）
ステップ 4	質問を回答しやすいよう並べる．簡単な質問から始め，デリケートなものは最後に尋ねるようにする **ポイント** ・質問は中立の立場で行う ・自由に回答できる質問とする ・一つの質問で二つ以上のことは聞かない ・専門用語はなるべく使用しない ・経験や思いを引き出すような質問を心掛ける
ステップ 5	面接の導入のための内容を用意する **ポイント** ・面接の目的であるテーマについて面接対象者の意識が向くものであること ・自己紹介をし，質問項目について説明する ・わかりやすい導入は，面接対象者をリラックスさせる．原稿の棒読みは避ける
ステップ 6	結びの言葉を用意する．面接に参加をしたことがよい経験になったと思ってもらえるようにする．参加者への感謝を述べる
ステップ 7	面接を試験的に実施してみる
ステップ 8	試験的な面接後，最終版を作成する

Porter, S. ここからはじめる研究入門：医療をこころざすあなたへ．武田裕子訳．医学書院，2011．p.208-209．を参考に作成．

バー同士で議論，討議を行うことである．この手法を成功させる鍵は，形式張らない雰囲気をつくり出すことである．面接対象者が話しやすい雰囲気の中で，研究テーマやトピックスについて，自身の意見や経験を自由に語っていく．その際，グループ間に生じるダイナミクスによって相互作用が生じ，ディスカッションが深まることも目的としている．

2 観察法

|1| 観察法とは

　5章1節冒頭の手指衛生の研究例（➡p.148参照）において，研究の対象者となる医療従事者に，「手指衛生を実施することについてどう認識しているのか」「なぜ手指衛生を実施することが大事なのか」というリサーチクエスチョンへの回答を得るために，面接を実施することが可能である．しかし，面接で得られる語りは，研究の対象者本人の主観，認識であり，考えである．例えば，「患者さんを守るのに大事であるため，ケアの前後に手指衛生を実施して

いる」という回答を得た場合，研究者が次に思うことは，「本当に手指衛生を
ケア前後に行っているのだろうか」ということではないだろうか．なぜなら，
面接法で得た「実施している」という回答は研究の対象者の自己申告であり，
その信ぴょう性には限界があるからである．そこで，研究の対象者による手指
衛生の実際の実施状況を知るのに適しているのが観察法である．

　観察は，臨床においてもアセスメントの第1歩として重要なものである．
ナイチンゲールは，五感を用いた確かな観察力がなければ看護師として役に立
つことはない，と看護における観察の重要性に言及している．研究における観
察法は，面接法と同様に，質的研究の主要なデータ収集方法の一つであり，研
究者の五感を用いて，研究の対象者の言動を観察し，記録する方法である．質
的研究でも使用されるが，量的研究でも観察法は重要なデータ収集方法である．

▎2▎観察法の分類

　観察法は，観察者である研究者の現象への参
与，参加のしかたによって**表5-8**のように分類
できる．

　研究者が完全な参加者として行う参加観察
法，参与観察法は，研究者が研究対象としてい
るフィールドに入りこみ，さまざまな経験を共
有し，自身が参加することによって，フィール
ドにいる他者に影響を与えることも期待しつつ
行う観察法である．この手法による調査をもとに記された書籍として有名なも
のに，佐藤郁哉氏の『暴走族のエスノグラフィー：モードの叛乱と文化の呪
縛』がある．これについては，2節で触れる．

表5-8　観察法の分類

研究者の立ち位置	分　類
完全な参加者	参加観察法，参与観察法 (participant observation)
観察者としての参加者	中間型
参加者としての観察者	中間型
完全な観察者	非参加観察法，非参与観察法 (non-participant observation)

　例えば，尿失禁専門の看護師が専門外来を担当しており，尿失禁患者との関
わりを通して，自身の専門的実践を可視化することを計画したとしよう．この
場合，患者からの情報収集から問題解決までの関わりをもつのは，研究者であ
る看護師本人である．患者と看護師の関わりを記録に残し，研究データとする
場合，参加観察法が適している．

　完全な観察者となった場合（非参加観察法，非参与観察法），研究者には，
研究対象としているフィールドに入り込むことなく，距離を保つことが求めら
れる．距離を保つことによって，フィールドにいる人々への研究者による影響
はなくなり，ありのままの状況を観察することが可能となる．特に，心理学の
研究では，研究参加者に告知せずに研究者による観察を実施することがある．
これは観察されているという認識によって人の行動が変化することを避けるこ
とが理由であるが，同時にこの手法は倫理的に問題となる．

　臨床の現場では，研究者は観察者としての参加者，参加者としての観察者と
いう立場でフィールドに入ることが多い．このような形式は，いわば前述した
両者の中間型ともいえる．例えば，医療従事者の手指衛生の遵守に関する調査

を行う場合，感染予防担当看護師が集中治療室に入り，スタッフの手指衛生の行動を観察し，データを収集することがある．この場合，スタッフはこの看護師が自分たちの手指衛生行動を観察していることは認識しているが，この看護師と共にケアを行うことはない．このような場合，感染予防担当看護師は観察者としての参加者となる．

質的研究の特徴の一つとして，研究の対象者の視点（内部的視点）を研究者自身がもつことを挙げた．面接法でも観察法でも，研究の対象者が存在する文脈（コンテクスト）に研究者が入りこみ，研究の対象者がその現象に対してどのように感じ，認識し，反応し，表現するのかを理解することが求められる．

ただし，その現象の当事者でない限り，研究者が研究の対象者の視点をもつことは簡単ではない．なぜならば，研究の対象者の語りを聞く前に，すでに研究者としてその現象，テーマについての考え，意見，準拠枠（偏見という言葉が使われることもある）をもっているからである．

ここで，筆者が研究の対象者の視点をもつこととなった経験を紹介したい．1995（平成7）年3月に発生した地下鉄サリン事件（以下，サリン事件）をご存知だろうか．サリン事件は，戦争以外に化学兵器であるサリンが初めて用いられたテロ事件として，当時，世界中に報道された．

サリン事件から27年後，筆者の学生が，サリン事件の被害者の初期対応に当たった医療施設に勤務していた医療従事者に対して，面接を行うこととなった．彼女は，インタビューガイドの準備をし，事前練習の面接を行い，本番を迎えた．倫理的配慮のため，指導者であった筆者も完全なる観察者として参加した．実は筆者は，研究の対象者と同じ医療施設内の別の場所で，次から次へと運ばれてくる被災者の初期対応に当たっていたのだが，研究の対象者の方々の語りを聞きながら，自分が当時，現場で必死に動き回っていた当時のことを自然と思い出した．

学生が面接内容を逐語録として作成し，医療従事者たちが現場で何を考え，対応していたのかを可視化するのに適切なコードを付け，カテゴリーを作成していくという分析作業を一緒に行った．そこには，逐語録の中にいる当事者としての私と，適切なコード，カテゴリーは何か思案している研究者としての私がいた．好井は「ある現実に"はいりこみ"，自らの身体がどのように反応し，意識や思い，感じ方などがどのように変化するのか，調査する者は，"はいりこんでいる"状況を超越して，ただ存在しているのではなく，常に状況から影響を受けている」と述べている[8]．当事者としての私は，研究の対象者の語りを通して，自分自身の体験を振り返る機会を得た．そこには研究の対象者の語りを通じて，当事者として語ろうとする私がいた．このことは研究者としての私に影響を与えた体験となった．

7 データの分析方法

◢ データの文書化（データ化）

面接法では，研究の対象者の許可を得て面接の一部始終を録音することが多い．その録音を文字に起こして逐語録を作成する．観察法では，フィールドノートに非言語的コミュニケーションや，環境・文脈に関する内容を記録する．これらを分析可能なテキストデータとして文書化する必要がある．

収録した1時間の音声データを逐語録として一字一句文字に起こす場合，個人差もあるがその4〜6倍の時間がかかる．そのため，パソコンやソフトウエアを活用して，時間とエネルギーの消費を最小限にする工夫も必要であ

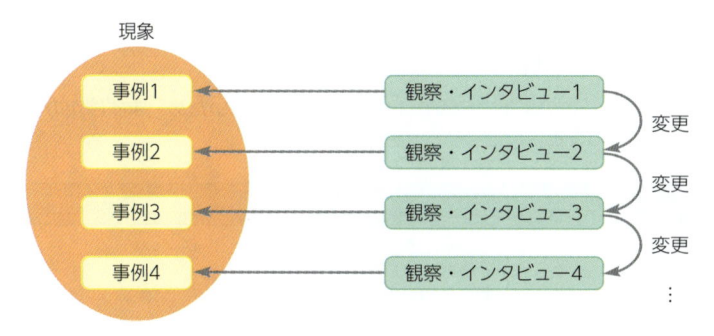

図5-6　データ収集と分析の同時並行

る．例えば，ICレコーダーで録音した場合，専用のソフトウエアで逐語録を作成することが可能である．また，複数の研究の対象者の面接を行っていくと，面接内容のすべてを逐語録に起こすのではなく，分析に必要な箇所のみを取捨選択して逐語録を作成することもある．

2 データの分析

　質的研究のデータ分析の方法は多様である．研究手法，アプローチによって手順の詳細は違うが，質的研究のデータ分析の特徴は共通している．

- データ収集と分析の道具は，研究者自身である．
- データ収集と分析が並行して行われる（**図5-6**）．
- 繰り返し吟味を重ねるため，データの分析には時間がかかる．
- 質のよい豊かなデータの分析から，優れた分析結果が産生される．

　一般的な質的研究のデータ分析の手順を説明するために，実際の面接のデータの一部を紹介する．紹介するのは，肺結核患者の受診までの遅れ（patient's delay）と診断までの遅れ（doctor's delay）の現状と影響要因を明らかにすることを目的として実施された質的記述的研究である[14]．

面接データ例

症例
症例は72歳の男性で，かかりつけ医をもち，10年ほど前から糖尿病で内服治療を受けていた．20XX年9月まで自営業で喫茶店を経営していたが，面接当時は閉店し無職であった．喫煙歴はなかった．咳と痰と発熱を主訴とし，かかりつけ医を二度受診したが，症状の改善がみられず，20XX年3月8日に自発的にA病院を受診し，その2日後に結核と診断された．診断がついた翌日に症状の出現から受診までの経過について面接を実施した．

面接データ（一部抜粋）
ここ数年健康だったけど，咳は結構していたなあ．いつごろからだろう？　3週間前くらいからかな，熱が出はじめたのは．僕は35.5ぐらいが平熱だけど，それが36℃以上になって，いつまでも熱が取れない．取れないことは，熱に僕自身はえらさを感じている．うちの中でごろんとして寝てた方がいいかなと思って．散歩をそれまでは毎朝していたけど，散歩の途中で草を抜く力もない，だるくて仕方なかった．それまで咳をしても痰が出るなんてことはなかった．だけど急くたびに痰が出て，これは初めてだったの．今まではこんなに痰が出たことはない．簡単に痰が出るようになって．さすがに38.5℃っていわれたときは，ちょっとまずいなあって思った．でも，38.5℃あったなあと思うと，また下がって……こういう感じが続いて．「かぜか？」と思い，しばらく○○先生の薬を飲んでいたけど良くならない．

》 データ分析用のフォーマットの準備

　症例と面接データの一部抜粋を提示した．このままの状態では分析作業に入れないため，まずは次のような分析用フォーマットにデータを落とし込んでおくとよい．

面接データ	コード
ここ数年健康だったけど，咳は結構していたなあ．いつごろからだろう？　3週間前くらいからかな，熱が出はじめたのは．僕は35.5ぐらいが平熱だけど，それが36℃以上になって，いつまでも熱が取れない．取れないことは，熱に僕自身はえらさを感じている．うちの中でごろんとして寝てた方がいいかなと思って．	
散歩をそれまでは毎朝していたけど，散歩の途中で草を抜く力もない，だるくて仕方なかった．それまで咳をしても痰が出るなんてことはなかった．だけど急くたびに痰が出て，これは初めてだったの．今まではこんなに痰が出たことはない．簡単に痰が出るようになって．さすがに38.5℃っていわれたときは，ちょっとまずいなあって思った．でも，38.5℃あったなあと思うと，また下がって……こういう感じが続いて．「かぜか？」と思い，しばらく○○先生の薬を飲んでいたけど良くならない．	

　テキストデータをまとまりごとに分け，簡単な言葉で名前を付ける（コード）．名前を付けたコードについて，類似性，相違性を検討しつつ，それぞれのまとまりをつくり，抽象的な考えを生み出せるような足がかりをまずはつくっていく．

手順1　データの切片化

　データの意味（文脈）を考えつつ，適当な長さに切っていく．この切片化が分析の単位となる．なお，分析手法によっては切片化をしないものもある（例：修正版GTA）．

　初学者の場合，どこで切ったらよいのか悩むことが多い．パターンAは初学者に推奨されている一行分析に近いバージョンである．切片化に慣れるまでは一行分析は有用かもしれないが，非常に時間がかかることが短所である．パターンBは，文脈を考慮して数行をまとめて切片化した例である．

パターンA

ここ数年健康だったけど，咳は結構していたなあ．いつごろからだろう？	ここ数年健康だった． 咳は結構していた． いつごろからだろう？

パターンB

ここ数年健康だったけど，咳は結構していたなあ．いつごろからだろう？	ここ数年健康だったけど，咳は結構していたなあ．いつごろからだろう？

　切片化は，単語，語句，文章，段落，出来事などで行われる．研究目的やリサーチクエスチョンに応じて，適切な形式を選択する．

手順2　切片化したデータのコーディング（コード化）

　コーディング，コード化とは，分析対象のテキストデータにおけるテーマについてのアイデアの枠組みをつくっていくために，テキストデータを索引付けたり，抽象度を上げてカテゴリー化する作業のことを指す．抽象化レベルによって，呼び方は異なっていく．ここでのコーディングでは，切片化したデータの意味内容を踏まえ，適切な名前（ラベル，インデックス，コード）を付ける．

コーディング例

面接データ	コード
ここ数年健康だったけど，咳は結構していたなあ．いつごろからだろう？	いつごろからかは覚えていないが，結構咳が出た．
3週間前くらいからかな，熱が出はじめたのは．	3週間位前から出はじめた熱
僕は35.5ぐらいが平熱だけど，それが36℃以上になって，いつまでも熱が取れない．	平熱の35.5℃を超える36℃以上の熱が長引く．

取れないことは，熱に僕自身はえらさを感じている．うちの中でごろんとして寝てた方がいいかなと思って．	熱が取れないことのしんどさを感じる．

　この段階のコーディングのことを叙述的コーディング，オープンコーディング（例：グラウンデッド・セオリー・アプローチ）と呼ぶことがある．抽象度を上げずに，データが意味する内容に忠実に名前やラベルを付けていくことが重要である．

手順3　抽象化・概念化（カテゴリー化）

　切片化をしたデータにコードを付け終わったら，コードを整理し，共通性，相違性を考慮しつつ，グループにまとめ，そのグループに含めたコードに共通する特徴を反映した名前を付けていく．具体的な手順は，以下の通りである．
❶産生されたコードを繰り返し読む．
❷コーディングをしながら考えたコードの関連性をいま一度，考える．
❸共通性，相違性をみながらコードをひとまとめとし，サブカテゴリー，カテゴリーとしての名前を付ける（**図1**）．サブカテゴリー，カテゴリーもコードの一種であるが，抽象度が上がっていること，階層的になっていることを示すために用いられる．
❹名前を付ける際には，「いつ，どこで，なぜ，誰が，どのように，その結果は」という点に着目する．

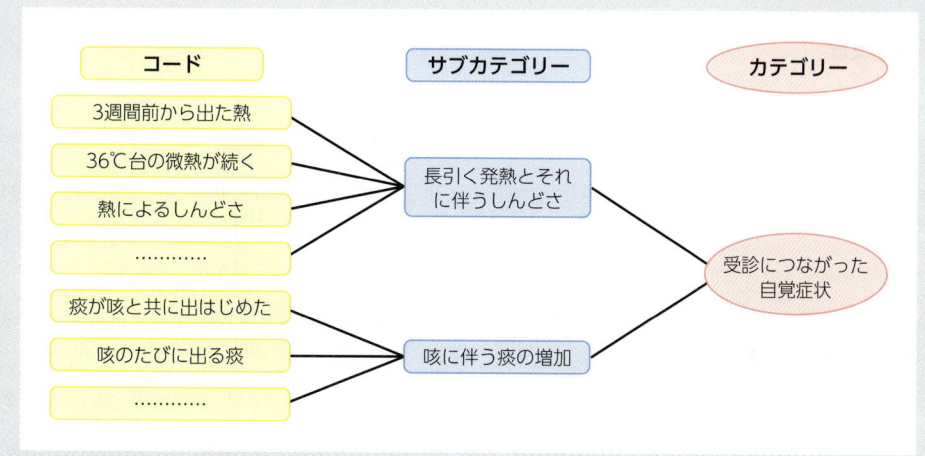

図1　面接データのコード→サブカテゴリー→カテゴリー化例

手順4　分析結果の解釈

　面接データ例は，肺結核患者の受診までの遅れ（patient's delay）と診断までの遅れ（doctor's delay）の現状と影響要因について明らかにすることを目的としていた．つまり，「なぜ肺結核患者は受診するのが遅れ，最悪の場合，入院してからの診断となるのだろうか？」という現場の疑問への回答を得るために実施された研究であった．疑問への回答が得られる結果となっているか，いま一度，コード→サブカテゴリー→カテゴリーを見直すことが重要である．

　今回は，受診につながった自覚症状と受診につながらなかった自覚症状という二つのカテゴリーを**図2**に示した．この結果から，2週間以上続く微熱と咳がある場合，結核を疑い，受診することは周知されている．しかしながら高齢者の場合，長引く咳そのものは受診行動にはつながらないことが明らかとなった．それに対し日常生活上の些細な変化，これまでできていた日課である散歩ができなくなった，草むしりがしんどくなったということが受診につながっていたことは，今後，高齢者の肺結核疑いという症例における受診行動の新たな行動指標として活用できるのではないか，という解釈につながっていくであろう．

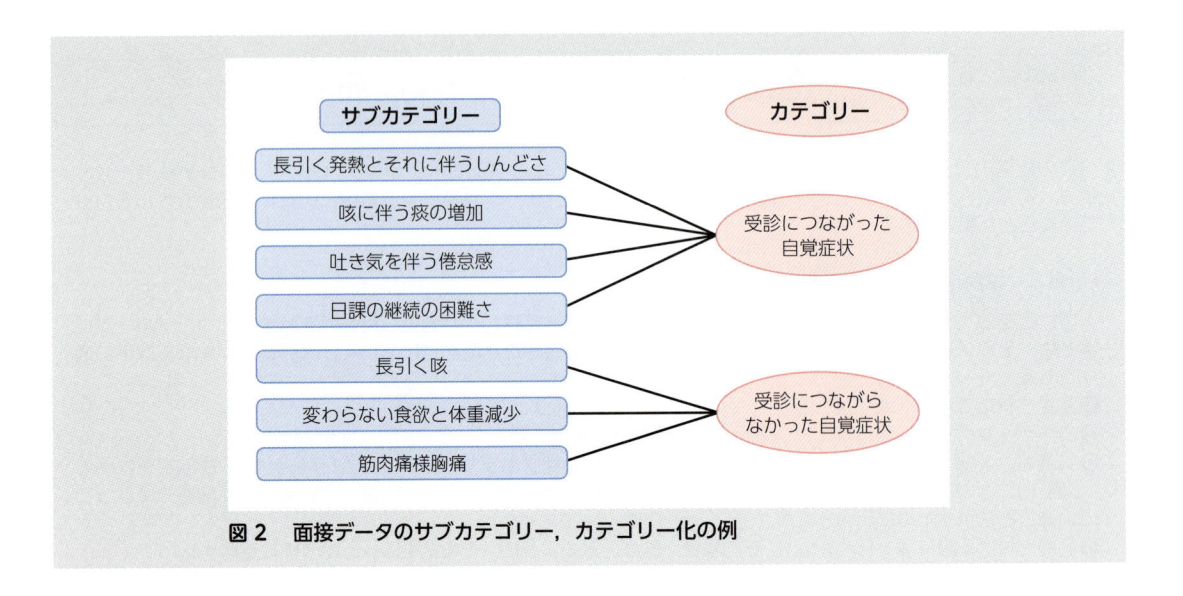

図2　面接データのサブカテゴリー，カテゴリー化の例

■ 引用・参考文献

1) Erasmus, Vicki, et al. "Systematic review of studies on compliance with hand hygiene guidelines in hospital care." Infection Control & Hospital Epidemiology. 31(3), 2010, p.283-294.

2) Kerlinger, F.N. et al. Foundations of behavioral research. 4th ed, Harcourt College Publishers, 2000, p.291.

3) Ragin, C.C. Constructing social research : the unity and diversity of method. Pine Forge Press, 1994, p.191.

4) ノーマン・K・デンジン, イヴォンナ・S・リンカン. 質的研究のパラダイムと眺望. 平山満義監訳. 北大路書房, 2006, p.3, (質的研究ハンドブック；1巻).

5) Burns, N. et al. The practice of nursing research : appraisal, synthesis, and generation of evidence. 6th ed, Saunders/Elsevier, 2009, p.22.

6) Polit, D.F. et al. Nursing research : generating and assessing evidence for nursing practice. 9th ed, Wolters Kluwer Health/Lippincott Williams & Wilkins, 2012, p.14-15.

7) Porta, M. A dictionary of epidemiology. 6th ed, Oxford University Press, 2014, p.233.

8) 好井裕明.「あたりまえ」を疑う社会学：質的調査のセンス. 光文社新書, 2006, p.14-36.

9) グレッグ美鈴ほか. よくわかる質的研究の進め方・まとめ方：看護研究のエキスパートをめざして, 医歯薬出版, 2007, p.16-17.

10) Lincoln, Y.S.; Guba, E.G. Naturalistic inquiry. SAGE Pulications, 1985, 416p.

11) ウヴェ・フリック. 質的研究のデザイン, 鈴木聡志訳. 新曜社, 2016, p.51-59, (SAGE質的研究キット；1).

12) Huberman, A.M.; Miles, M.B. Data management and data analysis methods, Collecting and interpreting qualitative materials, Sage publications, 1998, p.179-211.

13) Porter, S. ここからはじめる研究入門：医療をこころざすあなたへ. 武田裕子訳. 医学書院, 2011, p.208-209.

14) 青山恵美・操華子. 肺結核患者の受診までの遅れ（patient's delay）と診断までの遅れ（doctor's delay）の現状と影響要因. 日本環境感染学会誌, 2014, 29（6）, p.453-462.

15) 高木廣文ほか. エビデンスのための看護研究の読み方・進め方. 中山書店, 2006, p.5-14.

16) 鈴木淳子. 調査的面接の技法. 第2版, ナカニシヤ出版, 2005, p.4-5.

17) 能智正博編集代表. 質的心理学辞典. 新曜社, 2018, p.19, 60.

🔖 重要用語

演繹的思考	観察法	コード化
帰納的思考	切片化	カテゴリー化
面接法	コーディング	

2 質的研究の代表的なデザイン

　質的研究にはさまざまな手法，デザインがある．自分が何を明らかにしたいのか，つまりリサーチクエスチョン（研究上の問い，研究設問）を明確にすることが，研究を実施する際に用いるアプローチ方法を導いてくれる．重要なのは，リサーチクエスチョンが実際の研究手法を決定するということである．

　5章1節の冒頭で，医療関連感染の発生を低減させるために医療従事者の手指衛生の遵守率を向上させることを例に，量的研究と質的研究の両側面からアプローチができることを説明した（➡p.148参照）．医療従事者の手指衛生の遵守率を向上させるためには，医療従事者に手指衛生が必要な場面で手指衛生行動をとってもらうことが必要である．院内における啓発活動や教育・研修の場が有効であろう．さらに，手指衛生行動の遵守率が低い医療従事者に「なぜ，手指を洗わないのか」と問い，その回答を言葉で丁寧に記述し，分析することが手指衛生行動の向上への糸口となる場合がある．

1 質的記述的研究
（qualitative descriptive study）

1 質的記述的研究とは

　特定の学問的基盤，哲学的基盤（5章1節では背景となる理論と説明．➡p.152 表5-2参照）をもたず，質的データを内容分析あるいは主題分析を用いて分析する場合がある．このタイプの質的研究デザインは，**質的記述的研究（記述的質的研究）** と呼ばれている．

　他の質的研究デザインはそれぞれ特徴的な手法をもっているが，質的記述的研究では他の質的研究デザインの手法を用いて研究対象となっている現象や出来事について探究する．また，他の質的研究デザインと比較すると，収集した質的データのコーディング（➡p.162参照）において抽象度をあまり高めることはせず，研究対象となっている現象や出来事を日常的な用語を用いて記述することが多い．

　グレッグは，質的記述的研究は学問的基盤を必要とはしないが，この手法を選択する際に質的研究を行う者として求められる前提を挙げている（**表5-9**）[1]．

2 質的記述的研究の例

　冒頭の例のように，医療従事者の手指衛生行動を向上させるために，手指衛生行動の遵守率が低い医療従事者に「なぜ，手指を洗わないのか」と問い，言語的データを分析する場合，質的記述的研究が研究デザインとなる．ここでは特定の哲学的基盤を用いてはいないが，医療関連感染を低減させるために手指衛生を向上させたいという目的をもって，手指衛生を実施しない理由について明らかにしようとしている．

表5-9　質的研究を実施する者が受け入れるべき前提

1) 複数の現実があるという信念
2) 研究する現象を理解するためのアプローチをあきらかにすることへのコミットメント
3) 研究参加者の見方に対するコミットメント
4) 関心のある現象の自然な文脈を破壊するのを最小限にする方法で探求すること
5) 研究のなかで研究者の参加を意識すること
6) 研究参加者の言葉を用いて，濃密な記述によって報告することで，現象の理解を伝えること

Speziale, H.J.S. et al. Qualitative research in nursing : advancing the humanistic imperative. 3rd ed, Lippincott Williams & Wilkins, 2003, p.16. ／グレッグ美鈴ほか編著. よくわかる質的研究の進め方・まとめ方：看護研究のエキスパートをめざして. 医歯薬出版, 2007, p.56. より作成.

　複数名の医療従事者に面接を行ってみると，以下のような理由が挙がってくるであろう．例えば，「40歳を超えており，1日何回もアルコールで手を消毒すると，手荒れがひどくなり，つらい」，「自分の手はまったくもって，誰よりもきれいであるので，洗う必要がない」，「自分は石けんと流水で手を洗うという教育を受けたので，アルコールだときれいにならないように思う」など，さまざまな現実が明らかになるだろう．研究の対象者が手指衛生を行わないという現象をどのように認識しているのか，どのような見方をしているのかを理解する姿勢を示すことが必要である．収集したデータを内容分析，主題分析などの手法を借りて，コード化し，分析する．

　なお，5章1節で紹介した「肺結核患者の受診までの遅れ（patient's delay）と診断までの遅れ（doctor's delay）の現状と影響要因」の論文の研究デザインも質的記述的研究である（➡p.161参照）．

2 内容分析（content analysis）

1 内容分析とは

　内容分析の歴史は18世紀までさかのぼる．当初は量的ならびに質的なデータの分析手法として用いられていたが，20世紀になってから米国のメディア業界で用いられ始めると，量的手法としての色合いが濃くなった．映像や報道記事等を対象に，注目している単語や表現されたテーマ，人物・事象の出現頻度を数え，その傾向を分析する手法として用いられた．その後，コミュニケーション，ジャーナリズム，社会科学，心理学等の領域で，データを解釈的に分析する方法として1980年代ごろから積極的に用いられるようになり，質的データ分析の手法としての地位を築いてきた．そのため，内容分析は，演繹的思考を基盤とした**量的内容分析**（quantitative content analysis）と帰納的思考を基盤とした**質的内容分析**（qualitative content analysis）に分類されている[2-4]．

　量的内容分析は，実証主義*をその哲学的背景に置いているため，体系性，再現性が確保された方法で，対象となるコミュニケーションを調査することを目的とする．一方，質的内容分析は，研究者が関心のある現象に関する質的なデータを一定の基準で整理し，分類し，その現象について記述していくことを

用語解説 *
実証主義

経験することができる事実に基づいて証明された知識だけが本当の知識だとする立場.

目指している．本項では，質的内容分析について述べる．

2 質的内容分析とは

質的内容分析は，①従来型内容分析（conventional content analysis），②理論検証型内容分析（directed content analysis）内容分析，③統合型内容分析（summative content analysis）に分けられる[5]．手法の特徴についてを表5-10に，コード化の手順を表5-11に示す．

3 理論検証型内容分析の研究例

看護の専門性を探求する研究は多い．特に認定看護師，専門看護師は，その実践の可視化が求められている．以下の研究例では，感染管理認定看護師である研究者自身が，既存の理論や研究，そして実践家としての本人の経験から，感染管理認定看護師がどのように隔離予防策の判断を行っているかの概念枠組みを作成した（図5-7）．その後，認定看護師の登録後5年目以上の感染管理認定看護師40名を対象に，感染のリスクアセスメントと隔離予防策の決定の実際について面接を行った．面接によって収集したテキストデータから抽出さ

表5-10　3種類の内容分析の特徴

内容分析の種類	概要・特徴
従来型内容分析 （conventional content analysis）	● 一つの現象を記述することを目的とした研究において用いられる内容分析 ● 研究対象とした現象に関する既存の理論や研究論文が限られている場合に適している ● あらかじめ考えていたカテゴリーを使っての分析は避け，コードやカテゴリーはテキストデータから直接抽出する ● 帰納的思考でカテゴリーを生成する
理論検証型内容分析 （directed content analysis）	● 研究対象とした現象に関する既存の理論や研究論文は存在するが，不十分であり，さらなる記述を行うことが必要な場合に適している ● 既存の理論的枠組みや理論を概念的に広げ，妥当なものとすることを目標としている ● 既存の理論や研究は，リサーチクエスチョンを焦点化させる際に有用である ● 最初のコード化の際には，既存の理論的枠組みや既存の研究からの枠組みを参照する．演繹的思考でカテゴリーやコードを適用していく
統合型内容分析 （summative content analysis）	● 質的研究で本手法を用いる場合，ターゲットとしている単語やキーワードがどのような文脈で用いられるのかを理解するために，テキストデータ内で単語やキーワードがどこで用いられているか，何回出現しているのかを明らかにすること（数量化）から始める．数量化の目的は，単語やキーワードの使用方法の探求にある．この段階で分析を終える場合，量的内容分析となる ● 本手法は単語やキーワードの出現頻度だけでなく，その単語やキーワードが使用されている意味を発見すること，使用されている文脈の解釈にも焦点が当たる

Hsieh, H-F. et al. Three approaches to qualitative content analysis. Qualitative Health Research. 15（9），2005, p.1277-1288. を参考に作成.

表5-11　3種類の内容分析のコード化の手順の違い

種　類	研究開始	コード化のタイミング	コードの源泉
従来型内容分析	観察	データ分析中にコードは定義される	データから抽出される
理論検証型内容分析	理論	データ分析前と分析中にコードは定義される	理論や重要な研究成果から抽出される
統合型内容分析	キーワード，単語	データ分析前と分析中にキーワードが明らかになる	研究者の関心や文献レビューからキーワードが抽出される

Hsieh, H-F. et al. Three approaches to qualitative content analysis. Qualitative Health Research. 15（9），2005, p.1277-1288. を参考に作成.

れたコード，カテゴリーを，作成した概念枠組みに当てはめていき，必要な個所を加筆・修正し，最終版（**図5-8**）として発表した[6]．

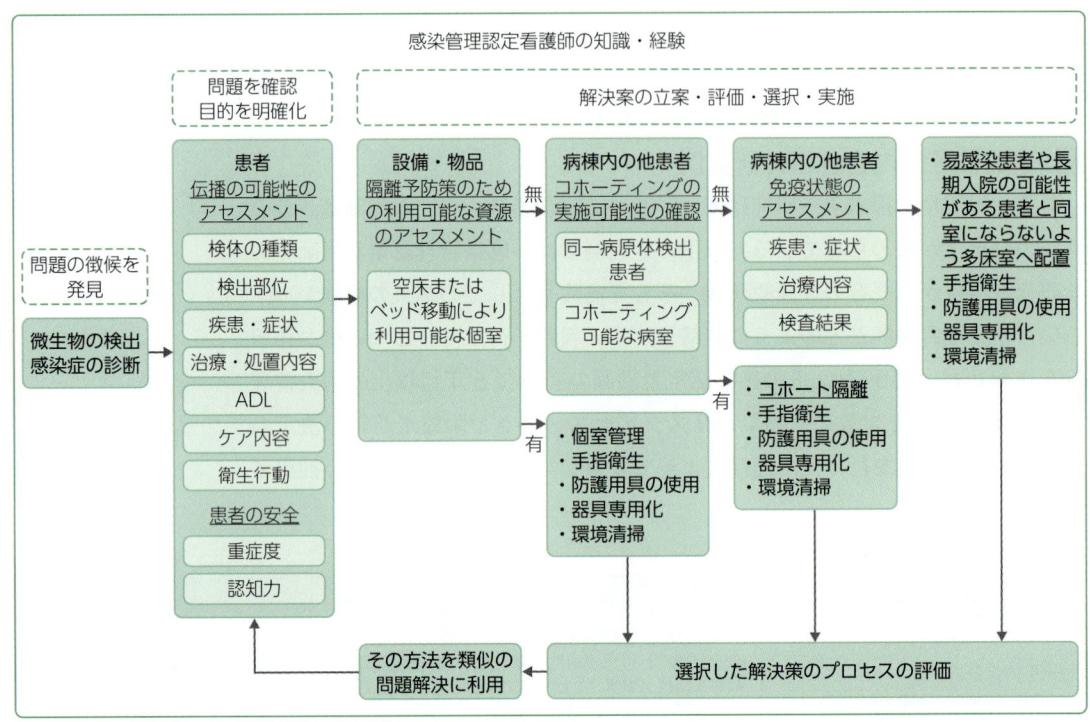

Kawakami, K. ; Misao, H. Framework for controlling infection through isolation precautions in Japan. Nursing & Health Sciences. 2014, 16（1），p.33. より作成.

図5-7　研究者が作成した概念枠組み

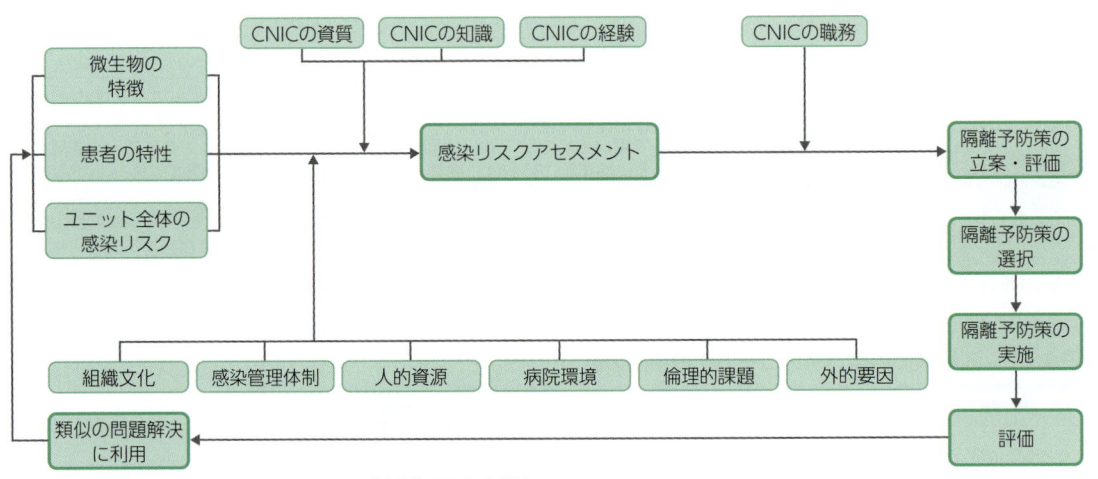

CNIC：Certified Nurse in Infection Control（感染管理認定看護師）

Kawakami, K. ; Misao, H. Framework for controlling infection through isolation precautions in Japan. Nursing & Health Sciences. 2014, 16（1），p.35. より一部改変.

図5-8　データ分析後に修正した概念枠組み

3 事例研究（case study）

1 事例研究とは

事例研究の目的は，取り上げた事例・症例（case）に関して，説明し，記述し，描写し，探索することにある．そのため，研究対象となる事例・症例は，探究するリサーチクエスチョンへの回答が得られる事例・症例，つまり典型的な事例・症例となる．事例研究では，そのような事例・症例を探し，情報を収集することが必要である．

このように，事例・症例のみを対象とする研究の場合，実験群と対照群を設定し比較する実験研究のような研究手法は使えない．また，観察的な手法を用いたとしても，対照となる事例を立てて比較することはできない．しかし事例研究は，実験研究のような厳密な研究手法で検討を行うことが難しい，あるいは適切ではない，新しい現象を調査するのに適した手法である．

2003から2004年にパンデミックが起きた重症急性呼吸器症候群（severe acute respiratory syndrome：SARS）は，感染した中国人医師が香港に滞在中に，同じホテルのエレベーターを使用した人々を介して，世界中に広がった．当初は，病原微生物さえ特定されておらず，未知の感染症であり，医療従事者が罹患した割合が多かったことも特徴の一つであった．SARSウイルスが何を媒介して世界中に広がることになったのか，なぜ医療従事者に感染者が多かったのかなどは，事例研究によって明らかになった知見である．このように，未知の現象について，少ない事例を丁寧に分析することによって，新たな知見，知識を得ることが可能となる．

事例研究には，いくつかの誤解があると指摘されている[7]．その一つが，多くのテキストでは，事例研究は質的探求を行うための最も一般的な方法の一つに位置付けられていることである．しかし実際は，量的研究，質的研究の手法に関係なく，「その現象はなぜ起きているのか」「どのようにして発生しているのか」というリサーチクエスチョンへの回答を得るのに適していると判断された場合，選択され得る研究デザインである．

➡ 事例研究については，5章4節p.191参照.

4 グラウンデッド・セオリー（grounded theory）

1 グラウンデッド・セオリーとは

グラウンデッド・セオリーとは，既存の理論や仮説からではなく，現場から直接得られた質的データから生成された理論モデルのことをいう．この理論モデルを開発するための，質的データ収集から分析までの研究方法論を**グラウンデッド・セオリー・アプローチ**（grounded theory approach：GTA）と呼ぶ．

本手法は，社会学者グレイザー（Glaser, B.G.）とストラウス（Strauss, A.L.）によって1967年に提案された手法であり，シンボリック相互作用論（➡p.155 用語解説参照）をその哲学的基盤に置いている．比較的狭い範囲に

適用される基本的な社会過程（プロセス）や社会的構造を明らかにする領域密着型理論（実践理論とも呼ばれる）から出発し，最終的には時代や文化を超えた包括的な理論へ発展させることを目指す．

2 グラウンデッド・セオリーの流派

グラウンデッド・セオリーを提案したグレイザーとストラウスはその後袂（たもと）を分かつこととなり，グレイザー派，ストラウス派（その後のストラウス＆コービン派），シャーマズ派などの流派に分かれた．日本では修正版GTAも発表されており，研究手法は多様となっている．

ストラウスとコービンは，本手法におけるコード化（coding）を3種類提示し，オープン・コード化，軸足コード化，選択コード化と名付けている．オープン・コード化は，データをバラバラにして，生データの塊が意味する諸概念に適切な名前を付け識別することである．5章1節で紹介した，叙述的コーディングに相当する（➡p.163参照）．軸足コード化は，作成した概念同士を相互に横断させ関係付けていくプロセスであり，選択コード化は理論を統合し，精緻化するプロセスである[8]．

3 グラウンデッド・セオリーの研究例

『死のアウェアネス理論と看護：死の認識と終末期ケア』は，グレイザーとストラウスが老いと死を否定する米国の文化に死の問題を提起した，グラウンデッド・セオリーの古典的な研究である[9]．病院で死にゆくことがどう社会的に構成されるのかについて，六つの病院で実施したフィールド研究の報告書として，1965年に発表された．修正版GTAの開発者である木下によって，1988年に翻訳された．

グレイザーとストラウスは，死にゆくプロセスの中で医療従事者，患者，家族の相互行為に着目し，「相互作用に関与する一人ひとりが患者の医学的病状判定について何を知っているのか，そして彼女／彼が知っていることを他の人々はどこまで知っていると彼女／彼自身が思っているのか」を「終末認識文脈」とし，さらに四つの文脈に分け，説明している．患者が医療従事者から自らの終末期を知らされていない「閉鎖」認識文脈，患者が医療従事者を疑っている「疑念」認識文脈，双方に終末期であることを知りながら，そのような事実がないように互いに振る舞う「相互虚偽」認識文脈，患者も医療従事者も終末期であることを知り，そのことをオープンに話し合う「オープン」認識文脈の四つである．

現在では，終末期における告知は一般的になっているが，1980年代の日本の医療においては，真実の告知の問題は課題であり，本書は終末期医療に携わる者に大きな影響を与えた．

5 KJ法

1 KJ法とは

本手法は，野外科学者であった川喜田二郎によって1967年に発表された，発想法と呼ばれたものである．開発者の川喜田二郎のイニシャルをとって**KJ法**と呼ばれるようになった．

野外で観察した複雑多様なデータを「データそれ自体に語らしめつつ，いかにして啓発的にまとめたらよいか」という課題への回答を求め，開発された手法である．問題提起→野外での情報収集→観察→記録→分類→統合という手順を通して，独創的な発想を導くことを目指す[10]．

2 KJ法の活用例

本手法は研究以外でも，医療現場における新人研修などでも活用されている．例えば，川喜田はKJ法の実際の展開のしかたを**図5-9**のように表している．あるテーマを与えられ（**図5-9**では，企業で人間を生かす，そういう能力開発をどうするか），メンバーで意見を出し合い，意見を一つずつカードやラベル（現在では，付箋が便利だろう）に記述する．これがデータとなり，データの共通性や相違性を考慮しつつ，グループごとにまとめ，図解していく．メンバー同士の共同作業により，独創的な発想，創造性を開発するのに有効であるとされている．

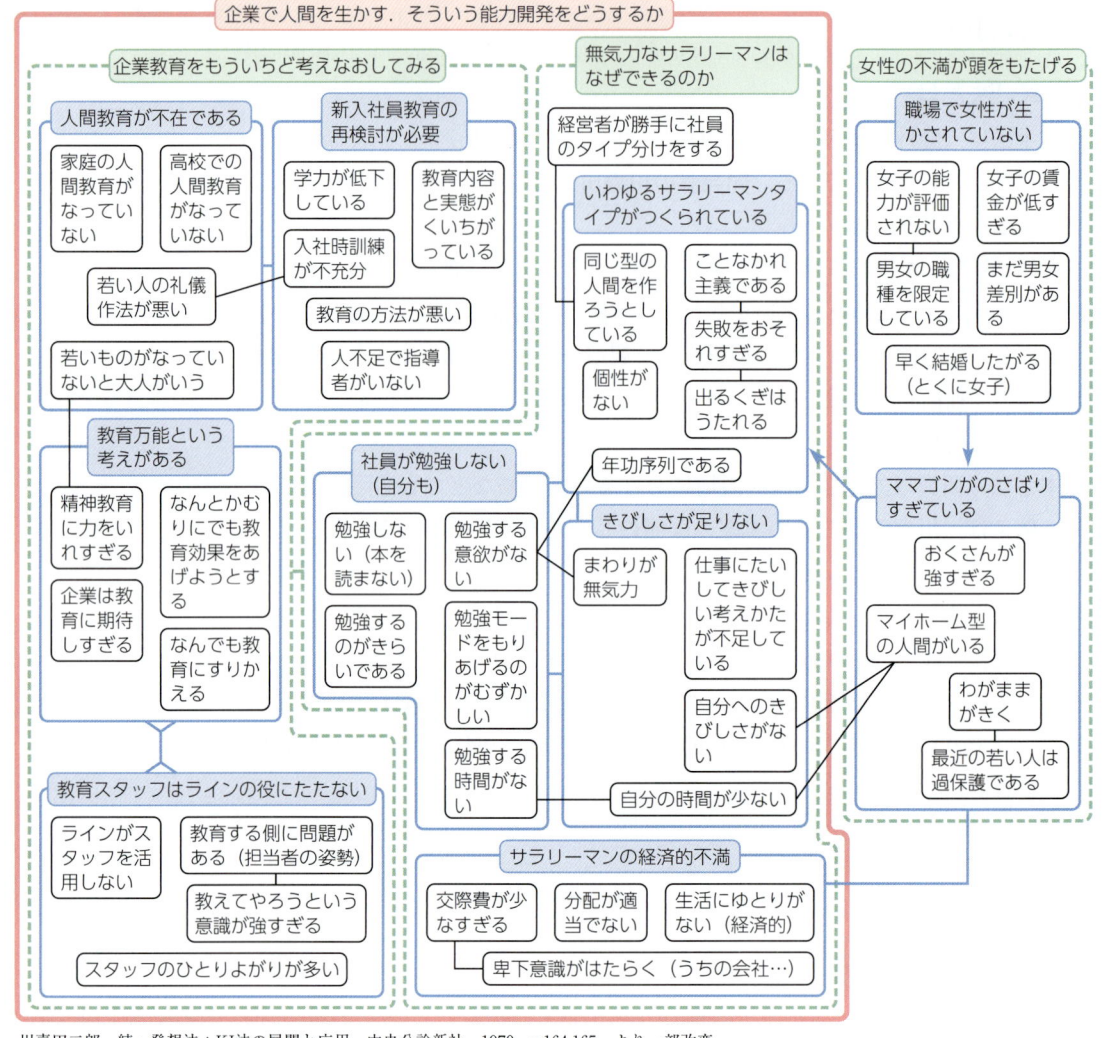

川喜田二郎．続・発想法：KJ法の展開と応用．中央公論新社，1970．p.164-165．より一部改変．

図5-9　KJ法の展開の実際

6 エスノグラフィー（ethnography）

1 エスノグラフィーとは

　エスノグラフィーは，ある集団を構成する人々が共に生活をする中で慣習化された行動，共有されている価値観，不文律な決まり事などに関心を寄せた研究者が，その集団に入り込み，集団を構成する人々の視点から調査を行う手法である．日本語では民族誌と訳され，20世紀初頭に人類学者であるマリノフスキー（Malinowski, B.K.）によって開発された．

　文化人類学を哲学的基盤としたエスノグラフィーを看護界に紹介したのは，看護理論家でもあるレイニンガー（Leininger, M.M.）である．彼女は小児生活指導ホームに勤務していたときに，さまざまな文化的背景をもつ子どもたち

が求め，訴えてくる内容にスタッフたちが対応できず，適切に援助できていないことに気付いた．この経験がきっかけの一つとなり，人類学に魅了され，ニューギニアのイースタン・ハイランドのガッドサップ族（原住民）の中に入り，2年間生活を共にし，民族学的・民族看護学的研究を行った．レイニンガーはこの研究経験から，文化的な行動をとらえることだけでなく，ケアリングにも着目し，その後多くの論文，著書を遺している[11]．

2 エスノグラフィーの研究例

『暴走族のエスノグラフィー：モードの叛乱と文化の呪縛』は，心理学，社会学および文化人類学の研究背景をもつ佐藤が，日本の暴走族という集団において共有されている文化を理解するために，彼自身が京都の暴走族の集団に入り，エスノグラフィーの手法を用いて行った調査について著した文献である[12]．

文化とは，「特定集団の人々が経験を解釈し行動を行う際に用いる既得の知識」と定義され，集団に属する構成員が行動する際に基準とする共通のルールであるとされる[13]．佐藤はこの暴走族の文化ともいえる暴走行為をはじめとした「遊び」の特徴を解き明かしていった．

佐藤は最初，暴走族のメンバーの写真を撮影する部外者として接近し，暴走族の構成員たちからは「写真を撮るおじさん」として認識される．その後，偶然にも構成員の一人に個人的な撮影を依頼され，それをきっかけに，暴走族の一員として認められるようになっていった．そして「おっさん暴走族」として，若い構成員たちを観察し，インタビューし，調査票に協力をしてもらうまでの関係を築いていったのである．

その集団の一員として認められることによって，初めてその集団の文化を観察することが可能となる．エスノグラフィーに関心のある読者にはぜひ一読していただきたい名著である．佐藤は，「暴走族活動に含まれる種々雑多な『遊び』の特徴は，単なるアンケートでも，インタビューだけでもとらえきることはできないし，また，単一の理論だけでその全貌をとらえることもできない」と述べている．

7 現象学（phenomenology）

1 現象学とは

現象学は，生きている人間が自分を取り巻く世界をどう理解しているのかを明らかにすることを目指し，実際にある経験を生きた人から経験をありのままに語ってもらい，その経験の意味や本質について探究する手法である．

現象学の流派は多様である．現象学，記述的現象学，解釈的現象学（interpretative phenomenology），解釈学的現象学（hermeneutic phenomenology）などがあり，この違いを理解するためにはそれぞれの哲学者の原著を熟読することが求められる．このような哲学としての現象学を基盤に置いた質的研究の方法論を現象学的アプローチと呼ぶことが多い．

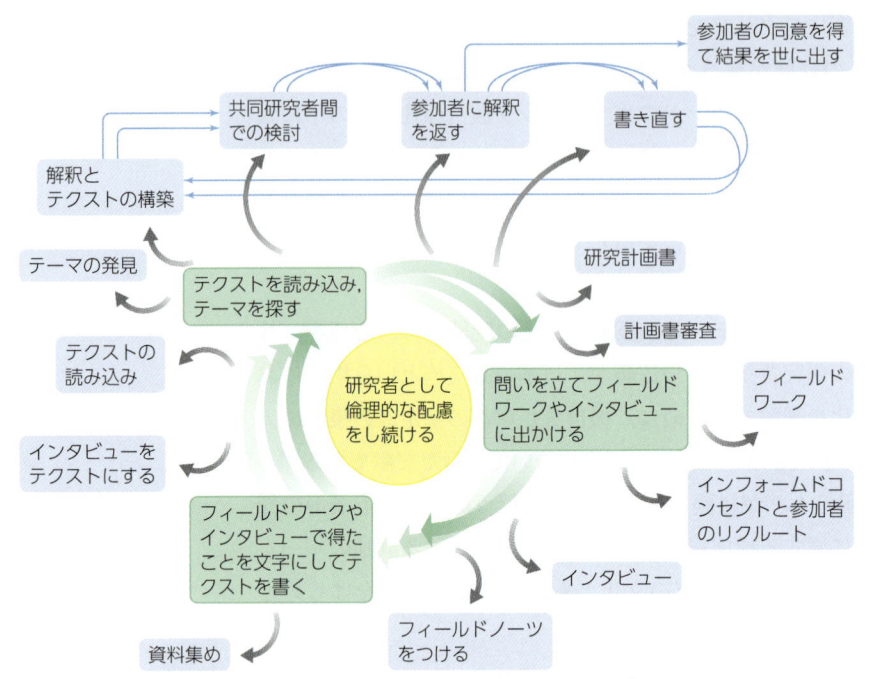

大久保功子. "5 解釈学的現象学における研究方法のプロセスと留意点". よくわかる質的研究の進め方・まとめ方：看護研究のエキスパートをめざして. グレッグ美鈴ほか編著. 医歯薬出版, 2007, p.122. より転載.

図5-10　解釈学的現象学の研究段階の概要

研究手法としての現象学へのアプローチ方法は，ジオルジ（Giorgi）の記述的現象学的心理学，コレイジ（Colaizzi）のアプローチ，ヴァン＝マーネン（vanManen）の解釈的現象学などさまざまな方法がある．その一つの解釈学的現象学の研究段階の概要を**図5-10**に示す．

2　現象学の研究例

川端は，集学的治療*を断念したがん患者の希望について記述し，彼らにとっての希望の意味をその記述から明らかにすることを目的として，緩和ケア科の外来に通院する4名の患者を対象に半構造化面接を行い，ジオルジの記述的現象学的心理学の手法を用いて分析を行った[14]．本研究から明らかになったテーマを**表5-12**に示す．

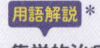**用語解説** *
集学的治療

がんの治療において，外科的治療（手術）や化学療法，放射線療法など，複数の方法を組み合わせて治療を行うこと．一つの方法だけで治療するよりも高い治療効果を得ることを目指す．

表5-12 経験された希望の時間性と自己存在：テーマとその意味

テーマから得られた意味			テーマ	患者
《限りある時間》と《固有の自己存在》*		生かされている時間のなかで，私の人生を充実させる	「まさか」のがんで「仕事に追われた」人生を終結する 「生かされている」時間を「死の準備」に注ぐ 「ゆったり」と流れる時間のなかで私の人生を「充実」させる	A
		母として生きる限界を悟り，ひとりで生きねばならない娘と今をともにする	「踏み絵」を踏み，「そういう時期」にきたことを悟る 「ひとりで」生きねばならない娘への思いが「より強く」なる 「ひとりで」生きねばならない娘への「助け」を感じる 「助け」を借りて，娘と「今」をともにする	B
		限りある命という覚悟から，私の存在が確かになる	限りある命という「覚悟」から，「嫁」ではなく，「私」のために生きてきた 嫁としての苦労が報われ，「ただ働きのお手伝いさん」から「家族」になる 「病気のお陰で」，背を向けてきた夫婦が「夫婦らしく」なる	C
		不確かな時間のなかで，私の生き方を選択する	「3カ月先か」「3年先か」「分からない」時間を生きる 「何日」生きるかより，「どう」「精一杯」生きるかを選択する 「分からない」なかでも「怖いとか」「自然」になくなる	D

*経験された希望の時間性と自己存在において，テーマから得られた意味を《　》で示す.
川端愛. がんの集学的治療を断念した患者を支える希望の意味. 日本がん看護学会誌. 29（2），2015, p.65. より転載.

8 アクションリサーチ

1 アクションリサーチとは

アクションリサーチとは，1946年にレヴィン（Lewin, K.）が発表した手法である．当事者と研究者が共に共同当事者として物事を進めていく中で，共同知を生み出すための研究活動である．問題解決を目指した実践研究と呼ばれることもあるが，本手法の核は，問題解決に当たって当事者と研究者とが形成する関係性（共同当事者）にある．

注意すべきなのは，アクションリサーチは質的研究に含まれることが多いが，質的データと共に量的データも扱うことがあるということである．また，本手法を面接法，観察法といった調査手法の一つとして扱うことも適切ではない．さまざまな手法を用いて，上記の共同知を生み出すという目標を達成するために実施される研究活動である．

2 アクションリサーチの研究例

星野は長期入院している整形外科疾患のある子どもとその家族に対する復学支援プログラム（以降，支援プログラム）を実施するためのアクションリサーチを導入し，復学支援の体制がつくり上げられるプロセスの変化を明らかにするとともに，支援プログラムの効果を明らかにした[15]．

本研究の課題は，整形外科疾患のある子どもに対する復学支援が，身体状況だけでなく復学先の学校の受け入れや家族の調整力などによって介入の時期や内容，方法が異なることであった．そのため，研究者は，現場の状況に合わせてつくり上げていく研究プロセスであるアクションリサーチを研究方法として選択し，外部者であるために，看護管理者やスタッフと相談・調整を行うコーディネーターの役割を担った．

研究のプロセスは，第1段階「課題の明確化」，第2段階「計画」，第3段階「実施」，第4段階「評価・再計画」から構成され，関係する職種の協働によって支援プログラムを追加・修正し，支援プログラムの実施・評価を経てまとめの会議を行い，最終的に参加者へのインタビューによって研究プロセス全体を統合した．

支援プログラムは，整形外科疾患のある3人の子どもとその家族を対象に実施された．支援プログラムを作成するための会議や学習会によって，関係する職種の目標設定や子どもについての情報共有が促進され，より早い段階から前籍校と特別支援学校との交流を進める機会を設定することができ，子どもの治療状況との関連を考慮した関わり方を検討することができるようになっていった．

9 歴史研究／歴史的研究

1 歴史研究／歴史的研究とは

歴史研究／歴史的研究は，さまざまな私的・公的な記録史料を用いて，過去の出来事やそれが現在の実践にどう影響しているかの洞察を得ることで，専門職としての看護学を発展させることを目指している．過去を学ぶことで，現在そして未来の医療をより理解することを可能にする．さらに，埋もれてしまった過去の出来事に再度光を照らすことにもなる．

歴史研究／歴史的研究は，歴史学（historiography）を主な研究手法として用いる．歴史学は，過去のある特定の期間に収集したデータを統合し，分析し，理論的ならびに歴史的な結論を導き出す．具体的な作業では，データ源やデータの解釈，ナラティブに焦点を当てた分析の批判的な検討や解釈，研究によって明らかになった結論を支持する，既存の真実性・信ぴょう性のある知見を活用する[16]．

2 歴史研究／歴史的研究の例

松井と會澤は，看護における研究倫理指針の歴史的な展開について歴史的文献調査を行い，現在の日本の倫理指針には国際的にみてどのような特徴や課題があるかについて検討した[17]．

研究のデータ源は，国際看護師協会（ICN）および日本の看護学研究に関わる倫理問題や倫理指針に関連する文献であり，看護学研究に関する倫理原則に焦点を当てて比較された．

松井らの研究によると，1980年代に日本で初めて人を対象とする倫理上の原則が紹介された際，「人間の尊重」「善行」「正義」のうち，米国での考え方の変化によって「善行」がより重視されるようになったと報じられたが，実際は，米国では三つの原則のランク付けに関しては言及されていなかった．この研究によって，日本での看護学研究に関する倫理原則の理解の歴史は，倫理原則の導入期において，研究倫理の理論に精通する専門家がいなかったために，

多くの誤解や問題を抱えたまま出発したことが明らかになった.

　1990年代に入り，日本看護協会（JNA）は適確な研究計画，研究の参加や撤回の自由，プライバシーの保護，委員会が行う倫理的な検討などをまとめ，「看護研究における倫理的配慮に関する提言」として報告した．また，2004年に公表されたJNA指針（『看護研究における倫理指針』）には，ICN指針（『看護研究のための倫理指針』）に見られないアドボカシー（擁護）やアカウンタビリティ（責任と責務），協同，ケアリングの概念が独自に追加されているが，看護実践上の原則と看護研究における倫理原則が明確に区別されていない点が研究によって課題として明らかになった.

➡ 倫理指針については，3章3節p.76参照.

■ 引用・参考文献

1) グレッグ美鈴ほか編著. よくわかる質的研究の進め方・まとめ方：看護研究のエキスパートをめざして. 医歯薬出版，2007，p.56.
2) Krippendorff, K. Content analysis : an introduction to its methodology. SAGE, 1980.
3) Cole, F.L. Content analysis : process and application. Clinical nurse specialist. 1988, 2（1），p.53-57.
4) Graneheim, U.H. et al. Methodological challenges in qualitative content analysis : A discussion paper. Nurse Education Today. 2017, 56, p.29-34.
5) Hsieh, H-F. et al. Three approaches to qualitative content analysis. Qualitative Health Research. 15（9），2005, p.1277-1288.
6) Kawakami, K. ; Misao, H. Framework for controlling infection through isolation precautions in Japan. Nursing & Health Sciences. 2014, 16（1），p.31-38.
7) ロバート K.イン. ケーススタディの方法. 近藤公彦訳. 第2版 新装版，千倉書房，2011.
8) ジュリエット・コービンほか. 質的研究の基礎：グラウンデッド・セオリー開発の技法と手順. 操華子ほか訳. 第2版，医学書院，2004.
9) Glaser, B.G.ほか. 死のアウェアネス理論と看護：死の認識と終末期ケア. 木下康仁訳. 医学書院，1988.
10) 川喜田二郎. 発想法：創造性開発のために. 中央公論社，1967.
11) Welch, A.Z. 近藤潤子訳. "第28章 マドレン M.レイニンガー：文化的ケア 多様性と普遍性理論". アン・マリナー・トメイほか編著. 都留伸子監訳. 看護理論家とその業績. 第3版，医学書院，p.510-528.
12) 佐藤郁哉. 暴走族のエスノグラフィー：モードの叛乱と文化の呪縛. 新曜社，1984.
13) 前掲書1），p.85.
14) 川端愛. がんの集学的治療を断念した患者を支える希望の意味. 日本がん看護学会誌. 29（2），2015，p.62-70.
15) 星野美穂. アクションリサーチを用いた関係職種の協働による復学支援—長期入院している子どもの順調な復学を目指した支援—. 千葉看護学会会誌. 20（2），2015，p.11-19.
16) Lundy, K.S. "Chapter 14 Historical Research". Nursing Research : a qualitative perspective. 5th ed, Munhall, P.L., Jones & Bartlett Learning. 2012, p.381-397.
17) 松井健志ほか. 看護における研究倫理指針の歴史的展開—日本での形成・発展と残された課題. 臨床評価. 2014, 42（2），p.519-530.

 重要用語

質的記述的研究	グラウンデッド・セオリー	現象学
内容分析	KJ法	アクションリサーチ
事例研究	エスノグラフィー	歴史研究／歴史的研究

3 質的研究方法（文献研究）

1 EBPとシステマティックレビュー

1 システマティックレビューとメタアナリシス

|1| EBPとシステマティックレビュー，メタアナリシス

　根拠に基づく医療や看護の重要性が唱えられて久しく，科学的根拠に基づく医療（EBM）や看護（EBN）という言葉は一般に定着し，臨床現場では，**科学的根拠に基づく実践（EBP）**が求められる時代となった．

　こうした中，実践の根拠となる的確な研究論文を収集し，メタ分析する**システマティックレビュー**は重要な役割を果たす．システマティックレビューとは，選択したテーマに関する研究論文を系統立てて収集し，評価を加えながら分析し，概観をまとめたものである．また，集めた研究成果を統合し，統計学的に解析することを**メタアナリシス**という．研究者の研究課題に関する知見を網羅的に把握できると同時に，EBMの根拠を示すことも可能であり，現代の研究において最もエビデンスレベルが高い研究である．そのため，研究手法は研究課題の設定から，文献の選択基準（除外基準），解析や報告方法など厳格な基準に従って行うことが求められる．

|2| システマティックレビューとメタアナリシスの歴史

　こうしたシステマティックレビューの黎明は，1996年に科学者や医師，統計学者らが参加した国際研究グループの会議で，ランダム化比較試験（randomized controlled trial：RCT）のメタアナリシスに焦点を当てた，「メタアナリシス報告の質」（Quality of Reporting of Meta-analyses：QUOROM）の声明に始まる．この声明はチェックリストとフローチャートから構成され，研究者が必要な基準に従いレビューを論述するために利用された．その後，継続的な検討が行われ，2009年には，「システマティックレビュー及びメタアナリシスのための優先的報告項目」（Preferred Reporting Items for Systematic Reviews and Meta-Analyses：PRISMA）の声明が発表され，文献検索の方法から内容の統合，要約プロセスまでの詳細が示された．現在，PRISMA 2020が公表され，システマティックレビューおよびメタアナリシスの国際的な基準となっている（**表5-13**，**表5-14**）．

　看護学においては，質的研究のエビデンスを検証し，実践に還元することが重要である．そうした観点から，看護研究では十分にクリティークされた質的研究を集め，厳格な一連のステップを系統的に踏み，その結果の信頼性を確かなものとするメターシンセシス（meta-synthesis）や，量的研究や質的研究，混合研究など多様な方法で行われた分析を対象とする，ミックスド・メソッドーシステマティックレビュー（mixed-methods systematic review）等が用いられることがある（**図5-11**）．

表5-13　PRISMA 2020 チェックリスト

大項目	番号	チェックリスト項目
タイトル		
タイトル	1	「システマティック・レビュー」であることを明示する.
抄録		
構造化抄録	2	PRISMA 2020 抄録チェックリストを参照（表5-14）.
緒言		
論拠	3	レビューの論拠を既知の事実に照らして記述する.
目的	4	レビューの目的またはリサーチ・クエスチョンの明確な説明をする.
方法		
適格基準	5	レビューの組み入れ基準と除外基準，および統合のために研究がどのようにグループ化されたかを記載する.
情報源	6	すべてのデータベース，研究登録，Webサイト，組織，文献リスト，研究を特定するために調べたり，助言を求めた情報源を記載する. それぞれの情報源が最後に調べられた日付を記載する.
検索戦略	7	用いたフィルターや制限も含め，すべてのデータベース，試験登録，Webサイトの完全な検索戦略を記載する.
選択プロセス	8	各記録と取得した各報告をスクリーニングしたレビューアの数，独立して作業したかどうか，該当する場合はプロセスで使用した自動化ツールの詳細を含め，ある研究がレビューの選択基準を満たしているかどうかを判断するために使用した方法を記載する.
データの収集プロセス	9	各報告からデータを収集したレビュー担当者の数，独立して作業したかどうか，研究調査員からデータを取得または確認するためのプロセス，および該当する場合は，プロセスで使用した自動化ツールの詳細を含め，報告からデータを収集するために使用した方法を記載する.
データ項目	10a	求めたデータに対するすべてのアウトカムをリスト化して定義する. 各研究の各アウトカム変域と共用するすべての結果を求めたかどうか（たとえば，すべての測定値，時点，分析）を記載し，そうでない場合は，収集する結果を決定するために使用した方法を記載する.
	10b	求めたデータに対する他のすべての変数をリスト化して定義する（例：参加者と介入の特性，資金源）. 欠測や不明確な情報について用いられた推定を記載する.
研究論文のバイアスリスク評価	11	使用したツールの詳細，各研究を評価したレビューアの数，独立して作業したかどうか，該当する場合はプロセスにおいて用いた自動化ツールの詳細を含め，組み入れた研究におけるバイアスリスクを評価するために用いた方法を記載する.
効果尺度	12	おもな要約尺度（例：リスク比，平均差）を記載する.
研究の統合	13a	各統合のための適格となる研究を決定するのに用いたプロセスを記載する.
	13b	欠測している要約統計量の処理やデータ変換のような，表示または統合のためにデータ準備に必要な方法を記載する.
	13c	個々の研究と統合の結果を表にしたり，視覚的に表示したりするために使用した方法を記載する.
	13d	結果を統合するために使用した方法を記載し，その選択の根拠を示す. メタアナリシスを実行した場合は，モデル，統計学的異質性の存在と程度を特定する方法，および使用したソフトウェアパッケージを記載する.
	13e	研究結果間の異質性の考えられる原因を探索するために用いた方法を記載する.
	13f	統合結果の頑健性を評価するために実施した感度分析について記載する.
報告バイアス	14	統合の結果において欠測した結果によるバイアスリスクを評価するために使用した方法を記載する（報告バイアスから生じる）.
確実性の評価	15	アウトカムにおけるエビデンス総体の確実性（または信頼性）を評価するために使用した方法を記載する.

結果		
研究の選択	16a	検索で特定した記録数からレビューで採用した研究数まで，理想的にはフローチャートを用いて，検索と選択プロセスの結果を記載する．
	16b	選択基準を満たしているように見えるが除外された研究を引用し，それを除外した理由を説明する．
研究の特性	17	採用した各研究を引用し，その特徴を示す．
研究内のバイアスリスク	18	採用した各研究のバイアスリスクの評価を示す．
個別の研究の結果	19	各研究ごとにすべてのアウトカムを示す．(a) 各グループの要約統計量（適切な場合）と (b) 理想的には構造化した表とグラフを用いての効果推定量とその精度（例：信頼区間）．
統合結果	20a	統合ごとに，寄与する研究間の特徴とバイアスリスクを簡潔に要約する．
	20b	実施したすべての統計学的統合の結果を示す．メタアナリシスが行われた場合は，それぞれの要約した効果推定量とその精度（例：信頼区間）と統計学的異質性の評価を示す．グループを比較する場合は，効果の方向性を記載する．
	20c	研究結果間における異質性の考えられる原因のすべての調査結果を示す．
	20d	統合結果の頑健性を評価するために実施したすべての感度分析の結果を示す．
報告バイアス	21	評価した各統合に対して欠測した結果（報告バイアスから生じる）によるバイアスリスクの評価を示す．
エビデンス総体の確実性	22	評価した各アウトカムのエビデンス総体における確実性（または信頼性）の評価を示す．
考察		
	23a	他のエビデンスとの関連で結果についての全体的な解釈を示す．
	23b	レビューに含まれるエビデンスの限界について考察する．
	23c	実施したレビュープロセスの限界について考察する．
	23d	実践，政策，将来の研究のために結果の意味合いを考察する．
その他の情報		
登録とプロトコール	24a	試験登録名と登録番号を含むレビューの登録情報を提供する，またはレビューが登録されなかったことを記載する．
	24b	レビュープロトコールにアクセスできる場所を示す，またはプロトコールが準備されていなかったことを示す．
	24c	試験登録時またはプロトコールで示した情報の修正について記載し，説明する．
支援	25	レビューに対する財政的または非財政的支援の源泉，およびレビューにおける資金提供者と主宰者の役割を記載する．
利益相反	26	レビュー著者における利益相反を宣言する．
データ，コード，その他の資料の入手可能性	27	次のうちどれが公開されており，どこにあるかを報告する．テンプレートデータ収集フォーム，採用した研究から抽出したデータ，すべての分析で使用したデータ，分析コード，レビューで使用したその他の資料．

上岡洋晴ほか．「PRISMA 2020声明：システマティック・レビュー報告のための更新版ガイドライン」の解説と日本語訳．薬理と治療．2021，49（6），p.835-836.

2 システマティックレビュー

|1| 量的研究：コクランライブラリー

　こうした医療，特に薬物療法や手術方法など，主に医学に関わるシステマティックレビューの運営組織として，**Cochrane Library（コクランライブラリー）**がある．コクランライブラリーが始動させたコクラン共同計画（The Cochrane Collaboration）は，1992年にイギリスの国民保健サービス（National Health Service：NHS）の一環として始まり，現在，世界的に急速に展開している，治療・予防に関する医療テクノロジーアセスメントのプロジェクトである．RCTを中心に，全世界のシステマティックレビューを行い，

表5-14　PRISMA 2020 抄録チェックリスト*

章と大項目	項目#	チェックリスト項目
タイトル		
タイトル	1	システマティックレビューであることを明示する.
背景		
目的	2	レビューの目的またはリサーチ・クエスチョンの明確な説明をする.
方法		
適格基準	3	レビューの組み入れと除外基準を記載する.
情報源	4	研究を特定するために用いた情報源（例：データベース，試験登録）とそれらで最後に検索した日付を記載する.
バイアスリスク	5	採用した研究におけるバイアスリスクを評価するために用いた方法を記載する.
結果の統合	6	結果の表示と統合で用いた方法を記載する.
結果		
採用した研究	7	採用した研究と参加者の合計数を示し，研究の関係する特性を要約する.
結果の統合	8	それぞれについて，できれば採用した研究数と参加者数を含めて，主要なアウトカムの結果を示す. メタアナリシスが行われた場合は，要約推定量と信頼区間を報告する. グループを比較する場合は，効果の方向（つまり，どちらのグループが望ましい方向か）を示す.
考察		
エビデンスの限界	9	レビューに存在するエビデンスの限界（例：バイアスリスク，非一貫性，不精確）に関する簡潔な要約を記載する.
解釈	10	結果の普遍的な解釈と重要な意味合いを記載する.
その他		
資金	11	レビューの主要な資金源を記載する.
登録	12	登録の名称と登録番号を記載する.

＊：この抄録チェックリストは，2013年に発表された「PRISMA for Abstracts」に含まれているものと同じ項目であるが，PRISMA 2020と一致するように改訂され，表の出典元の著者が結果の表示と統合で使用した方法を記載することを推奨する新たな項目が含まれている（項目#6）.

上岡洋晴ほか．「PRISMA 2020声明：システマティック・レビュー報告のための更新版ガイドライン」の解説と日本語訳．薬理と治療. 2021, 49（6），p.836.

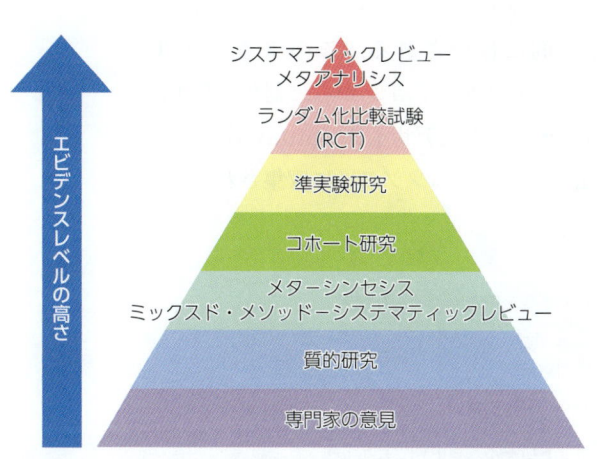

Jennifer R. Gray et al. Burns and Grove's the practice of nursing research：appraisal, synthesis, and generation of evidence. Elsevier, 2020. より改変.

図5-11　エビデンスのレベル

その結果を医療関係者や医療政策決定者，さらには消費者に届け，合理的な意思決定に役立てることを目的としている．コクラン共同計画では，システマティックレビューを「ある特定のリサーチクエスチョンに答えるために，すべての経験的エビデンスをあらかじめ定めた基準で網羅的に収集し，統合する方法」[1] としており，非常に厳格なプロセスが定められている．

　特にリサーチクエスチョンの設定においては，まずPICOもしくはPECOという枠組みに沿って，リサーチクエスチョンを定式化する．これは，どのような対象（Participant）に，どのような介入（Intervention）をする，もしくはどのようなリスクがある（Exposure）と，何と比較して（Comparison），どのような結果になるか（Outcome）という枠組みである（表5-15）．こうして定式化されたリサーチクエスチョンに最も適切な研究デザイン（Study design）を選択する（PICOS）．コクラン共同計画の場合は，介入研究として最もエビデンスが高いRCTが基本的に採用される．このようにPICOやPECO，PICOSをベースとしたリサーチクエスチョンから，対象（Patient）と介入（Intervention/Exposure），そして研究デザイン（Study design）を組み合わせ，検索が行われる．抽出，スクリーニングの後に収集された文献に

表5-15　PICO/PECO

P	Participant	対象となる疾患・患者	どんな患者に
I/E	Intervention	介入：治療（薬），ケア 原因除去	どんな介入をすると
	Exposure	曝露：原因，危険因子	どんなリスクがあると
C	Comparison	比較・コントロール	何と比較して
O	Outcome	介入・曝露の影響による結果	どんな結果になるか

表5-16　PICoとPEO

PICo

P	Participant /Pepole	参加者・人々
I	phenomena of Interest	対象とする現象
Co	Context	背景，文脈

PEO

P	Participant	参加者
E	Exposure	曝露（曝されている状態・体験）
O	Outcome	質的な結果

ついては，系統的誤差（バイアス）のリスクについて複数の研究者で批判的吟味が行われた上で，最終的に集めた研究成果を統合するメタアナリシスが行われるが，かなり専門的な内容となるため本書では割愛する．

| 2 | 質的研究：ジョアンナブリッグス研究所（JBI）

一方，システマティックレビューの分析対象を，医学だけでなく健康や看護，助産，介護などの関連領域についても含めたのが**ジョアンナブリッグス研究所**（Joanna Briggs Institute：**JBI**）である．この研究所は，オーストラリアのアデレード大学にある国際研究機関であり，量的研究のみならず，質的研究も分析対象となる．質的研究では，研究参加者の主観世界の解釈や記述を，本当に正しくとらえられているのかといった点や，導き出された結果が正しい方法によって導き出されたのかといった判断基準の正当性などが議論される．

なお質的研究の場合，量的研究を基盤としているPICO/PECOの枠組みに落とし込むには限界があるため，疑問の定式化として，PICo（参加者：Participant，現象：Interest，文脈：Context）や，PEO（参加者：Participant，体験した曝露：Exposure，結果：Outcome）という枠組みで検討するという方法もある（**表5-16**）．

2 文献研究

1 文献研究とは

質的研究方法というと，個人やグループに対する面接調査から得られる語りや，参与観察を通して取得される行動記録から，研究参加者の経験や思考を探求する方法を想像する人が多い．しかし文献を分析素材として行う**文献研究**も重要な質的研究の一つである．

文献研究とはliterature reviewの和訳であり，文献レビューと呼ばれることもある．明確な定義があるわけではないが，一般的に「自分の興味がある研究テーマについて，類似した先行研究を系統的に収集し，その内容を研究課題に照らし合わせながらまとめる研究」と定義される．文献研究も，研究方法においてある程度系統的立てて文献検索を行うという観点から，前述のシステマ

ティックレビュー（系統的文献研究）ということができるが，この項で述べる文献研究は，研究手法が研究者自身にある程度委ねられているという点で大きく異なる．ただし文献研究を進めていく過程で，分析方法の客観性や研究結果のエビデンスを担保するという観点から，例えばPRISMA 2020に示されたシステマティックレビューの基準を積極的に取り入れることを勧める．

　文献研究は文献データベースさえあれば，研究者の都合のよい時間に，自宅でも図書館でも自由に行えるというメリットがある．研究のコストをそれほどかけずに，知りたいことを得られるのもメリットだといえよう．さらに，研究者の意向で自由に進められるというメリットもあるが，反対に主観のみで研究を進めてしまうリスクもあるため，文献検索のプロトコルを決めたり，複数人で分析を行うなど，客観性を担保することも重要である．また文献研究は，人や採取された試料，個人情報などを対象とする研究ではないため，基本的に倫理審査の対象とはならないが，一つの文献に研究者の多大な時間と労力が費やされたことを忘れてはならない．

② 文献研究と文献検討

　文献研究と類似した用語に，文献検討がある．必ずしも明確に使い分けられていない場合もあるが，研究と検討には大きな相違があると考えるべきである（**表5-17**）．つまり，研究とは客観性や再現性が重要であり，文献研究を行うに当たっては，文献の収集方法や分析方法を明記した上で，これらに基づいた手順で研究を進め，結果を提示し，研究課題に沿った考察をすることが前提となる．

　一方，文献検討は，文献の検索を必ずしも系統立てて行うわけではなく，さまざまなキーワードや掛け合わせなどを行いながら，自分が知りたい文献を探索することが多く，前項の「文献レビューの種類」（➡p.182参照）で述べたナラティブレビューに近い方法といえる．自分の研究を進めていく上で，研究テーマに関する現状や知見，課題などを整理して，研究背景（もしくは序論）に記載することを目的としていることが多い．もちろん，研究背景のためだけでなく，研究の概念枠組みや理論を構築する上で参考にする文献，研究方法を

表5-17　**文献研究と文献検討の相違**

	文献研究	文献検討
目　的	研究疑問を設定し，研究的な手法を用いて明らかにする	• 自身が興味のあるテーマについて文献を集めて整理する • テーマの現状や課題を探索する
還元先	文献研究そのもの	• （研究者が）自分の研究テーマ（研究論文）の背景（緒言）として用いる • （臨床看護師が）最新の知見を踏まえたケアを検討する
方　法	• 系統的に進める • 再現性がある	• 系統的でないこともある • 必ずしも再現性はない

検討する上で必要な文献，さらに論文の内容を深めるために用いる文献など，自分が取り組もうとする研究全体にわたって，先行文献を検討する必要がある．収集した文献を検討する際は，クリティーク（批評）を十分に行う必要があり，そのことによって，自身の研究テーマについて明らかにされていることや十分に検証されていないことが示され，研究の意義や新奇性を確認することができる．

また，臨床の看護師が最新の知見を踏まえた実践を行いたい場合に，臨床における疑問（クリニカルクエスチョン）について，最新の知見を得るために文献検討を行うこともある．この場合は必ずしも研究を行う前提ではないが，エビデンスに沿った看護を提供する（EBNの実践）という意味で極めて重要である．同時に，実際，看護師が臨床における業務をこなしながら自身の研究計画書に基づいて研究を行うことは難しいという観点からも，こうした文献検討は極めて重要な方法といえる．

3 文献研究のプロセス

文献研究は基本的に，①研究課題（テーマ）の選定，②文献の検索・入手，③文献の整理・検討，④文献の解釈・統合，⑤論文の執筆というステップを踏んでいく（**図5-12**）．なお「1 文献研究とは」（➡p.183参照）で記した通り，文献研究は基本的に研究の一つの方法であり，研究課題（テーマ）の選定や文献の検索・入手については，本書における質的研究や量的研究の解説と重なるため，ここでは簡略化して記載する．

文献研究は基本的に上記①〜⑤の手順に沿って進めていくが，必ずしも一方向性はなく，行きつ戻りつしながら，研究の質を高め，洗練しながら進めていくと考えてほしい．これは看護過程のステップや他の研究においても同様である．

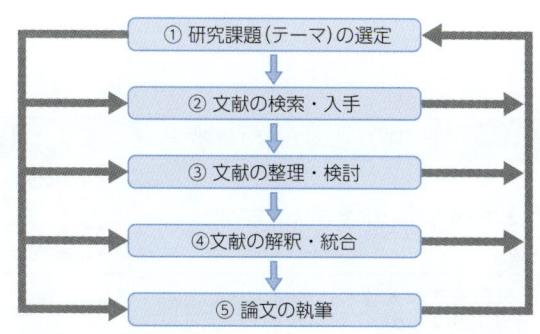

必ずしも①〜⑤の順に進める必要はなく，行きつ戻りつしながら研究の質を高め，洗練しながら進めていく．

図5-12　文献研究のプロセス

|1| 研究課題（テーマ）の選定

　文献研究における研究課題（テーマ）の選定は，どのような文献を集めるかを見定める重要なプロセスであるため，十分に検討する必要がある．なお，研究課題は看護の演習や実習，臨床での疑問がそのシーズ（種）となるため，日ごろからそうした疑問点や気付きを書き留めておくことを勧める．選定のプロセスにおいては，予備的な文献検索を行いながら研究課題を明確化し，洗練していくのが一般的である．RCT等の量的研究を集積しているコクランライブラリーのレビューでは，システマティックレビューにおいて研究課題を設定する際は，PICO／PECOの枠組み（➡p.182参照）で検討した上で，最もふさわしい研究デザインを選択することが求められる．このステップを踏まないと文献研究ができないわけではないが，課題の選定をより効果的に行う方法として，知っておいてほしい．

　さらに，自身の研究課題が研究デザインのどこに位置付けられるかを検討することによって，研究課題がより明確になる（**表5-18**）．特に看護研究における研究デザインは，RCTに特化しておらず，質的研究から介入研究まで幅が広いため，どの研究デザインで文献検索を行うのかを検討することは重要である．

　なお，研究課題の選定について，詳細は2章1節3項（➡p.32）を参照されたい．

|2| 文献の検索・入手

　文献検索は研究課題に関するさまざまな情報を俯瞰（ふかん）するものや，逆に研究課題を焦点化する「探索的な検索」，検索方法を論理的に一貫して行う「系統的な探索」がある．

　「探索的な検索」は，2章2節（➡p.39参照）の文献検索のレベルであり，自分の興味や関心のあるテーマについて，文献データベースを用いて自由に探索し，さらに入手した文献に掲載されている引用文献や，その他の専門誌，著

表5-18　研究デザイン

デザイン	問　い	研　究	研究方法	分析方法
質的記述的研究	この現象は何が起こっているのか	Yとは何かを明らかにする	質的研究	• 事例研究 • グラウンデッド・セオリー • エスノグラフィー • 現象学的方法　等
量的記述的研究	何がどのくらい起こっているのか？	Yに関連するX（X₁，X₂……）は何かを分析する	実態調査研究	数量的評価（多変量解析）
		XはYにどの程度関連があるのかを分析する	• 実態調査研究 • 疫学調査	数量的評価（単変量解析）
仮説検証型研究	こうであればどうか？	YはXに関係があるのかを分析する	関係検証型研究	数量的評価（単変量解析）
因果関係検証型研究	こうすればどうなるか？	YがXに影響を及ぼしている（効果がある）かを分析（実験）する	実験研究	数量的評価（単変量解析）

者の情報を集めるなど，自由かつ探索的に進めていく．そのため，研究課題を明らかにすることの意義の探索や，具体的にどの研究レベル・どのような方法で行うかなどを検討する上で重要である．しかし，検索ワード等が任意に設定されるため再現性は担保されず，基本的に研究とはなり得ない．もちろん文献研究を行う予備的調査として探索的な検索を行うこともある．

一方，「系統的な探索」は文献研究のレベルであり，研究課題を設定し，それに即したタイプ（質的研究，量的研究，介入研究等）の文献を，論理的に一貫した方法で探索する方法である．よって分析方法には再現性があり，文献データベースを用いて同じ設定で文献検索を行うと基本的に同じ文献が抽出される．

一般的には原著論文を分析対象とし，一つのテーマにつき，多くて20編程度が目安となる．

| 3 | 文献の整理・検討

文献は，紙媒体で収集する方法と，電子媒体で収集する方法がある．かつては収集した論文に下線を引いたり，メモをしたりしながら検討する人が多く，電子媒体で収集したとしてもプリントアウトし，それらに加筆した紙媒体で整理をする研究者が多かった．しかし近年では，電子ファイルの状態で論文を閲覧し，電子ペンで容易にメモや下線を記入し，そのまま保存できるようになったため，電子媒体で文献を収集する人が増えてきている．

整理に際しては特に決まりがあるわけではないが，紙媒体であれば，論文ごとにクリアポケットに入れ，年代順にファイリングする方法が整理しやすい．電子媒体であれば，ファイル名に「発行年，研究タイトル」を入力し，フォルダに整理することを勧める．

次に，集めた文献全体を俯瞰できる文献リストを作成する．文献管理用の専門のソフトウエア（EndNote™, RefWorks, Mendeley®, Zotero等）もあり，所属する施設によっては学生や研究者が使えるように準備されているところもあるが，こうした特別なソフトを使用しなくても，マイクロソフト社のExcelを用いた整理で十分に対応できる（図5-13）．

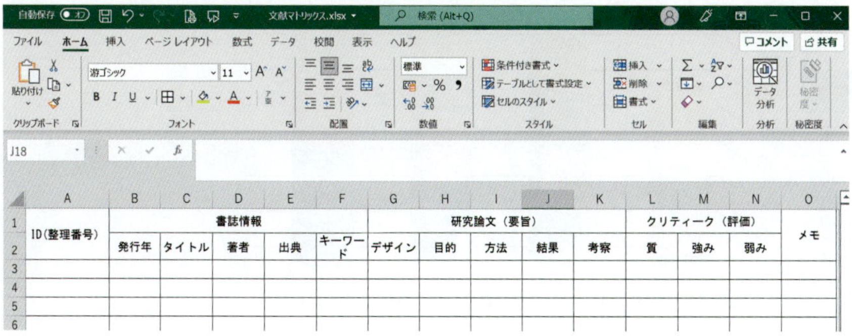

図5-13　文献リストの例

これらの作業を通して，文献全体を俯瞰できる表を作成していく．その過程において重要な点は，個々の文献についてはクリティークの問いを立てて読み込み，文献としての質を検討することである．なお，論文クリティークの詳細は 2 章 3 節（➡p.50）を参照されたい．

クリティークを終え，一定の質が担保された文献については，次の過程として，自分の文献研究の課題に関連する内容が記載されているか，研究デザインとして妥当かを検討していく．

4 │ 文献の解釈・統合

個々の文献の評価を終えたら，次は収集した文献全体を俯瞰しながら統合していく．統合する方法には量的に統合する方法と質的に統合する方法がある．

量的に統合する過程で重要な点は，何について量的に示せば，研究課題に基づいており妥当なのかということを，十分に検討することである．

❖ 量的データとしての統合（例）

- 収集した文献の文献数について，発行年から年次推移を度数分布で示す
- 研究デザインや研究対象の割合を示す（**図5-14**）
- 例えば研究目的を一度コード化し，カテゴリー化した上で，各カテゴリーの割合を示す

研究デザイン	件数
ランダム化比較試験	78
非ランダム化比較試験	68
コホート研究	58
ケースコントロール研究	44

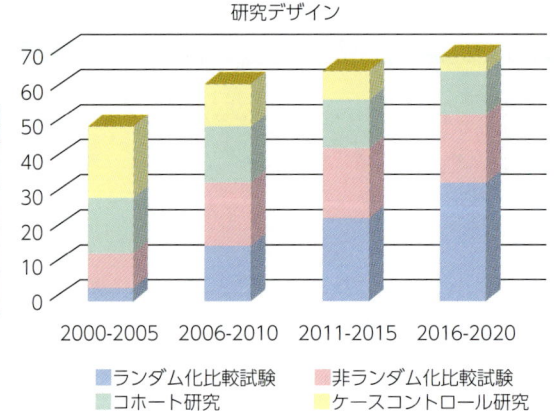

図5-14　集計結果の例

- 上記の研究目的の数について，年次推移を示す

　質的に統合する過程で重要な点は，文献の内容（デザイン，方法，結果，考察など）の共通点を抽出することと，相違点を明確にすることである．

- **質的データとしての統合（例）**
- 文献リストを俯瞰し，質的に統合したい項目を選択する
- 例えば，結果についてそれぞれの文献の結果をコード化する
- 一つの文献の結果から複数のコードが抽出されることが予測される（図5-15）
- すべてのコードを俯瞰し，類似のコードをまとめてカテゴリーに統合する（図5-16）
- カテゴリーを図式化する（図5-16）

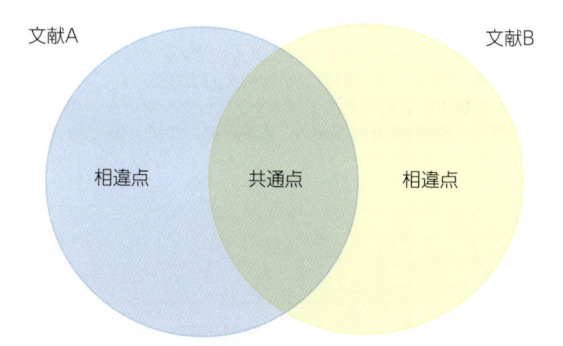

図5-15　各文献における共通点と相違点

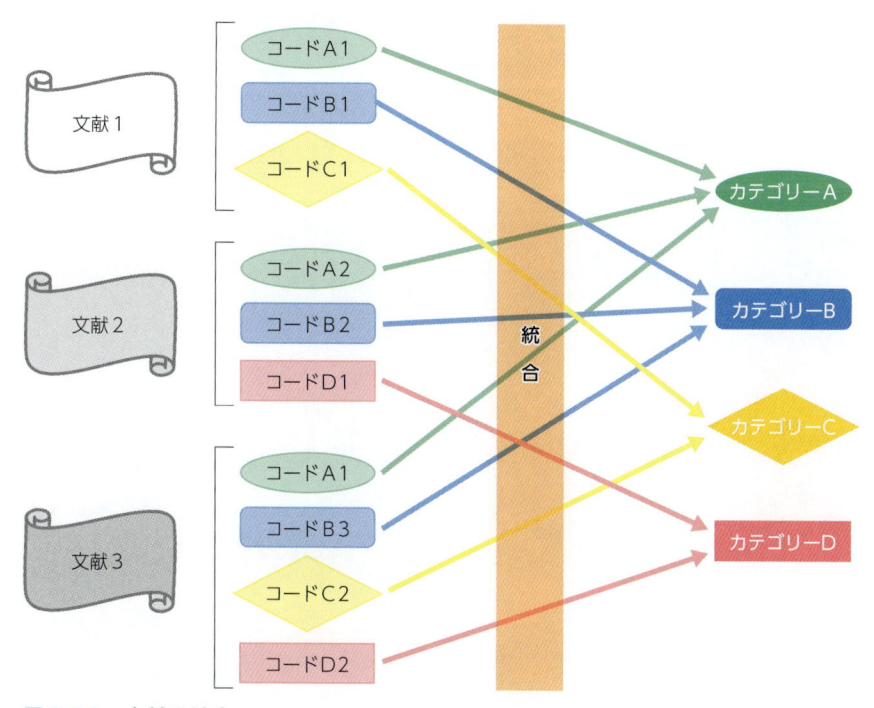

図5-16　文献の統合

| 5 | 論文の執筆

　文献の統合を終えたら，研究課題の設定，文献の検索，文献検討，文献統合について論文化していく．基本的には研究課題の設定は「研究背景（緒言）」，文献の検索は「研究方法」，文献の記述統計や検討内容，文献統合は「研究結果」，文献の統合の解釈については「考察」の内容となる．

　なお，論文の執筆の詳細は 7 章 1 節（➡p.218）を参照されたい．

■ 引用・参考文献

1) 眞喜志まり．システマティック・レビューにおけるデータベース検索．情報の科学と技術．2017，67（9），p.474.
2) Jennifer R. Gray et al. Burns and Grove's the practice of nursing research : appraisal, synthesis, and generation of evidence. 9th ed, Elsevier, 2020.
3) Jennifer R. Gray et al. The practice of nursing research : appraisal, synthesis, and generation of evidence, 9th ed, Elsevier, 2020.
4) 黒田裕子．黒田裕子の看護研究Step by Step．第 5 版，医学書院，2017.
5) 上岡洋晴ほか．「PRISMA 2020声明：システマティック・レビュー報告のための更新版ガイドライン」の解説と日本語訳．薬理と治療．2021，49（6），p.831-834.
6) 小笠原知枝ほか．これからの看護研究：基礎と応用．第 3
版，ヌーヴェルヒロカワ，2012.
7) 牧本清子編．エビデンスに基づく看護実践のためのシステマティックレビュー．日本看護協会出版会，2013.
8) 若村智子ほか．はじめて学ぶ文献レビュー．総合医学社，2020.
9) 大木秀一．文献レビューのきほん：看護研究・看護実践の質を高める．医歯薬出版，2013.
10) 大田えりか．コクランにおけるシステマティックレビューの基礎　リスク・オブ・バイアスとメタアナリシス．看護研究．2016，49（3），医学書院，p.172-188.
11) 今野理恵．質的研究のシステマティックレビューの現状と動向：JBIの取り組みから．看護研究．2016，49（3），医学書院，p.189-200.

 重要用語

| EBP | システマティックレビュー | PICO／PECO | 文献研究 |

4 質的研究方法（事例研究）

1 事例研究のプロセス

1 事例研究（ケーススタディ）とは

|1| 事例研究とは

　事例研究（ケーススタディ）とは，日々の看護で思い浮かんだ疑問や気付きを手掛かりに，事例そのものを注意深く観察し，それに関連するデータを集め，先行研究との共通点や相違点を整理して，新たな知見を見いだす研究である．さらなる看護の展開につなげる研究ともいえる．

　事例研究は，一人や一つの集団など，ある限られた対象に焦点を当てて深く掘り下げていくもので，一般的な原理や法則，普遍的な概念を明らかにすることは目指さない．しかし，具体的な事象を詳細に記述・分析することで，その事象の背景にある法則性から推論を導き出したり，問題や気掛かりを解決するための援助や法則を導き出したりすることができ，系統的なアプローチが可能になる．また，詳細な質的データを集めて，そこから導き出されたものに量的なデータを加えていくことによって，統計的な解析結果を得られる場合には，EBMの基準に合わせて，より発展的な研究につながる可能性もある．

➡ EBMについては，1章1節5項p.19参照.

|2| 事例研究を行う意義

　私たち看護師は，患者にとって最善のケアとは何かを常に考えて看護を行っている．医療技術が進歩し，従来の看護ではカバーできない新しい事例に遭遇したり，これまで行っていた看護を根拠に照らすと効果がないものだったりというケースが多々ある．そのようなとき，現状のまま放置するのではなく，新しい情報を収集し，根拠のあるデータや客観的事実から，新たな看護を導き出す必要がある．一方，客観的な情報でなく，看護師が日常的に経験して感じ取っている主観的な情報も重要である．

　事例研究では，自分たちが日々行っている看護について，一度立ち止まって，丁寧に振り返りながら，データと照らし合わせ，理論付けて考察する．この研究プロセスを繰り返すことで，看護師はおのずと問題意識を明確化できるようになり，論理的な思考力が養われていく．このように看護を振り返り探究し続けることは，看護師自身の科学的態度を養うだけでなく，日々の看護行為をより高度な科学的実践へと高めていく意義がある．

|3| 事例研究の目的

　まず，事例研究は看護過程の延長線上にあると考えてみよう．看護過程は，患者のある問題を解決するために情報を集め，アセスメントして看護目標を定め，看護目標に到達するための看護計画を立て，実施，評価するという一連の過程である．評価して終わりではなく，自分たちが行った看護は患者の状態に適していたのか，より最適な看護につなげるにはどのような実践が必要かを振

り返ることで，より高度な看護技術へとつなげていく．

　事例研究では，そこに研究的要素が含まれてくる．つまり，ある事例の患者の問題を解決するだけでなく，なぜその看護がうまくいったのか，あるいはうまくいかなかったのか，先行研究と比較しながらその原因と結果のつながりを深く考察し，看護の効果を検証することで，新たな看護を見いだすという目的がある．また，そこで得られた新たな知見が，事例が異なっても同じような効果をもつのかを検証することで，それまで気付かなかった看護の視点を身に付けたり，視野が広がって新しい看護を発見できたりする．

　このように，事例研究は患者の看護問題を研究するだけではなく，研究の題材として看護師自身の傾向や特徴，看護や行動を振り返る機会にもなる．

｜4｜事例研究の強み

　前述のように，事例研究は事例の一般化や法則性を求めることを目指さず，その事例の特殊性を丁寧に描くことが強みになる．特に，まだ看護研究として表れていない現象を深く掘り下げたい場合や，ケースが少なすぎる事例を質的な研究手法などを用いて丁寧に読み解き（**精緻化**），なんらかの結論を導き出す（**妥当性を高める**）際によく用いられる．事例研究の面白いところは，事例や自分の気付きから現象を分析するという点である．そのため，先行研究では得難い新しい／特異な視点が発見されやすい（**萌芽的**）ともいえる．

　一方で限界もある．事例研究は事例や現象の数が少なく，事象として見えるのはある部分に限定されていることが多いため，研究結果を他の事例で再現できる可能性（**汎用性**）が低い．また，研究者一人もしくは数人で事例研究を行う場合には，客観的なデータをもとに分析していたとしても，どのようなデータを扱うか（注目するかは）恣意的に選択されたものであり，類似する事象の代表的（**代表性**）なものかどうか不明なため，バイアスがかかりやすいという可能性がある．数値化できないデータを分析する際にも，研究者自身の主観的バイアスを取り除くことが困難なため，他の研究者から理解を得難いことも限界として挙げられる．しかし近年では，質的研究の有用性や重要性が理解され，研究者自身の感性を成熟された高度なスケールとして，複雑な現象を詳しく述べられるようになってきた．たとえ1事例でも，自信をもって丁寧に事例を分析しよう．

2 事例研究・事例報告・事例検討の違い

　事例報告とは，看護師が経験した事例に基づき，一連の経過（流れ）に沿って報告するものである．事例検討とは，事例報告をもとに具体的に報告内容を検討し，他者と共有しながら，他の事例にも応用しうる視点を養うものである（**図5-17**）．事例研究と事例報告・事例検討の一番の違いは，研究的な視点が含まれているかどうかである（**表5-19**）．事例報告や事例検討は一般的にケースレポートとも呼ばれ，事例研究（ケーススタディ）よりも報告書的な意味合いが強い．

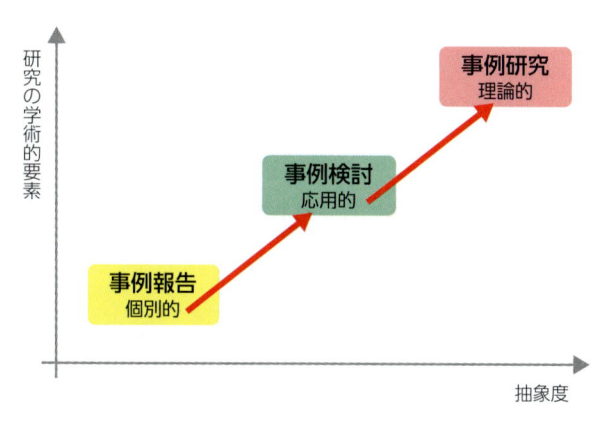

図5-17　事例研究・事例報告・事例検討の違い

表5-19　事例研究・事例報告・事例検討の特徴

事例研究（ケーススタディ）		事例報告 （ケースレポート）	事例検討 （ケースレポート）
観察研究：分析的研究，記述的研究	事例介入研究：ランダム化比較試験，非ランダム化比較試験		
概　要 ●事例の内容を理論モデルとして，より広い範囲で共有し，看護の応用的価値の獲得を目指す ●ある特定の対象に起きている現象に対して，学問的な位置付けを踏まえた上で焦点を絞り，先行研究のレビューなど研究的手法を用いて探求し，新しい知見を得る	●ある人為的な操作（介入，治療）を加えること以外は公平になるように研究対象を無作為に複数の集団に分け，人為的な操作の影響や効果を測定し，証明することを目的とする	●主に個人の経験を報告する ●治療やケア，患者の状態や反応などの分析を通して，事例の意味や課題を明確にする ●報告する際は，経過を要約し，ストーリーとして提示する	●個々の事例から，他にも応用できる視点を他者と共有し，より適切な対応の方法を議論するなどして，看護の質を高める ●振り返りを通して事例そのものの理解を深めたり，他者と学びを共有したりすることで全体の理解につなげ，今後の実践に役立てる
看護師の熟練度	やや高い		低い	中
事例の共有範囲	中程度（個人または数名）〜やや広い		狭い（個人）	やや狭い（個人または数名）
研究計画書の有無	必須 研究計画書を作成する		不要 研究計画書や決まった書式はない	必要 研究手法は重視されない
応用性	数例〜数十例		低い	数例

　例えば事例検討は，ある看護師が行ったケアをより効果的なものにするにはどうしたらよいかを振り返るときなどに用いられる．病棟カンファレンスや指導者からコメントをもらいながら自身の経験の積み重ねの貴重な材料にしていったり，病棟間の事例共有によって以後の看護に役立てたりする機会にもなる.

③ 事例研究の進め方

　事例研究は一つまたは数事例を対象に行われることが多いが，事例の数が少ないからといって研究の質が下がるということはない．事象を丁寧に読み解くことで得られた結果が，次の研究につながる重要なヒントになる可能性を秘めており，研究の貴重な礎になるものもある．そのためには，まず，気付きが大

切である.

|1| 事例を選ぶ：事例をどのように選ぶとよいか

　事例研究では，あなたが普段気に掛かっている出来事，うまくいったケアや関わり，改善したいと思う事柄で，「なぜなのだろう？」「どうしてだろう？」と頭に浮かんだ事例を選ぶとよい．事例は，直接患者に関係のある内容でも，看護業務の改善につなげたい内容でも構わない．そして，できるだけシンプルな問いとし，明らかにしたい内容が明確であるほうがよい.

　例えば「不眠を訴える患者に足浴を行ったことで，どのような効果があったのだろう？」「与薬ミスの発生は朝が多いのはなぜだろう？」「手術に不安を抱える患者に対して，説明の方法をどのように変えればよかったのだろう？」など，できるだけ身近な事例やテーマを選ぶ．注意したいのは，思い浮かんだ事例を研究する際に，単に自分の反省や振り返りを書くのではなく，そのケアや関わりを掘り下げることによって，新しい発見につなげ，その発見を他の看護職者と共有したいと思える内容にすることである．日々の疑問を事例研究にすることで，普段のケアでも目的意識をもって関わることにつながり，さらなる研究の糸口の発見や，看護の質の向上につながっていく.

|2| 事例の気掛かりから情報を整理する（研究の背景と目的）

　気になったこと，着目したいことが明確になったら，雑多な情報を整理しよう．その際，先行研究ではどのようなことが明らかになっているか／いないか，同じような事象はこれまで報告されていないかを調べてみよう．あなたの気付きについて，先行研究で明らかになっていること／いないことを述べることで，研究の新規性を示せ，それが研究背景と研究目的になる.

　事例研究は，一つまたは数例の事象を丁寧に分析することで，結果に至るまでの過程でどのような変化があったのか，また看護師はその過程でどのような関わりをしているのかを具体的に示すことができる．患者から承諾が得られている場合，研究として発表されていないが，病棟にある過去の事例と照らし合わせてみることができれば重要な資料になるため，可能な限り詳細なデータを入手しよう．その際のキーワードは「なぜ」ではなく，「どのような関わり」がそこにあったのかに着目することである.

|3| 事象を分析する（患者情報の整理）

　先行研究や過去の事例を調べたら，次に事象に対する関わりの経過を丁寧に分析してみよう．関わりには，実践した内容だけでなく，観察項目も重要である．なぜなら，そこで／そのとき看護師が何を観察し，どのようにアセスメントをしたのかが明確になると，同じような事象が発生したときに，良い結果をもたらすためにどのような看護を行えばよいかがわかりやすくなるからである.

|4| 気掛かり／問いに戻る（仮説の立案）

　仮説を立てる際には，自分が取り上げた事例Aのみに特徴的なことなのか，他の事例Bにも当てはまることなのかを考える．他の事例Bにも同じような特

徴がみられたら，事例Aと事例Bの違いは何か，事例Aで取り上げた事象は一回性のものなのか，何度も同じ事象が起こるのか，何度も同じ事象が起こる原因は何かなど，あらゆる角度から仮説を立てて検証する．

| 5 | 仮説を検証する（看護の実際と結果）

気掛かり／問いが明確になったら，仮説を検証する．その際，仮説を検証することで何を明らかにしたいのか，目標を決めておく．目標を定めるためには，先行研究の調査をしっかり行っておかなければならない．目標が明確にならなければ，何度でも先行研究に立ち戻るようにする．

また，仮説を検証する際には，意図的な看護介入方法としてどのような看護を行うのか，計画を立てておく．

| 6 | 最初の気掛かり／問いに戻る（考察）

考察では，研究の概要，研究結果の解釈，研究者の意見，今後の課題などを明記する．他の研究者が同じような事例研究を行う際に参考にできるよう，研究方法と手順の詳細な説明，丁寧な分析と考察が求められる．これによって，今後同じような事象に出会った看護師がこの事例研究をもとに患者に起こることを予見できたり，新たな事象を検証して看護の質の向上につなげたりできるだろう．

最後に，事例研究の展開例を**表5-20**に示す．事例研究を行う際の参考としてほしい．

4 分析の信ぴょう性・真実性を確認するための看護理論の活用

| 1 | 臨床での看護理論の活用と看護研究（事例研究）での看護理論の活用

臨床で看護を展開する際には，看護理論家の理論に沿いながら情報を集めたり，アセスメントをしたり，看護計画を立てたりしている．しかし，日常的に行われている看護計画で用いられる理論は，情報収集⇔アセスメント⇔看護計画の立案⇔実施⇔評価の流れを繰り返しており，その円環のなかで活用される理論は，看護理論のごく一部であることが多い．多くの場合，看護理論が活用されるのは情報収集に当たっての分類や，看護理論の一部（例えば，患者が解決できないようなストレスにさらされた場合などによく用いられるフィンクの危機モデル）を抜粋して患者を当てはめ，アセスメント・評価するような場合である．

一方，看護研究（事例研究）を行う場合には，理論の一部分だけ抜粋して用いて分析するのではなく，看護の一連の流れ＝円環を研究者が俯瞰的にみるために，看護理論を活用することが有効である．

| 2 | 看護理論と分析

看護の疑問をどのように分析するかは，理論に基づいた信ぴょう性や真実性の担保につながる．例えば，分析する際の指標（ガイド）として理論を活用する場合，看護で得られたデータを看護理論で説明されているパターンに関連付

表5-20 事例研究の実際の展開例

問い：清拭時にAさんに温湿布を行うと，その日の夜「よく眠れた」と言っていた．温湿布と関係があるのだろうか？
課題：清拭時の温湿布によるリラックス効果に関する研究

目 的	見出し	内 容	展開例
● 事例を選ぶ ● 気掛かり／問いを明確にする	● はじめに	● 研究の動機	清拭時に温湿布を行うと，その日の夜患者が「よく眠れた」と言っていた．温湿布と関係があるのだろうか？
● 事例の気掛かりから情報を整理する	● 研究の背景と目的 ● 研究の意義 ● 用語の定義	● 先行研究レビュー：これまで何がどこまで明らかになっていて，何が明らかになっていないのかを明確にする	● 温湿布の効果には何があるか？ ● 温湿布と睡眠の関係は？ ● 温湿布をするタイミングはいつ？ ● 温湿布の温度は？ ● どこにどのくらいの長さ温湿布を行えばよいのだろうか？
● 事象を分析する	● 事例紹介	● 事例の紹介：患者情報の整理	年齢，性別，疾患名，入院履歴，既往歴，ADL，日常的な清潔行動や清潔習慣など
● 気掛かり／問いに戻り，事象を分析する（仮説の立案）	● 研究方法	● データ収集方法，分析方法，研究期間，倫理的配慮 ● 仮説の立案 ● 同じような事象が他にないかの検討	● Aさんの看護記録を見て，清潔ケアと睡眠パターンの関連を調べる ● 清潔ケアを行ったときのAさんの反応を調べる ● Aさん以外に温湿布を行った患者がいないか，行った患者がいた場合，Aさんとの違いはどこにあるかを分析する ● Aさんの清潔行動や習慣が良眠をもたらした可能性はないか，それはAさん固有の反応なのかを調べる ● 再度同じように温湿布をAさんに行ったときも良眠につながったのかを調べる
● 仮説を検証する	● 結果	● 看護の実際と結果	Aさんはもともと温泉好きで身体が温まると眠くなる人であった．そのため，温湿布が一つの要因になり，Aさんの良眠につながった
● 最初の気掛かり／問いに戻る	● 考察	● 結果までで明らかになったこと ● 結果の解釈 ● 自分の考え ● 先行研究との比較 ● 問いの答え	Aさんのように清潔行動で温泉やヨガなど身体をじっくり低温で温めることは，体幹への温熱刺激が持続しやすく副交感神経が優位になることから良眠につながりやすいと考える
	● まとめ	● 新たな発見 ● 看護への視座	入院前の清潔行動に近いケアを行うことによって，患者はよりリラックス効果を得ることができ，良眠につながることが示唆された
	● 引用文献		

ける．看護と理論の共通する概念を手掛かりとして，理論から実践で観察された出来事に戻るという演繹的推論プロセスをたどってみる．看護師はさらに観察を進めることによって，最初の疑問である「あれ？」「どうして？」「なぜだろう？」を検証する．看護師は自身の経験全体を振り返りながら言動や思考を言語化し，意味付けしていくが，このループの中だけで考えると偏りがちになる．そこで，理論を用いて再考すると，経験の新たな意味に近付くことができる．

　この作業を繰り返すことで，実践と理論の関連がみられると，看護師は理論の延長線上に，なんらかのパターンを見いだせるようになる．もし実践と理論を行ったり来たりする中で，予測されるパターンが見つからない場合は，他の理論を用いて上記と同じ作業を繰り返し，理論との一致が見つかるまで，さま

ざまな仮説を立てて分析する.

　これらの作業を通して，看護実践・事象の信ぴょう性・真実性を高めることができる.

📝 コラム　　看護理論を活用するには

❁ 複眼的な見方

　私たち看護師が，知らず知らずのうちに看護理論を活用している．なぜなら看護理論家の理論的枠組みは，看護の基礎であるからである．例えば目の前に糖尿病の患者がいたとする．なかなか食事療法や運動療法が進まず血糖値が思うように下がらないとき，この患者は「セルフケア不足」とラベリングされる．セルフケアといえば，オレムの「セルフケア理論」と思い浮かべる人も多いのではないだろうか．援助として，患者の知力・意志力・体力を最大限に活用できるよう，どの部分のセルフケアが不足しているのかをアセスメントして，患者が自立／自律できる方向性を探り，それらを補うような，あるいはボトムアップを図るような看護計画を立てるだろう．ここまでで気付いた人もいると思うが，先の「知力」「意志力」「体力」はヘンダーソンの看護理論の有名なキーワードである．この例では，オレムとヘンダーソンの看護理論を用いて看護を行っていることになる．

　このように臨床では，一人の看護理論家の理論だけを用いて患者の全体像をとらえているつもりでも，知らず知らずのうちに看護の基本となる複数人の看護理論を用いて，職場スタッフや同僚などのそれぞれが大切にしている看護観を軸としながら，患者にとって最善の看護をさまざまな角度からアセスメントして構築された看護を行っていることがわかる．

❁ 看護の体系化

　事例研究では，まず，事例のトピックやキーワードに一番近い理論を探して読んでみるとよいだろう．看護理論の主要概念と命題（メタパラダイム．看護，人間，環境，健康を主な概念とする）を記した本から探してもよい．注意すべき点は，看護や事例を一つの理論に当てはめたり，説明しようとしなくてもよいということである．なぜなら，理論では解明できないものもあり，理論を活用しながらオリジナルの結果を導くのも自由度の高い事例研究の面白さであり，十分に意義があるためである．

❁ 理論が看護の道しるべとなる

　理論を活用したり，オリジナル性を高めたりするためにはまず，患者の全体像をしっかりととらえなければならない．自分たちの見方に偏りが生じている可能性もあり，偏った見方は，本来自分たちが見るべき視点を覆い隠してしまっている可能性があるためである．自分たちの視点や思考（パターン）からは見えていない考え方を身に付けることは，新たな知見を得る際に重要になる．

　ただし，患者の全体像を全人的にとらえるには限界がある．それは，人間は見たいものしか見ない場合が多いように，その人の思考パターンにないものには考えが及びにくいためである．そのときに役立つのが看護理論である．看護理論は，未だ不明な現象への道しるべとして，私たちの看護の見方を広げたり，深めたりするガイドになり，事例を立体化させてくれる．看護理論を活用しながら現象を記述することで，分析した内容が一般的なものなのか，特異的なものなのかがわかり，介入や評価のポイントがわかりやすくなるだけでなく，自分の看護観に新たな気付きを得たり，看護を振り返る意味を理解したり，病棟の共通認識を構築でき，新しい知見やアイデアを生み出す枠組みの提案につながる．

2 事例研究のデータ収集と分析

1 研究データの収集

　事例研究は因果関係や相関関係を探索する研究ではなく，起こっている事象を記述することを目指した研究である．事例研究のデータ収集方法は，「何が問題なのか」「どのような看護がよいのか」「なぜこうなったのか」など，明らかにしたい内容や知りたい内容によって異なり，その方法は流動的で，柔軟性をもっている．まずは研究の目的を明確にし，研究内容に関して文献検討を行い，研究の対象者の選定やデータ収集方法，データ分析方法を計画する必要がある．

│1│ 研究の対象者の選定

　看護研究における事例研究では，ある特定の看護介入による患者・家族の反応や，ある特定の看護問題を「事例」と考える場合が多い．個人を対象とする場合もあれば，1施設から広くは地域全体まで含むこともある．事例研究では，現在の状態だけではなく，その事例に関連する過去の出来事や状況，要因に関連するデータも収集される．そのため，一つひとつの事例を深く掘り下げて記述する必要がある．事例研究は対象者の数ではなく，深さが重要といえる．研究の対象者の数は，他の研究デザインよりも少数でよい場合が多い．複数の事例を挙げる場合には，研究の対象者を選定する条件をある程度統一する，もしくは同じ視点から検討する必要がある．

│2│ 倫理的配慮

　事例研究は，全過程を通して「人を対象とした研究」であるため，倫理的配慮は欠かせない．また，他の研究デザインと比較して，事例研究は特定の患者や一病棟，一施設に限定して行われることがほとんどのため，対象の特定が比較的容易である．そのため，特にプライバシーと匿名性の保障が重要である．論文に記載する研究の対象者ならびに施設等に関する情報は必要最小限に留めることや，論文に面接内容を記載する場合には，個人を特定できない形に加工して引用する必要がある．ただし，まれな疾患や治療・手術の患者を事例とする場合は，匿名性の確保が難しく，個人が特定される可能性があることを，研究協力を得る段階で研究の対象者に十分に説明して，同意を得る必要がある．

➡ 倫理的配慮については，
3章2節p.70参照．

│3│ データ収集方法

a 計画

　事例研究に限らず，データ収集は研究を進めていく上で重要である．まずは研究者自身が，自分はどのような事象をとらえようとしているのか，すなわち**研究目的**を明確にする．その研究目的に沿って，いつの期間，どこで，どのデータを，誰が，どのように収集するのかを計画する．研究の対象者の健康状態や事例を取り巻く環境によっては，計画が進まなくなることがあり，一貫したデータ収集を行えない場合がある．一貫したデータ収集を円滑に行えるよう

な工夫や，予定通りいかなかった場合の対応策の設定など，具体的な計画が必要である．以下にデータを収集するための計画で明記すべき内容を示す．

❶ いつの期間，どこで

事例研究は研究の対象者数は少ないが，収集しているどのデータ（情報）が目的を明らかにするのに有意義な情報かは，各情報の関連性がみえてくるまで分からない．そのため，データ収集にかける期間は比較的長期で，集める情報は広い領域から多面的に収集され，データ収集方法も複数という傾向がある．ただ，多くの情報を収集しすぎた場合，データ分析段階でまとまらないことがある．まずは，明らかにしたい事象を明確にした上で，明らかにしたい事象が際立っているようなある一定の時期や，ある一定の場所を選択するとよい．また，集める情報については，明らかにしたい事象を反映させているものや，明らかにしたい事象に影響を与えると考えられるものに絞ることも有用な方法の一つである．

❷ どのデータを

一貫したデータ収集を行うためには，明らかにしたい事象を観察および測定可能な言葉であらかじめ定義付けて（用語の操作的定義），集めるデータの内容を明確にすることが求められる．

例えば，特殊な事例の患者が退院に至った過程を明らかにしたい場合，「過程」という表現ではあいまいで，どのデータを収集したいのかがわからない．「過程」を，「看護師のアセスメントや援助による患者の反応」と定義することで，具体的にどのような内容を記述するのか，どのような項目を観察するのかが焦点化され，わかりやすくなる．

❸ 誰が

データの収集は研究者一人で実施する場合もあれば，複数の研究者が共同で実施する場合もある．複数の研究者で実施する場合，一人で実施する場合よりも多くの情報を収集することが可能である．データ収集時の研究者の役割は，観察者や測定者（もしくは研究者自身が測定ツール）であるため，事例について同じ視点で観察や測定することが求められる．一人で実施する場合も，複数で実施する場合も，研究者一人ひとりが，どのデータを，どのように収集するのかを共通して理解しておくことが重要である．

❹ どのように収集するのか

事例研究では，観察法や面接法によるデータ収集が主流である．観察法と面接法の特徴を**表5-21**に示す．事例研究では，主に参加観察法もしくは半構造化面接法が多く用いられる．統計的に分析するために質問紙や実験を用いてデータを収集する定量的な事例研究や，混合的手法（質的・量的アプローチ）を用いてデータを収集する方法もある．

ｂ 参加観察法

参加観察法は，研究者自ら現場で観察を行う方法で，フィールドノート*を

用語解説 *
フィールドノート

研究者が調査する場（フィールド）に入って観察した内容を書き留めておく（記録しておく）もの．フィールドでの出来事や会話，場所，日時，場合によっては，その風景に関するスケッチや写真なども含まれる．

表5-21　観察法と面接法の種類と特徴

観察法	参加観察法	研究対象となる事象に参加しながら，観察をする方法 ●看護実践やカンファレンス，グループ活動に研究者が参加することが研究対象に明示され，直接的に観察しながらデータを収集する（フィールドノートの活用） ●研究者が参加しても，観察する事象に影響を与えない場合に適する方法
	非参加観察法	研究対象となる事象と一定の距離をおいて，外部から観察する方法 ●看護実践やカンファレンス，グループ活動に参加せず（研究者の存在を明示せず），離れた場所から距離をおいて，対象者の行動や技術などを観察し，データを収集する（フィールドノートの活用，ビデオ・写真などの活用） ●研究者の存在が観察する事象に影響を与える場合に適する方法
面接法	構造化面接法	インタビューにおける一連の質問が，決まった順序で構成されている方法 ●面接者による影響やバイアスが少なく，より客観的で信頼性の高いデータを収集でき，追試を行いやすい ●面接者にも研究の対象者にも自由度の低い調査となり，得られるデータは画一的・表面的なものに留まることが多い
	半構造化面接法	インタビューする項目は大まかに決まっているが，研究の対象者の状況や回答に応じて，柔軟に回答を引き出す方法 ●何を質問すればよいかある程度わかっているが，どのような回答が戻ってくるか不明な場合に適する方法．追加の質問をしたり，説明を求めたり，対象者の答えの意味を確認したりできる ●構造と自由度を合わせもつことで，方向性を保ちつつ，対象者の自由な語りに沿ったより深いデータを得ることができる
	非構造化面接法	インタビューする項目を決めないで，研究の対象者が自由に語る方法 ●あるテーマについて自然な会話から情報を得るため，研究者の視点を押し付けることなく自由な語りを聞き出せる ●面接者の面接技術がデータに大きく影響する

用いて観察した事象を記述していく方法である．例えば，患者の反応を観察するために，患者への看護援助を一緒に行う場合や，看護者のアセスメントの視点や内容を観察するために，カンファレンスに参加する場合などが該当する．

c　面接法

　面接法には，質問のしかた（回答形式）の違いによって，**構造化面接法**と**半構造化面接法**，**非構造化面接法**がある．事例研究で多く用いられる半構造化面接法は，質問したい項目の大枠をあらかじめ準備しておき，対象者に自由に語ってもらう方法である．

❶準備

　面接は，普段の会話とは異なる，目的をもった会話であり，研究課題や研究目的を達成するために行われるため，意図的な問いかけをしなくてはならない．そのため，質問内容について慎重に準備するとともに，研究テーマに関する研究の対象者の考えを深く聞くことができる柔軟なインタビューガイドを作成することが重要である．インタビューガイドの作成時の注意点を**表5-22**，インタビューガイドの例を**図5-18**に示す．インタビューガイド作成後も，面接対象者1～2名に対して予備調査を実施し，インタビューガイドの修正や精度の向上を図る．

　面接者は，研究の対象者が回答しやすい聞き方や雰囲気，質問形式に十分に

コンテンツが視聴できます（p.2参照）

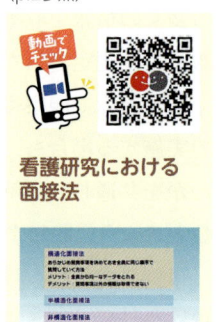

看護研究における面接法

表5-22　インタビューガイド作成時のポイント

回答しやすい質問項目を考える	研究者が知りたい内容をそのまま尋ねても，満足のいくような語りが返ってこないことがある．研究の対象者に語ってもらった内容を分析して初めて，研究者が知りたい内容が見えてくるということを十分理解した上で，回答しやすい質問項目を設けることが重要である 【回答しやすい質問を考えるプロセス】 ①質問を考えて，文章にする ②その質問への反応パターンをいくつか予測し，それが研究者の知りたい語りかをよく吟味する ③研究者の知りたい語りが得られるようであればそれを採用し，もしそうでなければまた質問を考え直す ①→②→③を繰り返し，質問に使う言葉，表現，例などを十分に練る
追質問を考える	研究の対象者の語りが，研究者の知りたい内容とは異なることがある．語りをもう少し詳細に聞いてみたい場合に備えて，追加・追究の質問（追質問）を考えておく．予測した反応パターンによる枝分かれ式の追質問を考えておくことも有効である 例：「具体的にはどういうことですか？」「それからどうしましたか？」「どうしてそうしたのですか？」「どのように考えましたか？」「どう思いましたか？」など
質問のしかたを考える	質問の意図と流れに沿って，クローズドクエスチョンとオープンクエスチョンを組み合わせて使用する ①**閉じられた質問（クローズドクエスチョン）** ● 「はい」「いいえ」で答えられる質問や，いくつかの選択肢から選ぶような質問 ● 答えやすいが，語りの内容が膨らまず，豊かなデータは得にくい ②**開かれた質問（オープンクエスチョン）** ● 自由に回答できる質問で，いつ（When），どこで（Where），誰が（Who），誰に（Whom），何を（What），どのように（How）の5W1Hに対応する質問 ● 語りの内容は膨らみやすいが，研究の対象者が回答に困る場合もあるため，うまく回答できない場合の追質問を考えておく必要がある
インタビューの流れを考える	● インタビューでは，まずは自己紹介をして，研究の対象者・面接者の緊張をほぐすような工夫が必要である ● 話題が頻繁に変わるような不自然な質問の流れになっていないか確認する．基本的には，知りたい内容に関する情報（属性）の確認から始まり，知りたい内容に深く関わる質問につながるような周辺的な質問をする．その後，最も知りたい内容に関する質問を行い，最後に聞いてみたい質問をし，インタビューを終了するのが自然である

配慮する必要がある．面接者の聞き方（**表5-23**）や態度，コミュニケーション能力によって収集されるデータに大きな影響を与える．一貫したデータ収集ができるよう，面接を担当する人を一人あるいは少数に限定することや，面接者として十分なトレーニングをしてからインタビューに臨むことが望まれる．

❷面接の場の設定

面接では，研究の対象者に設定した場所に来てもらう場合と，面接者が直接自宅や病院，病室などを訪問する場合がある．電話面接やウェブ面接などもある．いずれも対象者の希望を確認してから実施することが望ましい．

面接を行う場所は，内容が十分に聞き取れ，内容が第三者に聞こえず，面接者と研究の対象者が一定の距離を確保できる空間を選択する．一般的には個室で行われることが多い．

電話面接

電話をかけて質問を読み上げ，回答を記録する面接方法．電話は便利で使うのも容易だが，互いの姿が見えないため，研究の対象者の話した言葉だけが頼りとなる．

plus α

ウェブ面接

ウェブ上でビデオ通話を用いて行う面接方法．遠方の人と互いの姿を確認しながら実施できるが，パソコン操作に慣れていない場合や，通信環境の悪い場合には注意が必要である．

「看護大学生のボランティア活動経験が就職先選択に及ぼす影響」：インタビューガイド

導入
①自己紹介
　本日はお忙しい中，調査にお越しいただきありがとうございます．私は○○大学に在籍する▲▲▲▲です．本日は「看護大学生のボランティア活動経験が就職先選択に及ぼす影響」に関するインタビュー調査を行わせていただきます．
②面接の概要の説明
　本調査では「看護大学生のボランティア活動経験が就職先選択に及ぼす影響」について，これまでのボランティア活動の経験や，あなたの考えている将来の進路についてお聞きしたいと考えています．インタビュー時間は60分程度を予定しています．答えたくない質問には答えなくてよく，インタビューの途中であっても中止できます．それによりなんら不利益を被ることはありません．
　これからお話しいただくことをICレコーダーに録音したいのですがよろしいでしょうか．録音したデータについては研究をまとめる際にインタビューの一部を引用することはありますが，匿名性は確保いたします．また，録音したデータは本研究以外の目的での使用はせず，厳重に保管した上で，保管期間終了後は適切な方法で消去いたします．

インタビュー
③背景情報（属性）について
「看護大学生のボランティア活動経験が就職先選択に及ぼす影響」について関連している項目を確認する．
　例：ボランティア活動の種類，ボランティアの時期，期間など
④ボランティア活動について
ボランティア活動を経験したことで，何か変わったことはありますか．（Yes／No）
【追質問】
● どのように変わったと思いますか．
● 最も影響を受けた出来事は何ですか．
● （何も変わらなかった場合は確認）：ボランティア活動をしてもしなくても大きく変わらなかったということですか．
⑤就職先の選択について
あなたは今現在，将来の就職先についてどのように考えていますか．
【追質問】
● なぜそのように考えるようになったのですか．
● いつごろからそう考えるようになりましたか．

終了
⑥お礼
　本日は調査にご協力いただきありがとうございました．

図5-18　インタビューガイドの例

表5-23　面接時の話の聞き方

● 研究の対象者を，面接者と同じように人格がある，一人の価値ある存在としてとらえて，尊重し，中立的な立場であることを心掛ける（対等な関係性を維持する．上下関係は存在しない）
● 姿勢や話す調子，話している様子を観察し，研究の対象者の話し方の感じをつかみ，相手のペースに合わせて応答する（ゆっくりと考えながら話す人にテキパキと応答しては，話しが嚙み合いにくくなる）
● 自分の意見や考えは意識的に排除して，研究の対象者の主体性に合わせて話を聞く（自分の意見や考えを言わない．過度に質問して話の腰を折らない）
● 質問に対する回答の文脈を意識しながら，タイミングよく質問する（文脈を外した質問をすると，そこで話が終わってしまう）
● 言語的なかかわり技法として，励まし技法（もっと詳しく話してください）や言い換え技法（○○と言いましたが，△△ということですか），要約の技法（簡単にまとめますと，○○ということですね），不一致の取り扱いの技法（先ほど○○と言いましたが，△△に対してどのようにお考えですか）などを活用する
● 非言語的なかかわり技法（ジェスチャー，アイコンタクト，相づち，身を乗りだす動作など）を活用する
● 話が途切れて沈黙が続いても，不用意に場を取り繕おうとせず，まずは20秒程度待つ（沈黙には，次に言うことを考えていたり，慎重に自分を探っていたりといろいろな意味がある）
● 面接をマネジメントするのは面接者自身であることから，研究に必要な情報を確実に収集できるように，さりげなくリードする（聞き役に徹するのも重要であるが，流れを追いながら柔軟に話を展開していく）

❸信頼関係の構築，安心感のある雰囲気づくり

　面接では，面接者と研究の対象者との間に，ある程度の信頼関係を築く必要がある．研究の対象者に「この人になら話してもよい」と思ってもらえることが必須である．ただし，面接時間は限られているため，信頼関係を築くための時間を十分にとることは難しい．そのため，自己紹介や面接の目的・方法の説明などを工夫して，安心感をもってもらえるような雰囲気づくりや，傾聴的・受容的な態度を心掛けることが重要である．

❹録音，録画

　面接中は，語ってもらった内容を正確に記録するため，研究の対象者の許可を得て録音もしくは録画する．録音・録画機器（ICレコーダーやビデオレコーダーなど）の故障による録り損じを防ぐため，機器は2台使用する．適宜，メモをとりながら，要点を整理し，もう少し詳しく聞きたいと思う語りを掘り下げていく．面接で語ってもらった内容だけでなく，研究の対象者の表情や身振り，声調の変化，言葉の間などの付随するデータも同時に記録しておく．

❺逐語録の作成

　面接を終えたら，録音・録画した内容を文字に起こす．これを逐語録という．研究の対象者の語りを忠実に再現して，すべて文字化する．また，語りの内容以外にも，笑ったり，間があったり，相づちを打ったりなど，どのように話したのかも重要な情報となるため，逐語録に追記する．この逐語録を分析データとして，結果を解釈していく．

2　研究データの分析

　事例研究の分析方法は一つではない．どのような事象をとらえようとしているのか（研究目的）によって，その方法は異なる．語りから得られた質的データの分析が中心となるため，データの意味するところに注目して事象の本質を見いだす概念化をしたり，データの奥にあるテーマを抽出したりするKJ法や内容分析が用いられる場合が多い．事例研究では，データの分析時に，内容分析やグラウンデッド・セオリーなどの5章2節で紹介されるいくつかの帰納的なアプローチだけでなく，特定の理論を用いて事象を分析・説明する演繹的な推論を行う場合もある．いずれの分析方法も，研究自体の信頼性を損なわないように，研究者自身の考えや仮説からは一度離れて，公正な立場から客観的に，論理的に分析を進めていく必要がある．

3　考察

　考察は，研究目的に沿った，論理的で客観的な提示が求められる．事例研究は，研究結果に影響を与える種々の要因を制御せず，一つひとつの事例を深く掘り下げて記述する．そのため，一つの理論だけでは説明できないことが多く，さまざまな観点から考察する必要がある．理論や類似した先行研究の結果を提示しながら，事例研究の結果の整合性や，理論や過去の先行研究との差異や矛盾を検討し，なぜそのような結果になったのかについて説明する．

加えて，考察では看護上の示唆と研究の限界にも言及する．看護研究における事例研究は，看護実践の向上に寄与することを目的に行われることが多いため，この研究結果をどのように看護実践に還元できるのかを説明する．研究の限界については，研究の対象者や研究方法など，研究結果に影響を与える可能性のあるさまざまな事象を含めて考察し，今後の研究課題を提示する．例えば，1事例あるいは数事例から得られた結果を母集団にそのまま当てはめることは可能だろうか，というような研究課題が考えられる．

　事例研究では，因果関係や相関関係を探求したり，仮説検証を行ったりすることは原則としてできないため，考察内容の飛躍に注意が必要である．事例研究は個別性が高く再現性が低いため，エビデンスレベルの低いものといえるが，将来的な研究のための仮説を導き出すという点では，看護研究を進めていく上で重要な研究方法である．

■ 引用・参考文献

1) Yin, R.D. Case Study Research and Applications : Design and Methods. 6th ed, SAGE Publicshing, 2017, 352p.
2) Polit, D. et al. Nursing Research : Generating and Assessing Evidence of Nursing Practice. 11th ed, Wolters Kluwer Health, 2020, 814p.
3) 松浦均ほか．観察法・調査的面接法の進め方．ナカニシヤ出版，2008，102p，（心理学基礎演習，3）．
4) 杉浦太一．事例研究：とらえどころのない反面，自由度の高い研究手法．日本小児難治喘息・アレルギー疾患学会誌，14（1），2016，p.49-52.
5) 泊祐子ほか．事例研究のすすめ〜家族看護実践を描く事例研究〜．家族看護学研究，25（2），2020，p.213-223.

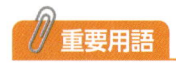
重要用語

事例研究　　　　　　　　参加観察法　　　　　　半構造化面接法　　　　　インタビューガイド

6 研究計画書の作成

学習目標

◗ 研究計画書を作成する目的を理解できる.

◗ 研究計画書の構成を理解できる.

◗ 研究計画書の主要項目の要点（何について，どのように思考し，どのように記述するのか）を理解できる.

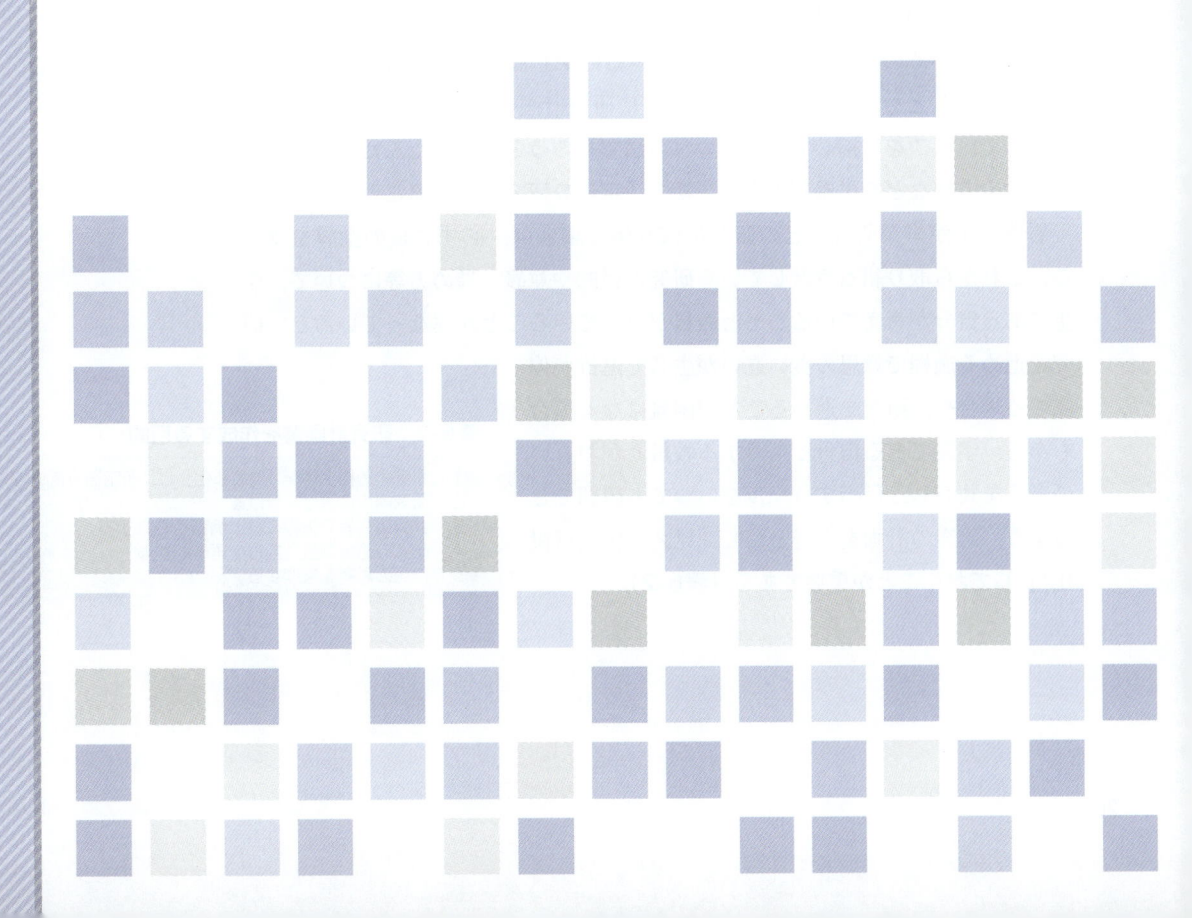

1 研究計画書とは

1 研究計画書とは

研究計画書とは，研究を開始する前に立案した研究全体の構想（計画）について文書化したものである．主に，「**研究課題**」「**研究の背景**」「**研究目的**」「**研究の意義**」「**研究方法**」「**倫理的配慮**」の6項目で構成されている（**表6-1**）．研究方法には小項目として，①研究デザイン，②研究対象（標本），③データの収集期間，④データの収集方法，⑤データの分析方法がある．研究計画書とは，研究のゴールに向かって迷わずに進むための道標（みちしるべ）といってもよいだろう．

表6-1　研究計画書の主要項目

1　研究課題
2　研究の背景
3　研究目的
4　研究の意義
5　研究方法
①研究デザイン
②研究対象（標本）
③データの収集期間
④データの収集方法
⑤データの分析方法
6　倫理的配慮

2 なぜ研究計画書を作成するのか

研究計画書は，これから取り組む研究について，自分の思考を筋道を立てて整理し，指導教員など他者の評価を受け，共同研究者や指導教員と情報を共有し，効率よく研究を進めるために必要である．

研究は，準備段階から結論を導き出し論文が完成するまで，ある程度の期間を要する．短くても数カ月，多くは年単位にわたるため，研究に取り組む前に，研究者間で情報を共有し，意思統一を図ることが重要になる．事前の意思統一が図れていても，研究に取り組んでいる過程で，「自分たちは一体何をやろうとしているのか」「どこを目指しているのか」など，当初の目的を忘れ迷いが生じることもある．そのようなときに研究計画書を読み直すと，「ああそうだった，ここを目指して，こういう方法でやろうとしていたんだ」と，研究の目的や方法などを再確認でき，当初の予定通り研究を進めることができる．

看護学生が卒業研究などの研究に取り組む場合は，必ず教員の指導を受ける．これから取り組もうとしている研究の目的や意義，進め方等について，学生である自分が考えていることと教員が考えていることが異なっていると，研究を進める過程で意思の食い違いが生じて進行が停滞する場合や，研究を進めることが困難になる場合もある．学生である自分と指導する教員とがお互いの考えを共有し，目指すゴールをいつでも確認できるよう，研究の計画を文書として「見える化（可視化)」しておくことが重要である（**表6-2**）．

表6-2　研究計画書を作成する目的

1　研究の過程全体を「見える化」し，予定通り進める
2　研究内容の評価を受ける
3　共同研究者や指導教員と情報を共有する
4　研究の途中で研究内容を再確認する
5　自身の思考を整理する

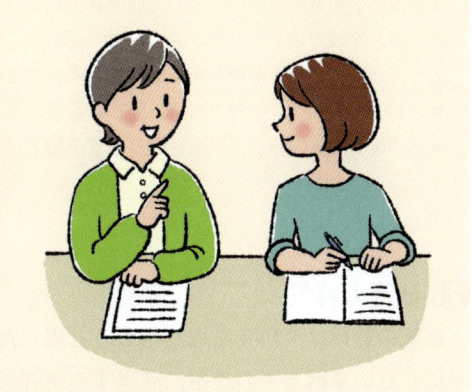

> ✒ **コラム**　　**研究計画書作成のコツ**
>
> ❖ **指導教員と何度も何度もやりとりしよう！**
>
> 　研究計画書を作ろう！とはいっても，実際に作成するのは，看護学生にとってハードルが高いだろう．よく耳にするのは「自分が考えていることをうまく言葉にできない」「考えていることをどのように整理すればいいのかわからない」「どのような論文を読めばいいのかわからない」という声である．これらの「わからない」を打開するためには，研究計画書を作成する前に，指導教員と何度もやりとりするとよい．自分の素朴な疑問や思いを指導教員に語る中で，指導教員がその疑問や思いを言葉にしてくれ，さらにやりとりを重ねるうちに自分の考えが整理される．すると，やりたいことが次第にはっきりと見えてきて，研究計画書を作成できるようになるのである．
>
> ❖ **専門研究者の研究計画書をお手本にしよう！**
>
> 　研究計画書に用いる用語や文章表現，構成については，最初はどう表現すればよいかわからないことも多いだろう．そういったときは，先行研究の研究計画書をお手本にして作成してみるのも一つの方法である．各専門領域で作成された先行の研究計画書には，取り組もうとしている研究を簡潔明瞭に説明するためのエッセンスが詰まっている．それらの研究計画書を読み込むことで，わかりやすくかつ説得力のある研究計画書を作成する力を養うことができる．

3　研究計画書の構成

1　研究課題

　研究課題は，この研究で取り組む課題を簡潔明瞭に一文で示したものである．「研究テーマ」「研究タイトル」という場合もある．

　研究に取り組む際は，必ず先行研究の文献検討を行う．多大な文献の中から，自分が関心をもち検討したい論文を検索するが，その際に手がかりにするのが研究課題である．したがって，研究課題は，研究内容を的確に示し，読者が課題を見ただけで何について明らかにされた研究なのかがわかるよう，重要なキーワードを用いて記載する．また，自分が取り組んだ研究を印象強く，正確かつ明確に伝えられ，多くの読者の目に留まり読んでもらえるような表現を工夫する．書式は，40字以内の一文で表現される場合が多く，必要に応じてサブタイトルを付ける場合もある．

　研究課題は，研究計画書の作成段階では仮の課題として挙げる場合もある．研究を進める過程で課題を見直し，最終的に研究内容をより明確に表現した課題に決定する．

記述例

　看護学生Aさんは，臨床実習で高齢の心不全患者Bさんを担当した．Bさんは退院後に体調が回復すると，自己判断で内服薬を服用しなくなり，状態が悪化し，これまでに数回入退院を繰り返していた．Aさんは，退院後にBさんが服薬を継続できるよう看護介入を行った．その看護介入を卒業研究にまとめるため，研究課題を考えた．

●最初の案：心不全患者の服薬に関する看護
●修正後：服薬中断で入退院を繰り返す高齢心不全患者に対する服薬継続のための看護
　　　　　介入

2 研究の背景

　研究の背景は，研究に取り組もうと思ったいきさつやきっかけ，自分が明らかにしたい事柄とその理由，該当する研究領域のこれまでの流れ，先行研究で明らかになっていることと明らかになっていないこと，などを説明した上で，先行研究と自分が取り組もうとしている研究との相違点，自分が取り組む研究の新たな視点などについて論述したものである．学術論文では，「はじめに」や「緒言」などに相当する．

　一般的に研究の背景を論述する際は，まず文頭に，自分が取り組もうとしている研究課題に関する社会の動向や臨床現場の現況などの概要を述べる．次に，自分がこの研究に取り組むきっかけとなった状況，なぜこの研究に取り組もうと思ったのかを説明する．その後，研究課題に関連する文献検討の結果，関連研究の流れの中で自分の研究がどの位置にあるのか，どのような意義があるのかについて述べ，最後に自分の研究で明らかにしたいことを明言する．概説（周辺）から主題（核心）に向かって文章内容を展開する（**図6-1**）．

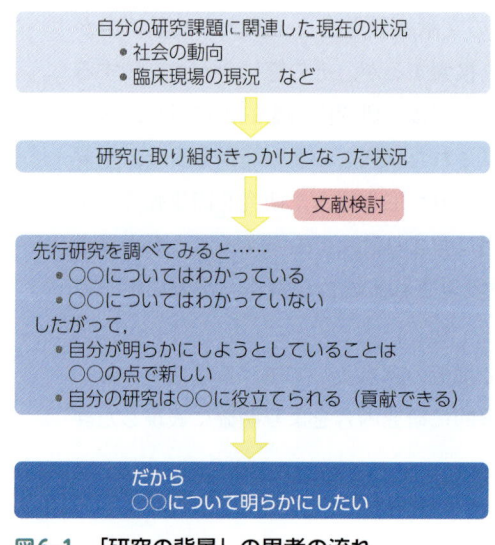

図6-1 「研究の背景」の思考の流れ

③ 研究目的

研究目的は，自分が取り組もうとしているこの研究で「何をどこまで明らかにするのか」を簡潔明瞭に記述したものである．研究計画書の書式によって，「研究目的」という一つの項目に一文で記す場合と，項目は立てず，「研究の意義」の最後に記す場合がある．

④ 研究の意義

研究の意義は，研究の価値や重要性を立証したものである．自分が取り組もうとしている研究はこれまでわかっていなかったことを明らかにする研究であり，それが看護学の発展や看護実践の向上に役立つものである，という自身の研究の価値や重要性について具体的に論述する．

　研究の意義は「研究の背景」と濃密につながっている（図6-2）．研究の背景について，時間をかけ細部まで熟慮した結果，先行研究と自分の研究との違いや新たな価値が明らかになり，研究の意義を見いだせるのである．

　ただし，研究の意義，すなわち自分の研究の価値や重要性を位置付ける際に，思い込みや偏見に陥らないよう注意する必要がある．取り組もうとしている研究が新しい知識や方法を生み出す価値あるものだと思っていても，実は過去にさまざまな研究者によって研究されていた，ということがある．

　自らの研究の価値や重要性を正しく認識し，看護学や看護実践の発展・深化に役立てられるような研究にするためには，取り組もうとしている課題と類似した課題や，関連した他の学問領域（例：社会学，心理学など）の研究についても検討し，何が，どこまで明らかにされているのか，看護学や看護実践の現状はどうなっているのか，また，これまでに明らかにされていない事柄は何なのか，などについて把握する必要がある．その上で，自らの取り組もうとしている研究は，これまでの研究では明らかにされていないことを明らかにしようとしている研究であることや，研究で得られる新たな知見が何にどのように役

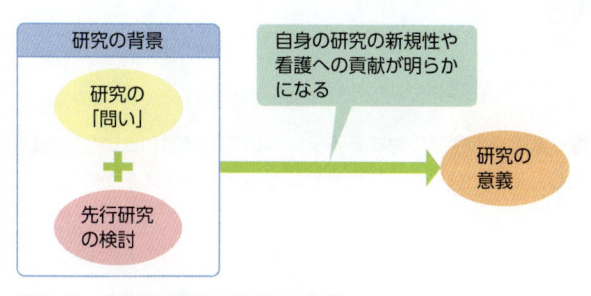

図6-2　研究の背景と研究の意義

表6-3 研究方法の項目

1	研究デザイン	研究方法の種類（タイプ）は何か
2	研究対象	何（誰）を対象にするのか
		人数（数）はどれくらいか
3	データの収集期間	データを集めるのはいつからいつまでか
4	データの収集方法	どのような方法，手順でデータを集めるのか
5	データの分析方法	集めたデータをどのような方法で分析するのか

立つのかについて，証拠を示しながら論述する．

5 研究方法

研究方法は，自分が明らかにしたいことを，どのような方法で，何（誰）に対して，どれくらいの期間で，どのようなデータを集めて，どのような方法で分析するのか，などについて記述したものである．主な項目として，研究の種類を示す「研究デザイン」，研究の対象（標本）を示す「研究対象」，研究データを収集する期間を示す「データの収集期間」，研究データを収集する方法について示す「データの収集方法」，収集したデータを分析する方法を示す「データの分析方法」がある（**表6-3**）．

1 研究デザイン

研究デザインは，自分の研究目的を達成するために最も適した研究の種類（タイプ）を選択し，選択したデザインを記述する．

研究は，大きく「量的研究」と「質的研究」に分けられる．量的研究の主なデザインには「実験研究」「介入研究」「調査研究」が，質的研究の主なデザインには「質的記述的研究」「グラウンデッド・セオリー」「KJ法」などがある．

➡ 研究デザインについては，1章2節2項p.22参照．

➡ 量的研究のデザインについては，4章2節p.87参照．

➡ 質的研究のデザインについては，5章2節p.165参照．

2 研究対象（標本）

研究対象（標本）とは，データを収集する対象のことである．量的研究の場合は集団が対象になる場合が多いため，対象とする集団の特性や規模，最終的に収集したい標本数などについて設定する．質的研究の場合は，量的研究に比べ少人数の個人を対象とする場合が多いため，研究目的に応じて，年齢や性別，職業，家族関係，対象人数など，対象とする個人の特性に関する具体的な条件（選定の基準）について記述する．

➡ 標本については，4章3節2項2 p.102参照．

記述例

看護学生Aさんは「心筋梗塞患者が抱く退院後の生活に対する不安についての検討」という研究課題について，心筋梗塞の患者に面接を実施することにし，研究対象について指導教員からアドバイスを受けた．

| 3 | データの収集期間

　選定した研究対象に対し，計画した方法（質問紙調査や面接法など）でデータの収集を開始する日から，データの収集を終了する日（予定日）を記述する．

| 4 | データの収集方法

　データの収集方法は，「何についてのデータ（情報）を」「どこで」「どのように」収集するのかについて，具体的に記述する．

➡ データの収集方法については，1章2節3項p.25参照．

|5| データの分析方法

データの分析方法は，収集したデータをどのような方法で分析するのかを記述する．量的研究の場合は，主に収集したデータの統計処理の方法について示す．質的研究の場合は，収集するデータの多くは研究の対象者の音声を逐語録にまとめた言語データであり，言語データをどのように整理し系統立てるのか，その過程も含めて具体的に記述する．

➡ データの分析方法については，1章2節3項p.25参照．

plus α
機縁法

友人や知人からの紹介など，人とのつながりを通じて調査の協力者を選ぶ方法．質問紙調査やインタビュー調査などで，特定の条件に沿った人を見つける際に採用される．

記述例

● 測定尺度を用いた調査研究の場合

各尺度の測定項目ごとに度数分布表を作成し，平均値と標準偏差を算出する．尺度間の相関についてはピアソンの相関係数を算出する．各尺度の関連については，重回帰分析（ステップワイズ法）を行う．統計解析には，統計パッケージのIBM SPSS Statistics ver.28を用い，有意水準は5％とする．

● 質的データ分析（面接法）の場合

面接データは逐語録を作成する．逐語録の内容は面接の質問に沿って分類し，1文につき一つの意味になるようコード化する．その後，意味内容の類似性，相違性を考慮しカテゴリー化する．分析は指導教員のスーパーバイズを受けながら行い，分析結果の真実性・信ぴょう性を確保する．

---

plus α
ステップワイズ法

分析に使用する説明変数（物事の原因となる変数）を確定させるため，説明変数を一つずつ分析に追加したり除いたりして，最適な組み合わせを見つける方法．

---

6 倫理的配慮

研究の対象者への**倫理的配慮**は，研究の対象者の権利やプライバシーの保護，個人情報の保護・管理，研究の参加・不参加の自由，同意を撤回する自由，研究への参加による利益と不利益などについて具体的かつ明確に記述する（**表6-4**）．研究計画書に記載する項目と内容は，所属する機関が指定する書式に従う．

➡ 倫理的配慮については，3章2節p.70参照．

表6-4　研究計画書の倫理的配慮に記載する主な項目

1	研究の趣旨・目的を説明し，文書および口頭での同意を得ること
2	研究の参加・協力は自由意思であること
3	研究の参加・協力に同意した後であっても，いつでも同意を撤回できること
4	研究に参加・協力している途中であっても，いつでも辞退できること
5	研究に同意しない場合や，途中で辞退した場合であっても不利益を被らないこと
6	研究に参加・協力中のプライバシー保護の方法
7	研究で得られた個人情報の管理方法
8	研究で得られた個人情報は保全され，発表時は匿名化されること
9	データの保存期間
10	研究によって生じる利益と不利益

記述例

●臨床看護師が患者を対象に面接を行う研究の場合

　本研究は，研究を実施する施設の倫理審査委員会の承認を得て実施する．研究の実施に当たっては，下記の事項を遵守することについて，文書および口頭による十分な説明を行い，研究の対象者の自由意思による参加の同意を得る．

1．個人情報の保護

　研究の趣旨，面接の目的と方法，プライバシー保護の方法，個人情報保護の方法，参加・不参加の自由，拒否しても治療や看護には一切影響しないこと，面接の内容を録音すること，同意を撤回する自由について説明し，同意書への署名をもって意思の確認を行う．

　面接は，内容が外部に漏れないよう個室を使用し，部外者の出入りを制限する．面接で得られた内容を逐語録にする際は，研究の対象者の氏名やその他の個人情報を匿名化または抽象化し，個人が特定できないように処理する．面接を始める際に，いつでも面接を終了できること，気が進まないことや答えたくないことには回答しなくてよいことを保障する．

2．個人情報の管理

　調査データと同意書は番号で管理し，施錠できる場所に保管することで個人情報の特定や漏出を防ぐ．また，分析にはインターネットの接続環境にない機材を用い，セキュリティーソフトを活用し，パソコンのデスクトップにはデータを保存しないことを徹底する．データの保存媒体には，セキュリティー機能付きのICレコーダーおよびメモリーを使用する．

　研究の対象者からのデータの開示請求や疑義の申し立てが生じた場合，また，発表した研究データの正確性などについて論文発表後に検証が行えるよう，データは最低10年間施錠できる棚に保管する．保存期間終了後は，紙媒体のデータはシュレッダーで廃棄し，電子データはバックアップを含め研究責任者がシュレッダーを用いて物理的に破壊する．

3．研究による個人への利益および予測されるリスク

　本研究における研究の対象者の不利益として，面接にXX分程度を要するため，研究対象者に身体的負担や時間的負担等が生じる可能性がある．そこで，研究対象者に対して，研究への参加の同意を得る際や実際に面接を始める際に，自由意思による参加，参加の取り消し（同意の撤回）を保障する．本研究によってもたらされる利益として，○○疾患患者は△△を享受できる．さらに，○○患者への□□に関する看護の質の向上に寄与できると考える．

2　研究計画書を書いてみよう

1　研究計画書の作成例

　看護学生のAさんは，卒業後はICUで看護することを志望している．ICUは生命の危機状態にある患者や重症患者が対象であり，看護実践においては高度な専門的知識や技術が必要であることは学修していた．しかし，臨地実習ではICUに入室している患者への看護介入を経験する機会がなく，就職後は困難なことが多いのではと想像し，自分にできるのか不安になった．そこで，卒業後初めてICUに勤務した新人看護師はどのようなことを困難と感じ，どのような支援を求めているのかを知ることができれば，自分の不安を軽減できるのではないかと考え，卒業研究で取り組むことにした．指導教員の指導を受け，研究計画書を作成した．

plus α

質的帰納的方法

研究の対象者がインタビューで語った内容や，研究者が実際に観察した内容などの，複数の事実や事象から共通する事実や事象を収集し，その内容を解釈し，新しい概念を構築する（生み出す）方法．

【研究課題】
ICU新人看護師の看護実践に対する困難と求める支援

【研究の背景】
　医療の高度先進化，在院日数の短縮化，国民の医療安全に対する意識の向上に伴い，看護師には専門性を基盤とした質の高い看護の提供が求められている．加えて，生命危機状態にあり病状変化が著しい重症患者を看護の対象とするICU看護師には，高度な医学的知識に基づいた臨床判断力，多職種と連携した重症化および二次障害の回避ならびに回復促進のための高度な看護実践力が求められている．

　看護基礎教育では，ICUを含むクリティカルケア領域の看護教育に充てられる時間は他の領域の時間数に比べて少なく[1]，クリティカルケア領域における臨地実習は，重症患者に対する安全性の確保や倫理的配慮などから，見学実習が主である場合が多い[2]．そのため，重症患者に対する看護を実践する上で必要な，専門的かつ実践的な知識や技術の獲得が十分でない状態でICUに配属になった場合，専門的知識の不足や技術の未熟さを感じICUでの看護実践に困難を抱くことが容易に推察できる．

　これまでの研究において，ICUでの看護実践で抱く困難さについては，ICUでの看護経験が浅い看護師が感じる困難[3] や，配置転換した看護師が直面する困難[4] については明らかにされているが，看護基礎教育課程の終了後，初めてICUに就労する新人看護師が感じる困難と求める支援についての報告は希少である．

　以上のことから，本研究は，ICU新人看護師が看護実践においてどのような困難を感じているのか，どのような支援を求めているのかについて明らかにすることを目的とした．

【研究目的】
ICU新人看護師の看護実践に対する困難と求める支援を明らかにする

【研究の意義】
ICU新人看護師の看護実践に対する困難と求めている支援の現状を理解した上で，ICU新人看護師の看護実践力向上のための教育支援，および職業継続につながる支援内容に関する示唆が得られると考える．

【用語の定義】
ICU新人看護師：看護基礎教育課程の卒業年に看護師免許を取得後，初めてICUに配属になった看護師

【研究方法】
１．研究デザイン：質的記述的研究
２．研究対象
　研究協力が得られたA県内の医療施設のICUに勤務する新人看護師５名
３．データ収集期間
　○○大学研究倫理審査委員会ならびに研究協力医療施設の研究倫理審査委員会の承認日から20XX年XX月XX日まで
４．データの収集方法
　本研究のデータは，インタビューによって得る基本的属性と内容である．
1) 基本的属性は，①年齢，②性別，③入職時のICUへの配属希望の有無である．
2) 内容は，下記①，②の２項目についてインタビューガイドを作成し，半構造化面接法により収集する．インタビューは研究の対象者の承諾を得てICレコーダーに録音する．インタビューは対象者１人につき１回，１対１とし，所要時間は30分程度とする．インタビューの日程は，対象者の希望する日時に沿う．場所は，部外者の出入りが制限できる個室もしくはそれに準じる部屋を準備する．対象者が他の場所を希望した場合はその意向に沿う．

①ICUでの看護実践で困難と感じることは何ですか.

　②困難と感じていることを克服するために，あなたが求める支援は何ですか.

５．データの分析方法

1）基本的属性に関するデータは，記述統計量を算出して対象の特徴を明らかにし，インタビューの内容と照合して考察する.

2）インタビューの内容から得られたデータは逐語録を作成し，質的帰納的方法によって分析する．逐語録の内容は繰り返し精読し，語りの前後の意味内容をとらえながら質問に沿って分類し，分類されたものをコード化した後にサブカテゴリー化，カテゴリー化を行う．分析は，指導教員のスーパーバイズを受けながら行い，真実性，信ぴょう性を確保する.

【倫理的配慮】

　本研究の遂行に当たっては，○○大学研究倫理審査委員会の審査ならびに研究参加医療施設の研究倫理審査委員会の審査の承認を得て実施する.

１．対象とする個人の人権擁護

　研究の実施にかかわるデータ・資料等を取り扱う際は，プライバシー保護に十分配慮し，個人名，施設名などの情報は番号などによりコード化し連結可能にする．データ・資料・連結表等は研究者が厳重に管理する．また，得られたデータ・資料等は研究目的以外には使用せず，研究終了後は研究者の責任の下にデータを破棄する．研究の対象者が途中で辞退した場合も同様に破棄する．音声データを逐語録にする際には，対象者の名前，その他の個人情報は匿名化または抽象化し，個人が特定できないように処理する．漏えい防止策としては，パスワードを設定できるUSBメモリーを使用し，施錠できるロッカーで保存する．本研究で得られた電子データに関しては，研究者が10年間保存する．データの破棄については，保存期間の終了後に，紙媒体のデータはシュレッダーにて破棄し，電子データを保存したUSBメモリーは機械操作により破壊する.

２．研究等の対象者に理解を求め同意を得る方法

　研究協力の承諾が得られた医療施設の看護部長に，本研究の趣旨および倫理的配慮に関して書面および口頭で説明する．説明する内容は，研究への参加・不参加・途中辞退の自由，途中辞退の場合の情報の取り扱い，個人情報の取り扱いと保護，個人情報のコード化と連結表の利用，研究による利益と不利益，情報開示，目的外には使用しないことなどとする.

　研究の対象者の募集は，看護部長を通して，ICUの看護師長へ，研究への協力依頼文書および同意書，返信用の個別封筒を同封した封書を配布してもらうよう依頼する．参加を強制されるのではなく，対象者個人の自由意思で研究に参加できるように，各自で同意書を返送してもらい，書面による同意を得る．同意が得られた対象者には，後日研究者からインタビューの日程調整の連絡をする.

　インタビューの場所は，部外者の出入りが制限できる個室もしくは，それに準じる部屋を準備する．インタビュー時には研究への協力依頼に関する文書を提示しながら，口頭でインタビューの趣旨，内容，倫理的配慮について説明する．インタビューの内容を録音することにも同意を得る．録音への同意が得られない場合は，メモを取ってよいか同意を得た上でメモを取る．インタビューを始める際に，いつでもインタビューを終了できる旨を伝え，インタビューの内容については，気が進まないことは回答しなくてよいことを保障する.

【引用文献】

1）著者名．文献タイトル．雑誌名．出版年，巻（号），始めのページ-終わりのページ.

2）□□□□□

3）□□□□□

4）□□□□□

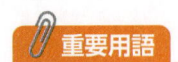

重要用語

研究計画書　　　　　　研究目的　　　　　　　倫理的配慮
研究課題　　　　　　　研究の意義
研究の背景　　　　　　研究方法

7 研究成果のまとめと公表

学習目標

- 研究成果の発表方法である論文発表と学会発表の違いを述べることができる.
- 論文の構成と作成上の留意点について述べることができる.
- 論文発表のプロセスについて述べることができる.
- 学会発表における口頭発表とポスター発表の特徴について述べることができる.
- 口頭発表，ポスター発表のための発表資料作成における留意点を列挙できる.

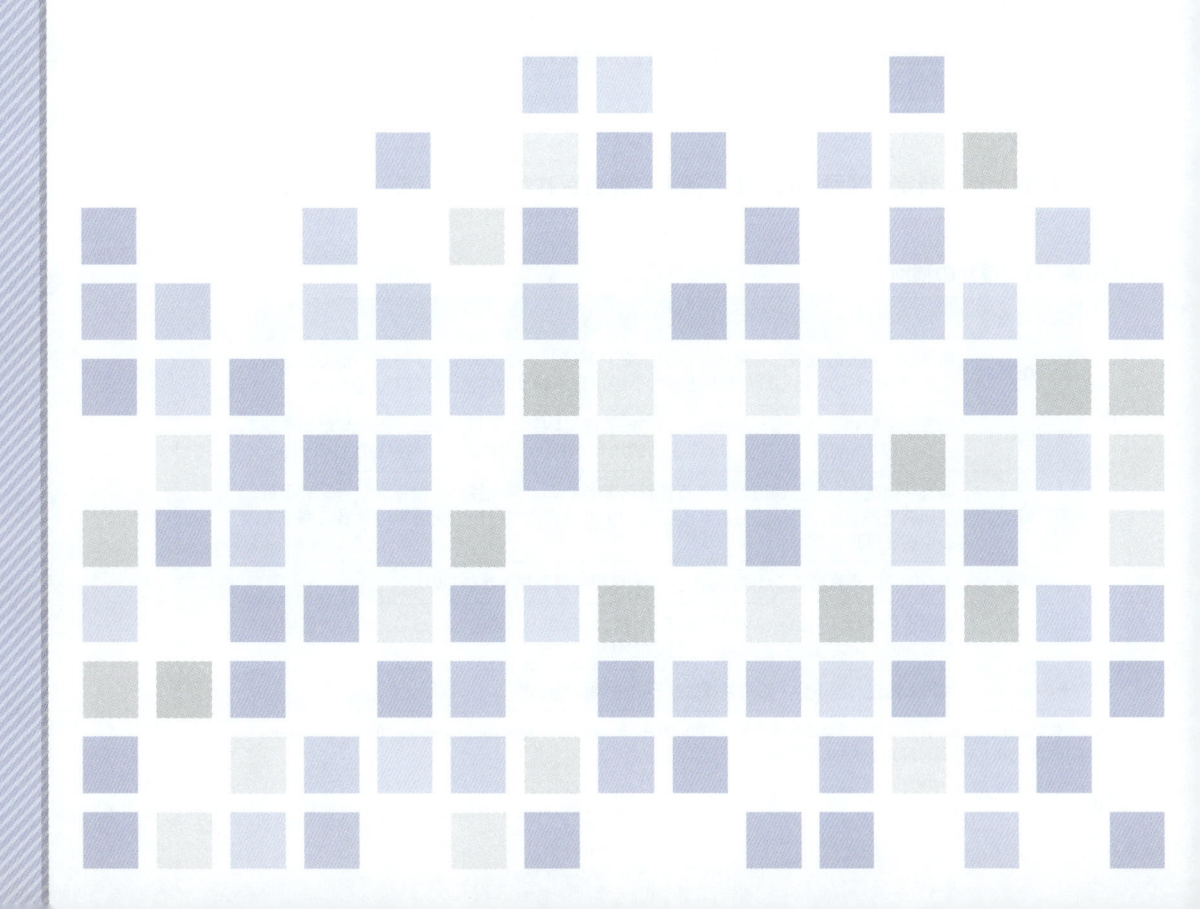

1 論文作成

1 研究を論文にまとめる

1 論文とは

論文とは,学術的な研究結果を論理的に成果としてまとめ,報告した文書である.論文には,著者の主観的な主張ではなく,研究目的に応じた手法で調査や実験を行って得られた事実をもとに,論理的・理論的に導き出された結果が書かれている.

論文にはさまざまな種類がある.学会や学術誌によって名称が異なる場合もあるが,一般的には,原著論文,総説,短報,研究報告,資料などがある.論文を投稿する際は,その論文ごとに規程（文字数,行間の体裁など）が異なるため,自分の研究に見合った形式の論文を選択することが必要となる.参考のため,2020年改正版の日本看護科学学会の規程をもとに,主な論文の種別を**表7-1**に示すとともに,主な論文について,その特徴を解説する.

❶原著論文

原著論文は,original articleといわれるように,著者独自の研究でオリジナル性を有する論文である.具体的には,先行研究にはないデータの収集や分析を行っている,研究結果から新しい知見が示されているなど,最新の研究内容などがまとめられたオリジナリティのある論文である.基本的には学術雑誌を発行している学会で査読が行われているため,学術雑誌に掲載された原著論文は,その研究分野において成果や有用性が認められ,学術性が高い論文といえる.

❷総説

総説とは,特定の課題に対して,過去に発表された研究論文をレビューして

表7-1 論文の種別

論文の種類	内　容
原著論文	看護学の知識の発展に貢献する研究論文であり,オリジナルなデータもしくは分析に基づいたもの.得られた知見と実践への示唆が論理的に述べられているもの
総　説	看護学に関わる特定のテーマについて多面的に内外の知見を集め,また文献等をレビューして,当該テーマについて総合的に学問的状況を概説し,考察したもの
短　報	看護学研究として迅速に公表する意義のあるもの.例えばパイロットワークや小規模研究であるが,迅速に公表することで,他研究者や今後の看護学の発展に寄与する可能性があると判断したもの
研究報告	内容的には原著論文に及ばないが,研究結果の意義が大きいもの
資　料	看護学の発展において,臨床や教育現場に何らかの示唆をもたらし,資料的価値があるもの.例えば,実践報告・各種の活動紹介など
その他	委員会報告,理事会・編集委員会からの依頼原稿など

日本看護科学学会.日本看護科学会誌投稿規程.2020-10-09. https://www.jans.or.jp/uploads/files/publications/kitei2020.pdf,（参照2024-10-24）.より作成.

知見を整理し，目的に合致した内容の要点を体系的にまとめ，考察した論文である．特定の課題に関する先行研究を網羅的に知ることができ，先行研究の中での自身の研究の位置付けを知る上で有用である．また，その領域における研究の動向や展望なども記載されていることが多く，研究のテーマを焦点化する上でも参考になる．

❸ 短報

　短報は，新しい知見を即座に公表できる点において価値がある．独創性や新規性などが求められる点で原著論文と同様であるが，原著論文より文字数が少なく，コンパクトにまとめられた論文である．研究の対象者数が少ないが，論文として急いで発表したい場合などに選択するとよい論文種といえる．

② 論文の投稿

|1| 論文投稿の意義

　研究成果の発表には，学会での発表と論文としての発表がある．学会で発表し，ほかの参加者（専門家）から質疑を受け，研究内容をブラッシュアップしたものを論文として発表するのが一般的な流れである．研究成果の発表は，学会発表でとどめるべきではなく，論文を投稿し，専門家の査読（審査）の過程を経て論文として発表するまでを研究の一連のプロセスとしてとらえ，研究者は常にこのプロセスをやり遂げることを目指し研究に取り組むことが大切である．

　看護研究の成果は，看護の実践に還元される．看護研究はそのために行う．もちろん，一つの研究成果がすぐに実践につながるわけではないが，研究が積み重ならなければ，エビデンスに基づいた看護実践の構築は望めない．どのような形式にせよ，論文として研究成果を公表し，多くの人に読んでもらうことが重要である．

|2| 論文発表の手順

❶ 投稿先の選定

　論文の投稿先には，その発行機関によって，学会誌（研究会誌），紀要，商業誌などがある．発行機関によって，査読システムや発行回数，発行状況が異なる．自身の研究を公表する際は，それらの特徴を踏まえ，どの雑誌や機関誌がよいかを決定する．

　また，一口に学会誌とはいっても，どこの学会に投稿するかについても吟味が必要である．自身の研究が学会誌の主旨と合致しているかが投稿先を選定する際の最も重要な軸となるが，判断がつきにくいときもある．その場合は，自身の論文で引用した文献のリストを眺めてほしい．複数の文献がリストに挙がっている雑誌は，その雑誌が自身の論文と似たようなテーマを取り扱っていることの一つの指標になり得るため，参考にするとよい．

∵ 学会誌，研究会誌

　学会や研究会が定期的に発行する学術雑誌である．研究論文の掲載に当たっては，査読システムが整っており，その分野の研究に精通した研究者が査読を

行う．査読の結果をもとに，編集委員会等が掲載の可否を判断する流れとなっている．これらの雑誌に掲載された論文は，学術的価値が高いと見なされる．

∷ 紀要

大学や病院などの公的機関が定期的に発行する機関誌である．一般的には，査読システムはあるが，学内の教職員などによる機関内での相互査読としている場合も多く，学会誌に比べると学術的な評価が低くなる傾向がある．投稿資格に，その機関に所属している職員であること，また，著者の中に職員が含まれることを条件としている機関誌も多い．

∷ 商業誌

出版社が発行している雑誌である．看護の専門雑誌には，査読システムを設けているものも多くあるが，基準は学会誌ほど厳しくないことも多い．研究者からの投稿に加え，出版社が掲げたテーマに沿った依頼論文として書かれた論文が掲載されることもある．商業誌には，国際誌として出版され，学術的価値が高く評価されている雑誌もあるが，一般には，学術論文としてはほかの論文に比べ低く評価される傾向がある．ただし，特定の専門領域の看護職者を対象としている雑誌の場合，関心のある人に見てもらえる機会が多くなるという利点がある．

❷ 投稿

いずれの雑誌にも投稿規程がある．投稿規程には，その雑誌の主旨，投稿者の資格，論文の種類，研究倫理，原稿の受け付けと査読についての規定，および著作権についてや投稿者が負担する費用などが記載されており，必ず確認が必要である．特に，その雑誌の主旨に研究内容が合致していない場合，または規定に沿っていない場合は，査読に回る前にリジェクト（掲載不可）となることもあるため，注意が必要である．

また，論文の作成に当たり，執筆要領も定められている．文字のフォントや大きさ，構成，規定枚数，見出しの付け方，図表の書き方，文献の表記など，規定に沿った書式になっていることを確認し，投稿する．

近年では，論文投稿をオンラインで受け付けていることも多い．アップロード可能なファイルのフォーマットなどを確認し，投稿の準備をする．**利益相反**（conflict of interest：**COI**）*申告書や倫理審査の許可を示す書類，英語での要約などがある場合はネイティブチェックを受けること（証明書の添付）を求められる場合も多いため，投稿する前に確認し，準備しておく．また，論文の投稿を著者全員が了承していることが前提となるため，原稿の最終版の確認を依頼し，承認を得た上で投稿する．論文投稿の前には，**表7-2**に示すようなチェックリストを参考にし，不備や間違いなどがないか，最終確認することも重要である．

❸ 査読

論文を投稿すると，編集委員会が査読者を決定し，論文の査読が開始され

用語解説 *
利益相反（COI）

外部との経済的な利益関係などによって，研究で必要となる公正かつ適正な判断が損なわれる，または損なわれるのではないかと第三者から懸念されかねない事態のこと．論文投稿，学会発表においては利益相反の開示が求められることが多くなっている．共同研究費などを企業等から受けている場合は，その研究に用いた資金について論文に明記することが必須であり，企業等から資金や機器の提供を受けていることなどを自己申告する必要がある．

➡ 利益相反（COI）については，3章3節6項p.80参照．

る．査読者の人数は，雑誌にもよるが2～3名が多い．査読者には著者（投稿者）の氏名を知らせず，投稿者にも査読者が誰かを知らせないダブルブラインドで実施される場合と，査読者のみが著者名を知った上で査読を行うシングルブラインドの場合がある．査読者はその雑誌の査読の指針や基準を踏まえて論文を読み，掲載可，修正後掲載可，修正後再査読要，掲載不可の判定を下す．査読者の査読結果をもとに，編集委員会で出した見解が投稿者に連絡される流れとなる．査読基準は，日本看護科学学会のようにホームページで公開されている学会もあるため，投稿前に参照しておくとよい（**表7-3**）．

表7-2 論文投稿前のチェック項目

- ☑ 論文投稿の資格を有していること（学会員であることなど）を確認している
- ☑ 原稿は，未発表のものである
- ☑ 倫理的配慮が必要な研究は，倫理審査委員会の承認を受けている（承認書の準備ができている）
- ☑ 論文の種類と原稿枚数の規定を確認している（規定の範囲内である）
- ☑ 作成された論文は，投稿規程に沿っている
  - ☑ 用紙の大きさ，1行の文字数，行数
  - ☑ 文字のフォント，文字の大きさ，句読点の付け方
  - ☑ 見出しの付け方
  - ☑ 引用文献の表記，リストの方法
  - ☑ 図表の作成
  - ☑ 和文抄録の字数，英文抄録のワード数
- ☑ 英文抄録のネイティブチェックを受けている
- ☑ COI申告書が準備できている
- ☑ 誤字脱字，スペルミス，文献記載の不備などがない

表7-3 査読基準（日本看護科学学会，2017年9月10日改正版）

論文種	査読基準
総説・原著論文・短報	1）看護学として意義ある内容か • 看護学としての新しい知見を有しているか（新規性） • 看護学を発展させる新たな可能性を切り開いているか（創造性） • 看護学としての重要な知見を有しているか（重要性） • 看護実践を改善・進展させるために有用か（有用性） 2）研究の厳密性は保たれているか • 研究目的は明確か • 目的に沿った研究方法が用いられているか • 分析方法は適切に用いられているか • 結果に基づき十分・的確に考察されているか 3）論文の構成は適切か • 投稿規程に沿っているか（ページ数以外について） • 研究の全容が明確かつ適切に示されているか（題名・抄録・本文・文献・図表・付録含め） • 全体の構成や文章は論理的で矛盾がないか・論旨は一貫しているか（英文含め） • 関連する文献を適切に引用しているか 4）倫理的な問題はないか
論壇・資料・その他	1）看護学として意義ある内容か • 看護学としての重要な知見を有しているか（重要性） • 看護実践を改善・進展させるために有用か（有用性） 2）論文の構成は適切か • 投稿規程に沿っているか • 研究の全容が明確かつ適切に示されているか（題名・抄録・本文・文献・図表・付録含め） • 全体の構成や文章は論理的で矛盾がないか・論旨は一貫しているか（英文含め） • 関連する文献を適切に引用しているか 3）倫理的な問題はないか

日本看護科学学会．和文誌編集委員会査読ガイドライン．2017-09-10．https://www.jans.or.jp/uploads/files/publications/sadoku_guide.pdf，（参照2024-10-24）．より作成．

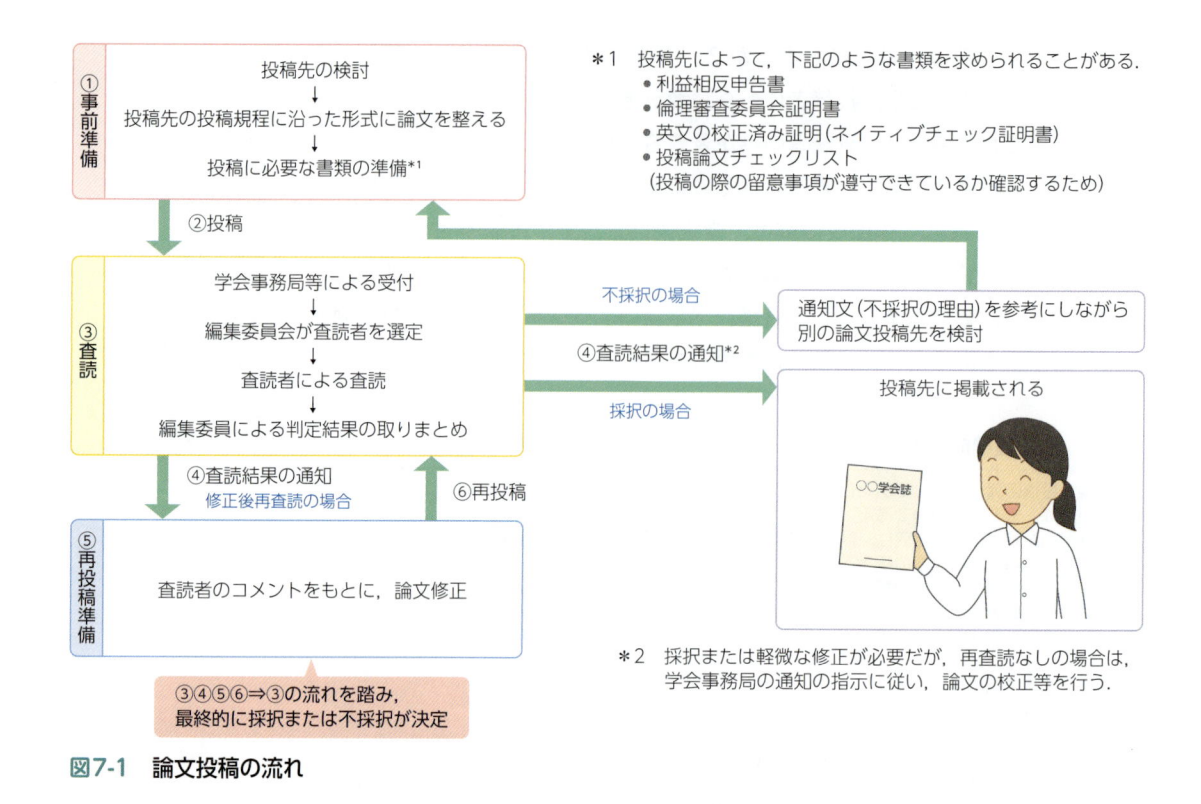

*1 投稿先によって，下記のような書類を求められることがある．
  ● 利益相反申告書
  ● 倫理審査委員会証明書
  ● 英文の校正済み証明（ネイティブチェック証明書）
  ● 投稿論文チェックリスト
  （投稿の際の留意事項が遵守できているか確認するため）

*2 採択または軽微な修正が必要だが，再査読なしの場合は，学会事務局の通知の指示に従い，論文の校正等を行う．

図7-1　論文投稿の流れ

❹査読の判定後

　査読の判定が「修正後再査読要」となった場合は，査読者のコメントに従い修正・追加検討を行い，論文のブラッシュアップを図る．コメントは時に厳しく感じられることもあるが，その論文における弱点の指摘であり，それまで著者自身が気付いていない貴重なものであることも多い．査読者もその研究領域の発展のために，時間を割いて論文を読みコメントしている．査読者の意見のすべてに盲目的に従う必要はないが，コメント一つひとつを真摯に受け止め，指摘に対してどのように考え，対応するのか，丁寧に応えることが重要である．このような査読者とのやりとりの

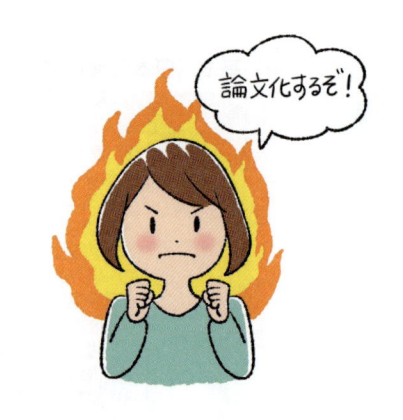

過程を踏むことは，最終的には，論文の質をより高めることにつながる．研究に協力してくれた研究の対象者への謝意を表す意味でも，論文にすることを最終目的とするのが研究者の責務と考え，粘り強く論文投稿に臨むことが肝要である（**図7-1**）．

2 論文の構成と書き方

1 研究論文の構成

　論文の基本的な構成は，「研究タイトル」「著者名／所属」「はじめに／研究背景」「研究目的」「研究方法」「研究結果」「考察」「結論」「謝辞」「引用文献」

表7-4　論文の構成と書き方のポイント

構　成	書き方のポイント
研究タイトル	研究内容を明確に表す．長くなる場合は副題を付ける
著者名／所属	論文の執筆者とその所属を記す．著者が複数いる場合は，記載の順について，研究者同士で十分検討する．一般的に第1著者が最も研究への貢献度が高い
キーワード	論文中の頻出語や研究テーマにおいて重要な語など，他者が検索しやすいワードを設定する
要　約	研究内容のエッセンスをまとめる
はじめに／研究背景	研究の動機，背景について記載する．先行研究と本研究との位置付けを説明し，本研究の新規性を明確に述べる
研究目的	研究で明らかにしたい事項を明記する
研究方法	対象者，研究デザイン，データの収集方法，分析方法，倫理的配慮など，他者が同じ研究を実施できるように詳細に記載する
研究結果	図や表を活用しながら，得られた結果を記述する．自身の考えは述べず，事実のみ記載する
考　察	得られた結果の解釈，結果がもたらす意味，結果の要因などを，先行研究を引用しながら論じる．結論が導き出された経緯がわかる内容とする
結　論	研究目的に対応させ，重要な結果を記載する
謝　辞	研究を行う上で支援を受けた人（研究の対象者，研究補助者，指導者）への謝辞や，経済的支援を受けたこと示す
引用文献	投稿規程に沿った記述とする

である．また，研究の概要を示す要約（アブストラクト）を含む場合も多い（**表7-4**）．

2　研究タイトル，キーワード，要約

a　研究タイトル

研究タイトルは，研究内容を表すものである．論文を読む際にまず見るのがタイトルであり，慎重に吟味して研究内容を明確に表すタイトルを付ける．タイトルが長くなる場合は，副題を付け，理解しやすい表現とする．

b　キーワード

論文が公表された場合，他者が検索する際に必要となる．検索されやすいよう，適切なワードを設定しておく．通常数個設定するが，数を規定されている場合もある．

c　要約

研究内容のエッセンスをまとめたもの．和文に加え，英文での付記が求められることがある．読み手はまず要約を見て，本文を読むかどうか見極めることも多いため，規定された少ない字数の中で一貫した内容を述べられるよう工夫する．

以下に，このほかの主要な項目について，記述する上での留意点を解説する．

3　はじめに

研究論文の第一段階は，研究の動機と背景，および研究の意義を順序立てて

書くことである．雑誌によっては「はじめに」ではなく，「序論」や「緒言」と規定している場合もある．

|1| 研究の動機・背景

　まず，その研究を実施することになった動機や背景を，先行研究を活用しながら述べる．看護研究を行う動機や背景の多くは，看護の対象となる人々の健康上の問題や，健康促進に向けた課題解決の必要性，看護実践における問題や有効性の検証の必要性，看護教育における問題などが焦点となる．自身が扱う研究テーマにおいて，それまでの研究でどこまでが明らかになっており，何が明らかになっていないのかを説明し，それまでの研究における自身の研究の位置付けを明確にした上で，自身の研究の新規性がどこにあるかを明確に記述することが重要となる．研究のきっかけとなる研究テーマのシーズは，時として，臨床や実習における個人的な体験に基づくものかもしれないが，論文に記載する場合は，その疑問が個人が抱く問題にとどまらず，該当領域において解決すべき課題であることを他者にも納得してもらえるよう，根拠をもって説明することが必要となる．

|2| 研究の意義

　看護研究の最終目的は，看護実践になんらかの寄与をもたらすものでなければならない．自身の研究によって得られた知見は，看護実践，看護教育，看護管理などの領域に，どのような意義をもたらすかを説明する．このことで，本研究に取り組むことの価値がより明確になり，読み手にも論文を読もうとする意欲をもたらすことにつながる．論文は，まず読んでもらうことが重要である．読み手に興味をもってもらうために，研究の意義や看護実践への寄与について示しておくことが重要である．

4 研究目的

　「はじめに」の最後に記述する場合と，「研究目的」として項目を立てて記述する場合がある．「はじめに」で述べた先行研究と自身の研究との位置付けを受け，本研究では何を明らかにしようとしているのかに焦点を絞り，明確に表現する．研究目的が明確でなければ，導き出す結論もあいまいなものになるため，不明瞭な表現にならないよう留意する．

5 研究方法

　研究の対象者および対象の選定基準やサンプリング方法，研究デザイン，研究期間，測定項目，データの収集方法や手順，データの分析方法，倫理的配慮などを記述する．

|1| 研究の対象者

　看護研究の対象は，人であることが多い．対象者が誰で，どのような集団から何人サンプリングしたのか，その根拠も含め記載する．対象者の選定の際，年齢，性別，職業などの個人属性などが研究結果に影響を及ぼす場合があるため，対象者の選定基準や除外基準についても記述する．

|2| データの収集方法

研究で測定する項目について，どのようなデータ，資料を収集したのかを説明するとともに，データの収集方法についても測定項目ごとに詳しく述べる．

質問紙調査などで既存の尺度を用いた場合は，尺度の信頼性・妥当性を示す根拠や，全体の項目数，回答のしかた，得点の算出方法などを述べる．研究者自身で質問紙を作成した場合は，作成過程を特に詳細に述べる必要がある．実験などで計測機器を用いた場合は，その信頼性を示す上でも，計測機器の型番やメーカー名，メーカーの所在地（国名）などを記載する．同じような計測機器がほかにもある場合は，機器を選定した理由も記載するとよい．

介入研究の場合，第三者が同様の研究を行う際に，論文を読んで実際に再現できるよう，介入条件や介入の内容，手順なども詳細に示す．

|3| データの分析方法

量的アプローチで統計学的手法を用いた場合は，その手法と使用した統計ソフト，有意水準を記載する．質的アプローチでは，用いるデータ（音声や文字など）をどのような過程で分析し，結果を導き出したのかを詳細に説明するとともに，その過程において，データの真実性，信ぴょう性をどのように担保したのかについても記述する．

➡ 有意水準については，4章5節6項p.134参照.

|4| 倫理的配慮

研究者は倫理的に研究を進めなければならない．自身の研究を論文に著す際は，研究の対象者に研究目的を説明し，自由意思に基づき研究の同意を得たこと，また，研究の対象者の個人情報保護に努め，研究参加による利益・不利益の説明を行ったことなど，研究の遂行に当たり倫理的に配慮した事項を記載する．また，所属機関の倫理委員会等で承認を得た研究であれば，委員会名や承認番号も記載する．

|5| その他

研究デザインによって研究の概念枠組みを設定した場合は，その図を記載する．研究の概要を一目で理解できるため，読み手にとって有用である．また，抽象度が高くあいまいな用語には，**操作的定義***を行う．用語の定義については，研究方法の項で解説する．

➡ 概念枠組みについては，2章1節5項p.36参照.

6 研究結果

研究により得られたデータの事実のみを客観的に記す．結果から考えられる推論は記載してはならない．実験や調査から得た分析結果を，図または表の適切な方で示すと，読み手の理解を促すことができる．論文として公表された研究成果は，学会発表に比べ時間をかけて読むことができるため，多くの情報量を正確に伝えられる表が推奨される．また，図や表を単独で見ただけで結果の解釈ができるよう，必要な情報はすべて図表の脚注などに記載する．

|1| 記述における注意点

量的研究の場合は，あらかじめ，目的に応じて分析方法を決めた上で研究を

用語解説 *
操作的定義

あいまいな用語について，論文中ではどのような意味で用いるのかを定義すること．例えば，「排泄行動」とは具体的にどのような行動であるか（尿や便を排出する行動のみを指すのか，尿意や便意を感じてトイレに行き，排泄を済ませてトイレを出てくるまでを指すのか）を示すなど，第三者でもその用語を共通理解できるよう定義する．

開始するため，どの結果をどのように示すか，それほど迷わずに済む．しかし，結果が多い場合は，論文には枚数規程があるため，図や表で示すものを取捨選択し，より目的に応じた結論を導き出すために重要な結果を優先的に示す．データの数が多い場合はさまざまな分析が可能となるため，有意差が出るとその結果に飛びつきたくなるが，研究目的に合致しているのか，また，概念枠組みを提示していればその枠組みに合致した分析から導かれた結果かどうか，常に照らし合わせながら結果をまとめ，記述することが重要である．

　質的研究の場合も同様に，収集されたデータの意味解釈を研究目的に沿った方向で進め，重要な結果を取捨選択しながら示す必要がある．

　図や表で示すことで結果をわかりやすく表現できる一方で，図や表だけでは，読み手は何を読み取ればよいかわからないことが多い．考察を述べる際に用いた結果，また，結論に結び付く重要な結果については，図や表で示した上で，文章でも説明する．その際，統計学的有意差についても記述するが，単に「2群間に有意差があった（$p < 0.05$）」と示すだけではなく，両者の関係がより明確になるよう，「A群の平均値は○○，B群の平均値は△△と，AよりBが高く，2群間に有意差があった（$p < 0.05$）」と，有意差があると判断した具体的な数値を示すのが望ましい．

2 図表の作成

a 図の作成

　図の作成例として，グラフを図7-2に示す．タイトルは図の下に配置する．モノクロ（1色）印刷の場合が多いため，その場合は実線，破線を活用したり，凡例の表記も枠の形や塗りつぶし方（黒塗り，網掛け，白抜きなど）で変化をもたせるなど工夫する（カラー印刷が受け付けられる場合もあるが，追加料金を求められることがある）．

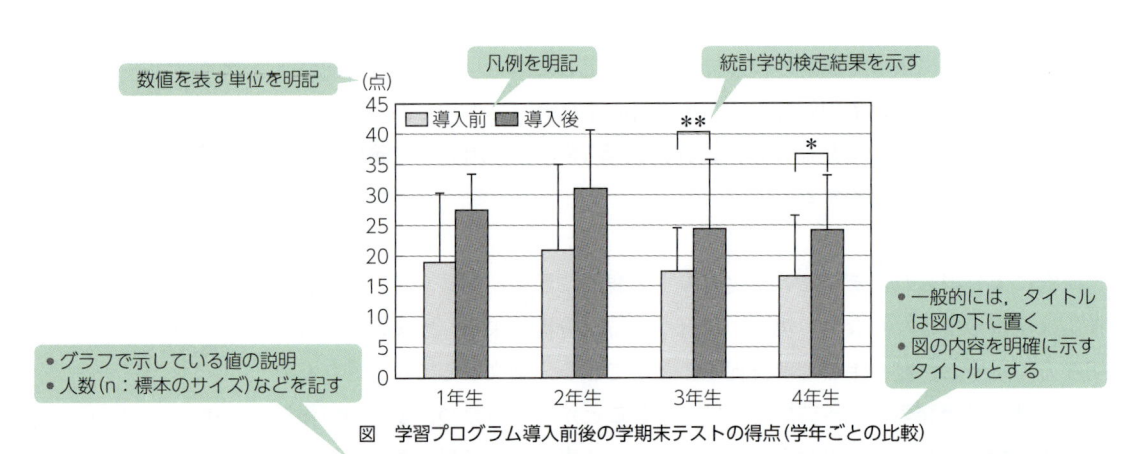

図　学習プログラム導入前後の学期末テストの得点（学年ごとの比較）

平均値＋標準偏差　n=76
対応のあるt検定：*$p < 0.05$, **$p < 0.01$

図7-2　グラフの例

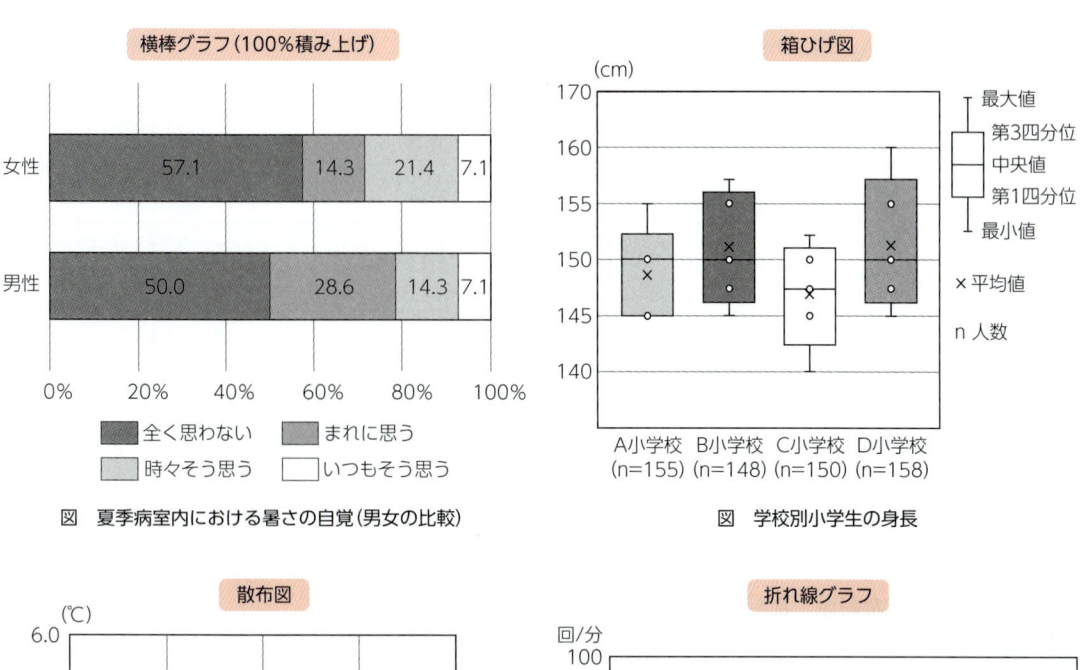

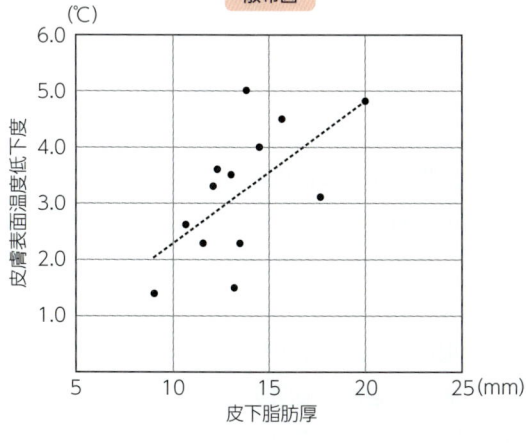

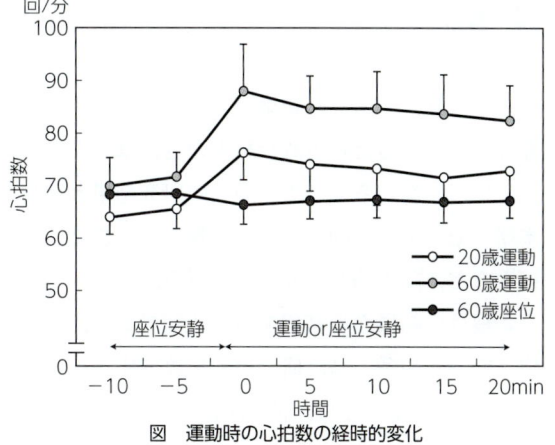

図7-3　グラフの種類と特徴

　グラフの種類は，統計処理で用いたデータが平均値であれば，平均値とその標準偏差を示す棒グラフを用いる．割合を示すのであれば積み上げ棒グラフ，中央値であれば箱ひげ図，二つの値の相関なら散布図，経時的な変化なら折れ線グラフといった具合に，分析に合致したもの，結果をよりわかりやすく示せるものを選択する（**図7-3**）．縦軸・横軸の単位，ラベル，凡例などの必要事項は，すべて図内や図下に記載し，本文を参照しなくても図からその結果が解釈できるよう，必要な情報を付記するようにする．

➡ 標準偏差については，4章5節5項2 p.130 参照．

b 表の作成

　表の作成例を**図7-4**に示す．表の作成においては，タイトルは表の上に置き，表中の数字は，小数点以下の桁数をそろえ，小数点の位置をそろえる．縦線は数値を見えにくくするため，縦線は引かず横線のみとすることが推奨され

タイトルは表の上に記載
表の内容を明確に示すタイトルとする

表　研究対象者の身体特性

単位を明記

数値が何を表しているか明記

人数（n：標本のサイズ）を明記

| | | 身長** (cm) | 体重 (kg) | 体脂肪率* (%) | 皮下脂肪厚 | | |
					上腕 (mm)	背部* (mm)	腹部** (mm)
若年者 (n=10)	mean	172.4	58.8	16.3	10.1	13.5	10.0
	SD	4.0	1.8	2.0	2.0	2.0	2.4
高齢者 (n=11)	mean	169.6	62.9	18.7	9.2	14.3	15.0
	SD	9.0	8.7	3.6	3.8	2.9	3.7

表中の記号や略語
の説明を付記

SD : standard deviation
対応のないt検定：*p<0.05，**p<0.01

小数点の位置，小数点以下の桁数はそろえる

図7-4　表の例

る．表中に記載した略語や記号については，脚注に説明を付記する．

7 考察

| 1 | 考察で論じること

　考察では，得られた結果がどのように解釈できるのか，その結果がもたらす意味は何か，もたらされた結果の要因は何かなどについて，先行研究の結果と比較検討しながら論じる．過去の研究結果と自身の研究結果が同じであれば，本研究結果をより強化できる情報とし，また，異なるのであれば，その理由は何かなど，論理的な意味付けを行う．

　考察は，結果から結論を導く過程であり，非常に重要な項となる．考察の構成（論じる順番）は，研究目的を達成することを意識した構成で論旨を展開すると，論文の読み手は，結論がどのように導き出されたのかを理解しやすくなる．

| 2 | 考察における注意点

　考察では，先行研究を用いるなどして，その結果の信ぴょう性や新規性などの洞察を加えていくが，時として，結果を過大に解釈してしまいがちである．推測の域にまで論旨が展開し，飛躍することがないよう，常に留意する．例えば，特定の施設かつ特定の年齢の患者を対象に導き出された結果において，Aの介入方法がBの方法よりも有意に効果が高かったとき，すべての患者にAが有効であるかのように論じてしまうといったことがある．また，本研究で示された結果であっても，先行研究などで，十分に裏付けをしないまま，すぐに結論を導いてしまうこともある．結果の信ぴょう性を高めるためにも，根拠を明確に示し，慎重に吟味して論じることが重要である．

　研究結果の項で述べていない内容を，考察で用いて論じてしまうこともよく見かける．考察を述べる際には，研究結果の項で結果が記述できているかを確認しながら進めるとよい．

3 | 研究の限界

どの研究でも，研究の対象者の選定や設定した実験条件，用いた尺度や計測機器などによって，導き出せる結論に限界が生じる．論文では，研究の限界についても述べる必要があり，特に項目立てがなければ考察の中で述べるとよい．実施した研究の限界を著者自身がどのように認識し，本研究の結果に意味付けをしているか，結論を導き出しているかは，その論文の信ぴょう性の評価に大きく影響する．また，研究の限界を述べた上で，その限界を踏まえた今後の研究の展望や課題を記述するとよい．

8 結論

研究によって得られた重要な結果を，研究目的に対応させ，端的に表現する．結果が複数ある場合は，箇条書きで記載するとわかりやすい．「はじめに」で論じた研究を行う意義を受け，得られた結果がどのように看護実践に寄与するかを述べることもある（看護実践への寄与は，考察の最後に記載することもある）．

9 引用文献

論文の「はじめに」「研究方法」「考察」で用いた文献を記載する．論文の表現が盗用と見なされないためにも，先行研究の文献を引用した場合は，引用文献の項にリストアップする必要がある．記載方法は，投稿する学会や雑誌の規程に従う．近年では，インターネット上で公表されている政府などの機関が作成した報告書なども引用されるが，その場合は，出典元のURLと参照した日付も付記する（**表7-5**）．また，雑誌，書籍において永続的識別子（digital

用語解説 *
永続的識別子（DOI）

電子化されたコンテンツに付与されるデジタルオブジェクト識別子．論文や論文が掲載されている雑誌にも付与されている．引用文献のURLにアクセスしても，期間が過ぎればサーバーの変更などでアドレスが変わり見られなくなる（リンク切れとなる）ことがあるが，DOIで管理されると恒久的にその文献にアクセスできる．近年では，DOIが付与されている文献は，論文リストにDOIも表記することが求められるようになってきた．

表7-5 引用文献の表示例

文献の種類	記載方法
論 文	「著者（発行年）」「タイトル」「雑誌名」「巻号」「ページ」の情報を，投稿規程に沿った順番でリスト化する．雑誌の規程により，リストの順番が，著者のアルファベット順または，本文の引用順となる．また，著者名が多い場合は，何名まで全員を載せ，何名からは省略するなどの規程もあるため留意する． 例）友滝寛子，大山牧子（2019）：経管栄養で退院した超低出生体重児の臨床像と予後，日本新生児成育医学会雑誌，31（2），139-145
書 籍	「著者（発行年）」「書籍のタイトル：副題（いずれも英文書籍の場合は斜体フォント）」「版」「出版社」の情報を，投稿規程に沿ってリスト化する．複数名で執筆されている書籍の一部を引用する場合は，「担当著者」「章のタイトル」を編者氏名とともに記載する． 例）稲田弘子（2022）：ケア現場でいかせる介護アセスメントのきほん：考えかたがみえるわかる，メディカ出版，日本
公的機関の報告書等	「発行機関・部署（発行年）」「報告書のタイトル」などの情報を規程に沿いリスト化する． 例）厚生労働省：令和3年版厚生労働白書，Retrieved from：https://www.mhlw.go.jp/content/000810636.pdf.（検索日：2022年4月14日）
Webサイト	「発信者」「該当ページの名称」「URL」「記事を参照した日付」を記載する．雑誌により，引用を推奨していない場合もあるため留意する． 例）スマート保健相談室：女性に多い病気について，Retrieved from：https://youth.mhlw.go.jp/correct_knowledge/diseases_common_in_women/.（検索日：2022年4月5日）

表中の引用文献の表示例については，日本看護科学学会の原稿執筆要領に従った．

object identifier：DOI）*がある場合は，その記載も求められる場合がある．また，論文中に直接引用はしていないが論文を作成する上で参考となった文献は，引用文献ではなく参考文献として区別する．一般には参考文献は論文にリストしない．

2 学会発表

1 研究を学術集会で発表する

1 学術集会

学術集会とは，特定の学術分野の研究者やその分野に興味をもつ者が集まり，研究成果を発表したり，討議したりする場のことである．学術集会のテーマは，その学術集会を開催する学会の設立目的に合致したものをベースに，大会長を担う人が，その時々のトピックや，自身の専門領域に特化したものを設定する．学術集会のプログラムは学会によって多少異なるが，一般には，学術集会のテーマに即した特別講演，一般演題発表（口頭発表，ポスター発表），参加者同士の情報交換や意見交換を行う交流集会，協賛企業などが参画したランチョンセミナー*などで構成されることが多い．

学術集会には，研究成果を発表するために参加する場合と，研究成果の発表を見たり，聞いたりするために参加する場合がある．研究成果を発表する場合は，そのための準備が必要となり，発表も緊張を強いられる．しかし，学術集会で研究の成果を発表し，他者から質問や意見をもらうことで，より研究の質を高めることができる．その観点からも，研究を行ったならば，学術集会での発表を経験しておくことが，その後論文を作成する上で重要なプロセスとなる．

はじめは，自身の研究成果に対して質問を受けることに慣れず，緊張もする．しかし，質問をもらえるということは，その研究に興味をもってもらえた証拠である．質問がもらえたことに感謝し，誠実な態度で答える．発表に興味をもってくれた人と会場外で話をする機会をもてれば，次の研究展開に向けた貴重な意見交換ができる場合もある．建設的な質疑応答ができるよう，発表者は聴衆，参加者に，自身の研究成果をわかりやすく説明し，発表することが重要である．

2 学会発表の流れ

学会発表は，事前準備から発表当日まで**表7-6**のような流れで進める．

1 発表する学会の選定

学会は，看護系だけでも相当数あり，看護実践，看護教育，看護管理など複数の幅広い分野を扱う学会や，がん看護，救急看護など，より専門分野に絞った内容を扱う学会などがある．学会の規模も，数百人単位から数千人単位と幅

コンテンツが視聴できます
（p.2参照）

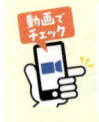
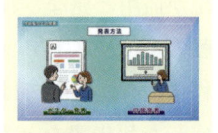

学会発表

用語解説 *
ランチョンセミナー
昼食休憩の時間を用いて，大会の協賛企業や団体が開催するセミナー．多くは，主催者側から提供される昼食をとりながら聴講することができる．最新の治療方法やガイドラインの解説など，企業ごとに独自のテーマで発表される．

表7-6　学会発表の流れ

事前準備	学会の選定		研究テーマ，発表の目的に合った学会を選定する．一般には，発表資格として，学会の会員であることを求められることが多い
	演題登録／抄録の準備		演題登録を先に行い，その後抄録を提出する場合と，演題登録と抄録提出が同時の場合がある．抄録は，学会で指定されている規程（字数，和文・英文のどちらで作成するかなど）に即して準備する．演題登録の際に，希望通りにならないこともあるが，発表形式を口頭かポスターか選択できる場合が多い
	発表媒体の準備	口頭発表	PowerPointなどのプレゼンテーション用のソフトウエアを用い，発表時間に合ったスライドを作成する
		ポスター発表	学会で指定されたポスターのサイズに合わせて作成する
当　日	発　表	口頭発表	・学会会場で，指定された場所・時間に発表データの受け付けを済ませ，問題なく発表資料が表示されるか確認する ・座長の進行に従い，時間厳守で発表する．聴衆からの質問や意見をもらい，応答する
		ポスター発表	指定されたパネルボードの，指定された時間にポスターを貼付する．発表は，口頭でのショートプレゼンテーションが設けられる場合と，指定時間内での自由討議のみの場合がある

が広い．

　研究成果の発表は，内容が同じものは一度しか発表できない．そのため，発表する学会を決める際は，より多くの人に聞いてもらいたい，より専門特化した集団の中で議論したいなど，自身の発表の目的を果たせそうな学会を選ぶようにする．

2　演題登録

　演題の登録は，学会によっては電子メールで行う場合もあるが，近年では，学会事務局が開設したホームページから登録することも多い．登録期限は，学術集会の開催日よりも数カ月前に定められる場合が多いため，早めの準備が必要である．また，発表するには，研究の筆頭者，または共同研究者も含めて学会員であることが条件となっている場合もある．発表者の資格を確認し，必要に応じて速やかに入会手続きを行う．

　論文の投稿と同様に，学会発表も提出された演題は査読がなされ，発表の可否が判断されることもある．演題登録の際は，発表形式を選べることが多い．口頭発表，ポスター発表にはそれぞれ後述する特徴がある．自身の研究成果に適した発表形式を選択する．

3　抄録作成

　演題登録の際には，抄録の添付が必要となる．**抄録**とは，実施した研究の概要を簡潔にまとめたものである．発表する学会によって抄録の形式が指定されており，その形式に沿って作成する．一般的には，研究タイトル，研究者氏名・所属，序論，研究目的，研究方法，倫理的配慮，研究結果，考察，結論という構成である．抄録は，学会の参加者に冊子として配布されたり，タブレット等でアプリから閲覧できるようになっている場合もある．

　学会の参加者は，抄録を見てどの発表を聞くか判断する．多くの参加者に興

味をもってもらうためにも，研究内容が伝わりやすい演題タイトルとなるよう吟味する．また，制限字数内で研究の概要をまとめるのは非常に難しい面もあるが，論文と同様に，内容の論理性を保ちながら，簡潔明瞭にまとめる必要がある．

3 口頭発表

1 口頭発表とは

研究成果を学会で発表する方法の一つに**口頭発表**がある．座長の進行に従い，聴衆の面前で，多くはPowerPointなどのプレゼンテーション用のソフトウエアを用いて作成したスライドをスクリーン等に投影し，決められた時間内で発表する．口頭発表は，一度に多くの聴衆に研究成果を聴いてもらえるという利点がある．発表において最も念頭に置くべきことは，自分が聴衆に最も伝えたい内容を，短い時間でいかにわかりやすく，正確に伝えるかである．

発表時間は学会によって異なるが，5〜10分程度が多い．発表時間をオーバーすると，セッションの進行を遅らせたり，重要となる質疑応答の時間が取れなくなったりするため避けなければならない．発表時間を大幅に余らせてしまうことも，研究成果を聴衆に十分に伝えられないことにつながり，学会で成果を発表する目的が十分に果たせないことになるため，注意が必要である．

発表後には，数分間質疑応答の時間があり，発表者は聴衆または座長からの質問を受ける．質問に対しても時間内に簡潔に答えることが求められるため，想定される質問について事前に準備をしておく．

2 発表資料の作成

口頭発表の際は，限られた時間内にわかりやすく研究内容を伝える必要があり，スライドを作成する上で気を付けるべき点がある．

❶発表時間に応じたスライド枚数

一般的には，発表時間1分につきスライド1枚を基準に準備するとよい．発表時間が8分の場合は，スライドは6〜8枚程度が目安となる．枚数が多いとスライドを送るスピードが速くなり，聴衆は追いつけず発表の内容を理解しづらくなる．一方で，スライドが少なすぎると発表が冗長に感じられてしまい，また，スライドのない口頭だけの発表の場合は記憶に残りにくくなるため注意する．

発表には，論文と同様「はじめに／研究背景」「研究目的」「研究方法」「研究結果」「考察」「結論」が必要となる．発表時間が短い場合や，規程によってスライド枚数が制限され，提示できるスライド枚数が少ない場合は，「はじめに」と「研究目的」を1枚にまとめたり，「結果および考察」として同じスライドに収めたりして工夫する．

❷字の大きさや文字数

スライド1枚当たりの情報量が多いと，短い時間で理解するのは難しい．

背景と文字の配色，文字のフォントも見やすいものを選ぶなど工夫する．アニメーションなどの活用は時としては有効であるが，多用すると聴衆の注意がそれ，肝心のアピールポイントが薄れてしまうこともある．使用する際は適切な使い方となるよう注意する．

❸ユニバーサルデザイン

人によって文字や色の見え方には多様性がある．発表資料を作成する上でも，配色や文字の大きさ，フォントなどユニバーサルデザインを意識し作成することで，多くの人にとって見やすい発表資料となる．例えば，色覚の多様性への配慮としては，暖色系と寒色系を区別し活用することが求められる．文字のフォントも，誰にとっても見やすいデザインフォントとして開発されたユニバーサルデザインフォント（UDフォント）の活用が推奨される．

3 事前準備

発表に際しては，時間内に収まるか事前に確認し，何度も練習する．また，共同研究者やそのほかに協力が得られる人を前に，発表練習（リハーサル）を行うとよい．自身での発表練習では時間内に収まっていても，他者との対面で実施すると，緊張から早口になり想定していたよりも短い時間で終わったり，パソコンの操作に手間取って時間を要したりと，思わぬことも起こりうる．当日，落ち着いて発表するためにも，事前に対面での発表を経験しておくとよい．また，その際に参加者から質問を受けるようにすると，想定される質問のヒントが得られる．ぜひ，対面練習を行ってほしい．

4 発表本番の注意点

多くの聴衆の前で発表することは非常に緊張するが，自身の研究を理解してもらえるよう，発表の際は顔を下に向けて原稿を読むのではなく，聴衆の様子にも時々目を配りながら発表することを心掛ける．顔を上げ，ポインターで説明している箇所をスライド上に適宜示すと，スライドのどの部分を発表しているかを聴衆に伝えることができる．また，聴衆は耳と目の二つの感覚を同調させて発表を聴くことができるため，より理解しやすくなる．グラフを提示した場合は，縦軸・横軸が何を表すのかや，凡例の見方などを最初に説明してから結果を述べるようにする．

終始原稿を読みながらの発表は，せっかくの研究成果のアピールポイントが伝わりにくく，聴衆の興味や理解を得にくくなるため避けるようにする．スライド上にキーワードを入れておくと，原稿を丸覚えせずとも発表に臨めるため，スライド作りの際に工夫するとよい．

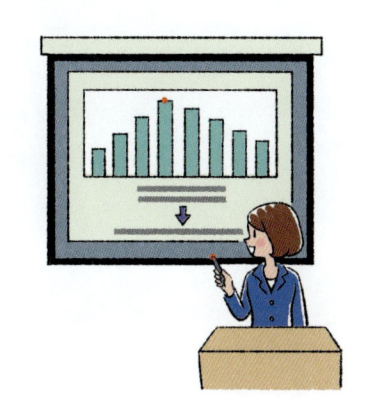

PowerPointにはノート機能があり，会場のスクリーンにはスライドを投影し，発表者のPC画面にはスライドと発表原稿の両方を表示することができ，口頭発表の際に活用できる．便利な機能を活用しながら，自分に合った発表スタイルを見つけてほしい．

1) 構成を考える

発表時間に応じたスライド枚数から,「はじめに／研究背景」「研究目的」「研究方法」「研究結果」「考察」「結論」を何枚のスライドに配分するかを検討する.

2) スライドを作成する

❶ 基本の文字（フォント，大きさ）を決める

フォント

和文はゴシック体（例：メイリオ，MS Pゴシックなど），英文はサンセリフ体（例：Arial, Calibriなど）とする.

文字の大きさ

表紙タイトル：48pt，スライドタイトル：36pt，本文：20〜24ptが推奨される.

❷ 基本の色を決める

背景と文字のコントラストは強くする（背景が濃紺の場合，文字は白または黄色，背景が白の場合，文字は黒など）. 過度な配色とならないよう，見出しや強調したい箇所にだけカラーを使用するなど，基本の色を決めて使用する. また背景に凝ったデザインが施されていると，スライドの文字や図表が見づらくなることもあるため留意する.

❸ 文字の配置と量を調整する

文字の位置や，図表の位置をそろえる. 1枚のスライドは7行程度に収め，キーワードに絞り込む，要点を簡潔にまとめる，箇条書きにするなど，聴衆に短い時間で理解してもらえるよう工夫する.

❹ 図表を整える

図の場合，縦軸・横軸の名称，単位を表記する. 凡例は，図の外に示すより，矢印を使用するなどしてグラフ内に明記すると，視線が動かず理解しやすい. 表は，縦線は使用せず，情報量が多い場合は，優先される結果を中心に表記する.

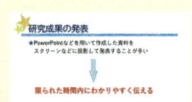

魅力的な発表資料の作り方

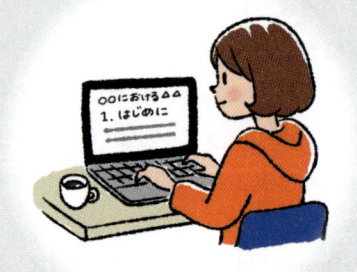

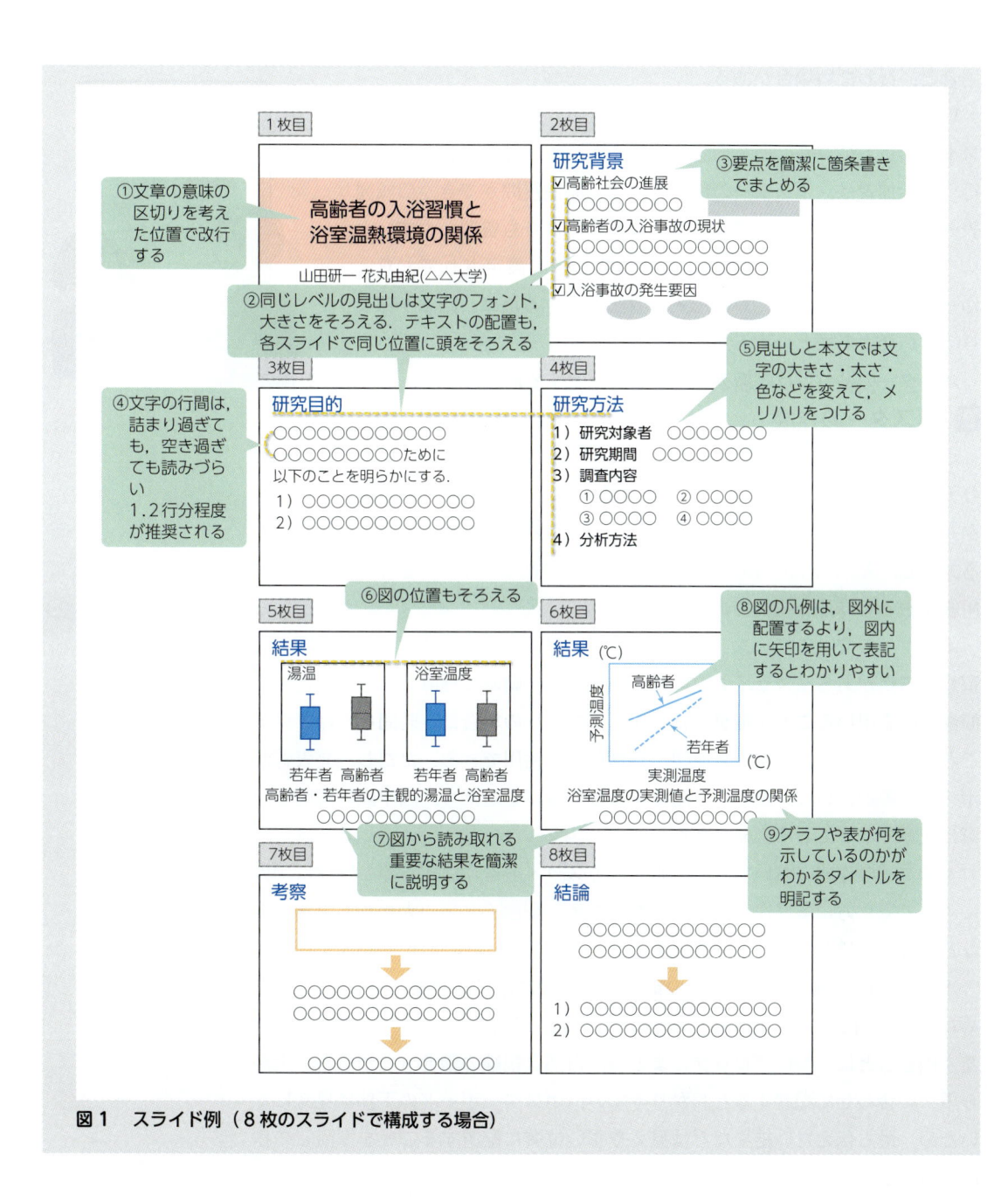

図1　スライド例（8枚のスライドで構成する場合）

4 ポスター発表

1 ポスター発表とは

　研究成果を学会で発表するもう一つの方法に，**ポスター発表**（示説発表）がある．会場に設置されたパネルボードに，研究内容を紙面に印刷したもの（ポスター）を掲示する．学会によって，ポスターの前で数分間口頭で発表を行う

場合と，行わない場合がある．

いずれの場合も，ポスター発表では指定された時間に発表者がポスターの近くに立ち，研究内容に興味をもった参加者と自由討議を行う．参加者は，ポスターの前で発表者に直接質問ができ，口頭発表のときのようにほかの聴衆の前で発表するよりも質問しやすいという利点がある．また，質疑応答の時間も長く設定されており，ゆっくりと時間をかけて対話形式で討議ができるため，議論が深まりやすい発表形式といえる．

ポスターの貼り付けと撤去は，学会の指定する時刻に行う．

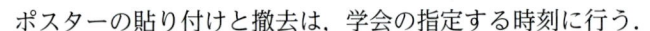

2 ポスターの作成

ポスターの作成においては，指定されたサイズに合わせて，見やすく，わかりやすく，参加者が立ち止まってくれるよう目を引くものを作成する．ポスターは，パネルボードのサイズに応じた大きさのポスター用紙1枚に印刷する方法と，A3サイズの用紙複数枚に印刷する方法があるが，近年ではポスター用紙1枚への印刷が主流である．

ポスターの文字のフォントや配色などは，口頭発表のスライド作成と同様に留意する点がある．スライドの場合，結果などを瞬時に理解してもらうために簡潔な図を用いることが推奨されるが，ポスターの場合は，時間をかけて見ることができるため，複雑な表や図，写真なども活用できる．ただし，発表者がポスターの前にいないときにも閲覧する参加者がいるため，図や表の説明を簡潔に文章で示しておく必要がある．

ポスターの作成においても，口頭発表でスライドを作成する際と同様に，人によって見え方に多様性があることを踏まえ，配色，文字の大きさ，フォントなどを視覚的に配慮した上で選択する．

ポスターに記載する研究内容の構成も，一般には口頭発表と同じで，「はじめに／研究背景」「研究目的」「研究方法」「研究結果」「考察」「結論」となる．内容ごとに一つのブロックにまとめ，自然な視線の動き（左から右，上から下）に合わせて配置するとわかりやすい．ポスターボードの下部は見えにくいため，最も伝えたい結果などは見えやすい位置に配置することを意識して作成するとよい．

ポスター作成

1）構成・レイアウトを考える

ポスターの上部に「タイトル」「氏名・所属」を記載する．本文には，「はじめに／研究背景」「研究目的」「研究方法」「研究結果」「考察」「結論」を，左から右，または上から下の順に配置する．内容ごとにブロック分けをすると見やすいポスターとなる．

2）文字の大きさ・配色・フォントを決める

文字の大きさ

　タイトル，見出し，本文，図表の文字は，種類ごとにそれぞれ同じ大きさにする．縮小サイズで作成する場合は，実際のポスターのサイズに拡大したときに，推奨される文字サイズになるよう留意する．

配色

　色は多用せず，背景が白の場合，本文の文字は黒を基本とし，見出しや強調したい点などは統一した色を使用すると読みやすくなる．

フォント

　和文の文字は，線が均一な太さで構成されるゴシック体（例：メイリオ，MS Pゴシックなど），英文の文字は，サンセリフ体（例：Arial，Calibriなど）が視認性に優れているとされている．

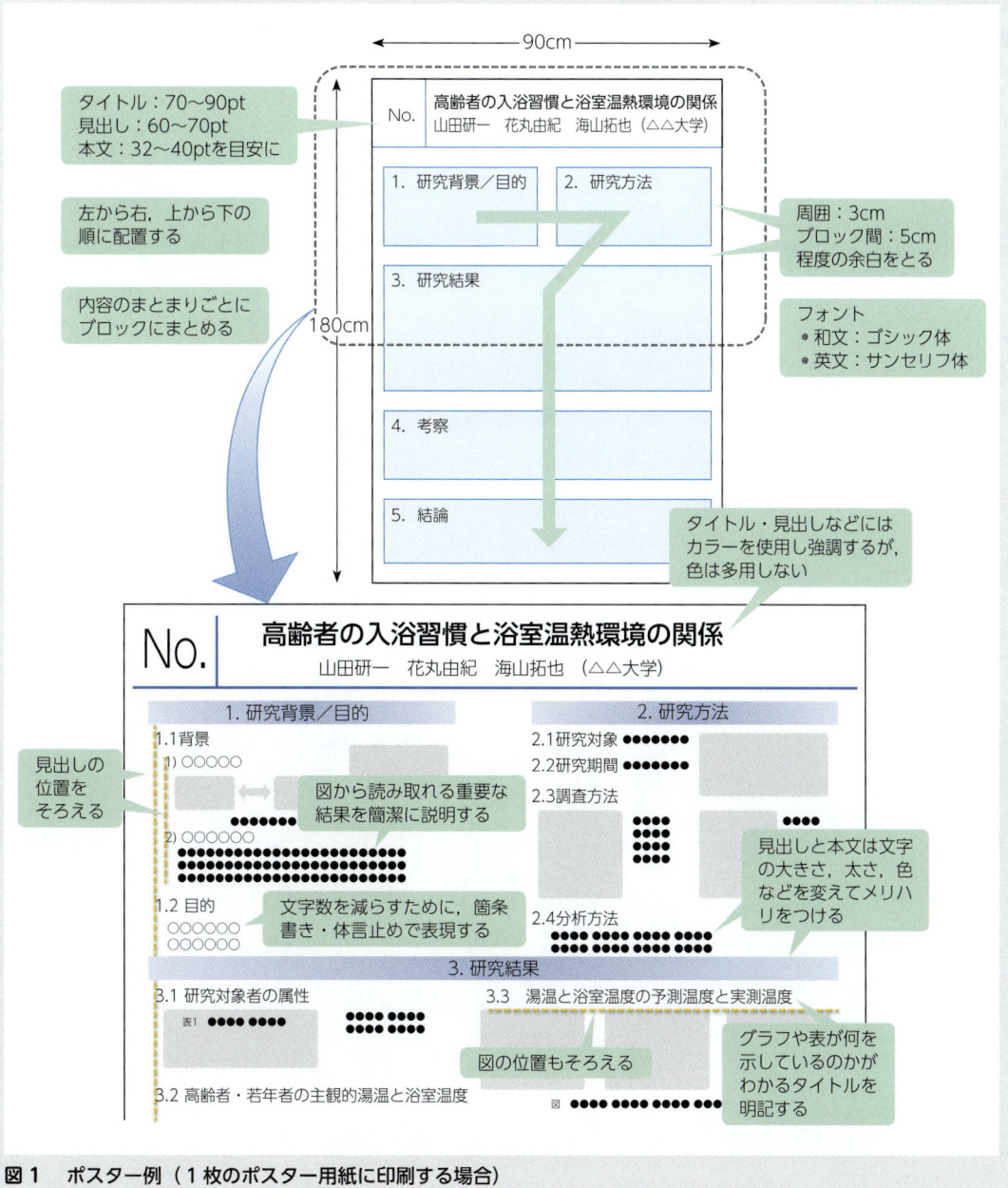

図1　ポスター例（1枚のポスター用紙に印刷する場合）

■ 引用・参考文献

1) 上野栄一ほか. 楽しくなる看護研究：テーマの決定から研究デザイン，論文作成・発表まですべてがわかる！メジカルフレンド社，2020.
2) 早川和生編著. 看護研究の進め方論文の書き方. 第2版，医学書院，2012，（JJNスペシャル，94）.
3) 横山美江編著. よくわかる看護研究の進め方・まとめ方.

第3版，医歯薬出版，2017.
4) 安藤満代ほか. 看護研究. 川野雅資編著. PILAR PRESS，2015，（看護学実践Science of nursing）.
5) アメリカ心理学会（APA）. APA論文作成マニュアル. 前田樹海ほか訳. 第2版，医学書院，2011.

重要用語

論文	学術集会	ポスター発表
利益相反（COI）	抄録	
査読	口頭発表	

8 研究論文を読んでみよう／書いてみよう

学習目標

- 研究論文の基本的な構成（はじめに，研究目的，研究方法，研究結果，考察，結論）を理解できる.
- 量的研究の進め方について理解できる.
- 量的な研究論文の書き方や，それぞれの要素に書くべきポイントを理解できる.
- 質的研究の進め方について理解できる.
- 質的な研究論文の書き方や，それぞれの要素に書くべきポイントを理解できる.

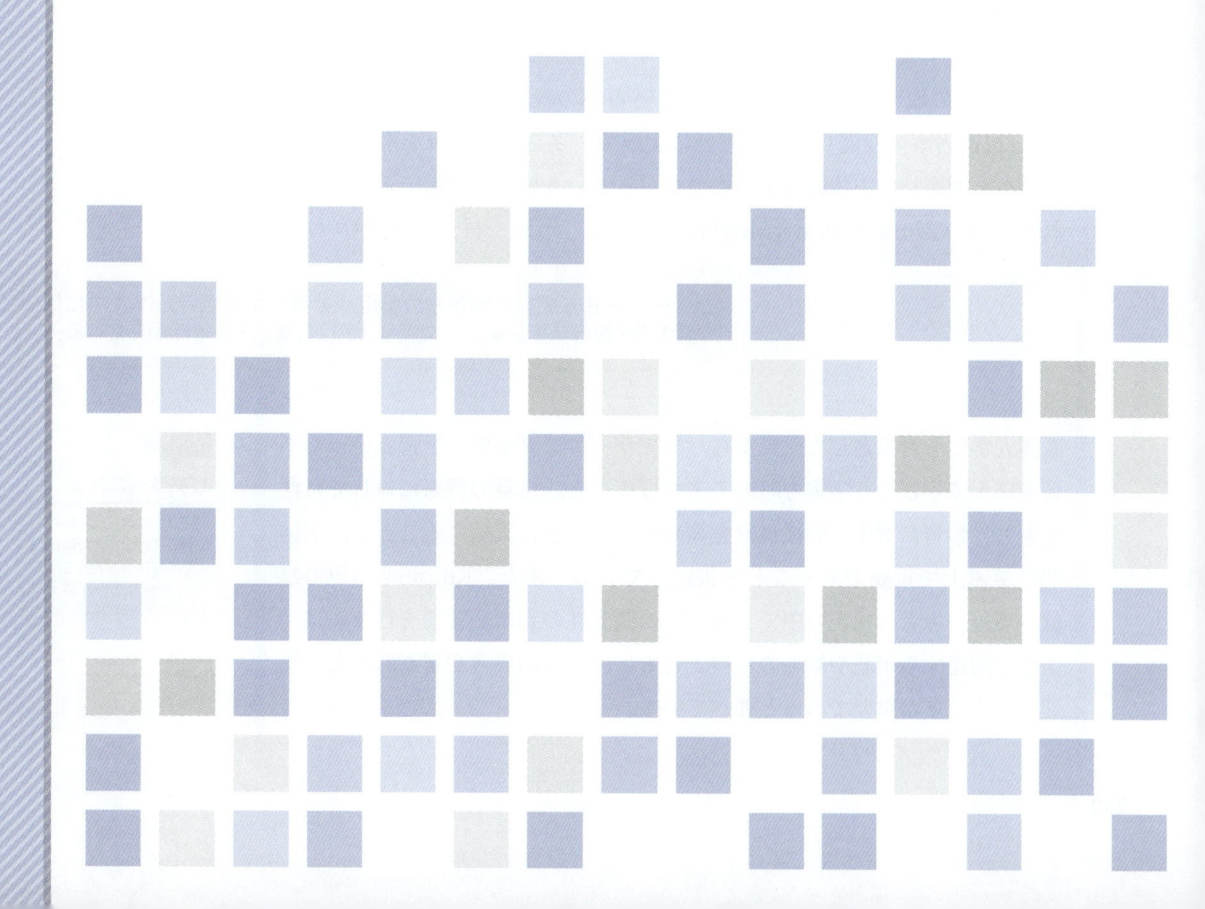

1 量的研究の論文の例

8章では量的研究，質的研究の論文の例を挙げ，論文を作成する際のポイントを解説する．研究論文のイメージをつかみ，自身が研究に取り組む際に役立ててほしい．

「解剖生理学」「病態生理学」の学習プロセスにおける看護大学生の学習目標の設定，学習状況の確認ならびに合格点を取れる自信に関する実態調査

> タイトルを読んで，何について，どのようなことを明らかにしたのかがわかるように，キーワードを活用して記載する．

Ⅰ．はじめに

多様化する医療ニーズに対応するために，医療者には"自ら学ぶ力"が求められる．主体的な学びを説明する理論として自己調整学習理論がある．自己調整とは，学習プロセスにおいて，学習者が自分の思考や行動，感情に能動的に関与することである．自己調整学習には，学習者が学習目標を設定し，学習計画の立案を行う「予見の段階」，これまでの知識や技術を使って学習方法や学習環境を調整する（以下，学習方略）「遂行の段階」，自分の取り組みを振り返る「自己省察の段階」の三つの段階があり，「自己省察の段階」の自己評価によって，さらなる学習を導く最初の段階へと循環し，主体的な学びにつながるという循環的段階モデルが示されている（Zimmerman＆Moylan, 2009）．光橋・村中（2019）は，

> **plus α**
> **省　察**
> 自分自身を振り返り，良いところや悪いところについて考えを巡らすこと．

> ハーバード方式で文献からの引用や参考を示す場合，本文中には著者名・発行年を記載し，文献リストは著者名・発行年順で並べる．

看護大学生を対象とした研究から，ピアラーニングや協同学習といった学習者同士で学び合う学習方略の工夫を行うこと，自身の将来に対して目標をもち，学習に対する動機付けを高められるように支援することが，主体的に学ぶ上で重要であることを報告している．また，Kuiperら（2004）は，複雑な患者の状況の中で看護実践の優先性の判断や管理を行うには，医療に関連する単語や知識の習得とともに，批判的思考や省察的思考を発達させることが重要であると述べている．

> **plus α**
> **ピアラーニング**
> ピア (peer) とは「仲間」の意．教員が学習者に教える一方向の学習ではなく，学習者同士が協力して学び合う学習手法のこと．

看護学生にとって「解剖生理学」は1年生で最初に学ぶ専門基礎科目であるが，聞き慣れない人体の名称や難しい漢字が多い暗記科目であることから，苦手意識をもつ学生が少なくない．「病態生理学」は，人体の構造と機能の知識をもとに，正常な機能の破綻によって発生したメカニズムを理解する科目である．Winne & Perry（2000）は，学習する科目によって目標や学習状況に違いがあることから，課題特有の特徴を踏まえた自己調整学習研究の必要性を指摘しているが，看護学生の「解剖生理学」と「病態生理学」の違いを明らかにした研究はない．

> 研究の動機や既存の研究で明らかになっていること，わかっていないことを整理し，思い付きではないことを説明するために，既存の研究と取り組もうとしている研究の関係や位置付けを論理的に記述する．

Ⅱ．研究目的

本研究では自己調整学習の循環的段階モデルに沿って，看護大学生の「解剖生理学」と「病態生理学」の学習目標の設定，学習状況の確認および合格点を取れる自信の実態を明らかにすることを目的とした．本研究の成果は看護学生の「解剖生理学」ならびに「病態生理学」に対する"自ら学ぶ力"の獲得を促す学習を考える上での基礎資料になると考える．

> 研究の焦点を絞り，何をどこまで明らかにすることを目指すのか，研究が終わったときに答えが示せる形で具体的に表現する．また，この研究の価値や意義について記載する．

Ⅲ．研究方法

> 論文の科学性を保証する「心臓部」である．いつ，誰に，何をどのような方法で調べたのかがわかるように記述する．方法が複雑な場合は図にするとわかりやすい．

1．研究デザイン

量的記述的研究デザイン

2．研究の対象者

A県の看護大学生1年生196人，2年生193人の計389人

3．データ収集期間

20XX年X月～X月

4．データ収集手順

教育機関に調査協力依頼文書を送付し，調査協力の承諾が得られた教育機関に所属する看護学生に，郵送法による無記名自記式質問紙調査を実施

➡ 無記名自記式質問紙調査については，4章3節2項4 p.107参照．

した．授業の進行による経時的な変化を観察するために，「解剖生理学」と「病態生理学」の授業開始時と授業実施中盤に調査を行った．

5．調査内容

基本属性として，年齢，性別，学年を尋ねた．質問項目は，先に述べた自己調整学習理論の循環的段階モデルをもとに，学習者が学習目標や計画を立てる「予見の段階」，学習状況を確認し学習を工夫しながら進める「遂行の段階」，自分の学習に対する振り返りや自己評価を行い，次の学習につなげる「自己省察の段階」の三つの段階を反映する内容として，「解剖生理学」「病態生理学」それぞれにおける"学習目標の設定の有無"，"学習状況の確認の有無"，"合格点を取れる自信"について尋ねた．"合格点を取れる自信"の回答方法は，「とてもある」（5点）から「全くない」（1点）の5件法とした．

> データ収集の手順，質問項目，回答方法について，読んだ人が書かれた通りに行えば，同じ結果を得られるように具体的に記述する．すでに開発された尺度を用いた場合は，尺度の特徴や信頼性，妥当性についても記載する．

➡ 信頼性，妥当性については，p.98 用語解説参照．

6．分析方法

収集したデータの基本統計量を算出した．「解剖生理学」「病態生理学」の，"学習目標の設定"と"学習状況の確認"の有無の比較については，ピアソンのχ^2検定を実施した．「解剖生理学」「病態生理学」それぞれの授業開始時と授業実施中盤における"合格点をとれる自信"については，Shapiro-Wilk検定によって正規性を確認できなかったため，Wilcoxonの符号順位検定を用いて分析した．なお，有意水準は5％水準とし，統計解析はIBM SPSS Statistics ver.23を用いて分析した．

> 収集した変数の尺度の種類によって，用いる分析方法が異なるため，使った統計手法とその根拠，有意水準，統計ソフトについて記載する．

plus α

基本統計量

記述統計量や要約統計量ともいう．データの中心やばらつきなど，データの基本的な特徴を表す数値のことで，中央値や平均値，標準偏差や分散などがある．

➡ χ^2検定，Shapiro-Wilk検定については，統計用語集p.256，257参照．

➡ ウィルコクソンの符号順位検定については，4章5節8項2 p.138，統計用語集p.256参照．

7．倫理的配慮

本研究は所属機関の倫理審査委員会の承認を得て実施した（第○号）．調査を依頼した教育機関と研究の協力者への説明文書には，調査協力の任意性，無記名自記式調査であり個人は特定されないこと，研究協力の有無は成績評価には一切関係しないこと，情報保護の徹底や結果の公表について記述し，質問紙の提出をもって同意が得られたとみなした．

> 人を対象とした研究では，どのように研究の対象者の人権および尊厳を重んじ，調査協力の任意性の確保，個人情報の保護を行ったかを記載する．研究実施の承認を受けた倫理委員会名や承認番号も記載する．

IV．研究結果

1．研究の対象者の概要

「解剖生理学」の回答は1年生，「病態生理学」は2年生が回答していた．調査票の回収は，1年生は179人（回収率91.3％），2年生は139人（回収率72.0％）であり，回答に欠損のあったものを除いた1年生177人（有効回答率98.9％），2年生123人（有効回答率88.5％）を分析対象とした．

研究の対象者の年齢の平均値±標準偏差は1年生が19.3±2.8歳，2年生が19.9±0.3歳で，女性は1年生が158人（89.3％），2年生が113人（91.9％）であった．

> データの回収数と，そのうち今回の分析に用いることができたデータ数（有効回答数），収集したデータの概要や研究の対象者の特性を記載する．収集したデータがどの程度正確に，偏りなく収集できたのかは，結果の精度を評価することにつながる．

2．「解剖生理学」「病態生理学」の学習プロセスにおける看護大学生の学習目標の設定，学習状況の確認ならびに合格点を取れる自信の比較

授業開始時の「解剖生理学」「病態生理学」における学習目標の設定の有無を比較した結果を表1に示した．「解剖生理学」については，授業開始時に学習目標を設定していた"学習目標あり"群は85人（48.0％）で，設定していなかった"学習目標なし"群は92人（52.0％）であった．「病態生理学」では"学習目標あり"群が52人（42.3％），"学習目標なし"群が71人（57.7％）であった．学習目標設定の有無については，「解剖生理学」と「病態生理学」間で有意な差は認められなかった．

表1　「解剖生理学」「病態生理学」の学習目標あり群となし群の比較

	学習目標あり群 人（％）	学習目標なし群 人（％）	χ^2値
「解剖生理学」（n＝177）	85（48.0）	92（52.0）	0.938
「病態生理学」（n＝123）	52（42.3）	71（57.7）	

授業実施中盤での「解剖生理学」と「病態生理学」の学習状況の確認の有無を比較した結果を表2に示した．授業実施中盤に自身の学習状況を確認していた"学習状況確認あり"群は「解剖生理学」が33人（18.6％），"学習状況確認なし"群は144人（81.4％）であった．「病態生理学」の"学習状況確認あり"群は3人（2.4％），"学習状況確認なし"群は120人（97.6％）であった．授業実施中盤で学習状況の確認をしていた学生の割

研究論文を読んでみよう／書いてみよう

合は，「病態生理学」に比べ，「解剖生理学」の方が有意に高かった（p＝.002）．

表2　「解剖生理学」「病態生理学」の学習状況の確認あり群となし群の比較

	学習状況確認あり群 人（%）	学習状況確認なし群 人（%）	χ^2値
「解剖生理学」（n＝177）	33（18.6）	144（81.4）	9.41**
「病態生理学」（n＝123）	3（ 2.4）	120（97.6）	

注）：χ^2検定　**$p <$ .01

　「解剖生理学」「病態生理学」の合格点を取れる自信について，授業開始時と授業実施中盤での比較を表3に示した．授業開始時に「解剖生理学」の合格点を取れる自信の得点の中央値（四分位範囲）は，3.0（3.0－4.0），授業実施中盤は，4.0（3.0－4.0）であり，授業開始時よりも授業実施中盤の方が，自信が高く有意な差が認められた（p＝.014）．「病態生理学」については，授業開始時の合格点を取れる自信の得点の中央値（四分位範囲）は，4.0（3.0－4.0）で，授業実施中盤は3.0（3.0－4.0）であった．「病態生理学」においては，授業開始時よりも授業実施中盤の方が，自信が低くなっており，有意な差が認められた（p＜.001）．

表3　授業進行による「解剖生理学」「病態生理学」の合格点を取れる自信の比較

	授業開始時 中央値（四分位範囲）	授業実施中盤 中央値（四分位範囲）	p値 授業開始時－授業実施中盤
「解剖生理学」	3.0（3.0－4.0）	4.0（3.0－4.0）	0.014*
「病態生理学」	4.0（3.0－4.0）	3.0（3.0－4.0）	＜0.001***

注）：Wilcoxonの符号付順位検定　*$p <$ .05，**$p <$ .01，***$p <$ .001

> 研究目的に沿って，データや統計解析の結果を順序よく示しながら，研究の問いに対する答えを導いていく．どのような図表を使用すると結果がわかりやすいかを吟味する．

Ⅴ．考察

　本研究の対象者の年齢，性別は，看護大学生を対象とした先行研究（岡田，泉澤，2020；笠松，土谷，今村，2018）と同程度であったことから，平均的な看護学生の集団であったと考える．

　Zimmerman（2009）は，学習をしようとする前に，課題を分析し，学習計画と密接に関連した具体的な学習目標を設定した学習者は，方向付けされた効果的な学習を行うことができると述べている．本調査では，「解剖

生理学」「病態生理学」ともに，授業開始時に約半数の学生が目標を設定していたことから，効果的な学習のスタートが切れていたと予測できる．しかし，授業中盤に自身の学習状況を確認している学生は少なかった．Zimmerman（2009）は，学習者は自己の学習状況を振り返り確認することで，学習目標の設定を再確認し，次の学習に積極的に取り組むことにつながるとも述べていることから，学習状況を確認することは効果的な学習に欠かせない．学習目標を設定する際には，単位を取得するというような大きな目標ではなく，看護過程における短期目標のように具体的な学習目標を設定したほうが，振り返りが促され，効果的な学習につながると考える．

　「解剖生理学」ならびに「病態生理学」の合格が取れる自信は，「解剖生理学」では授業開始時に比べ授業実施中盤の方が高かったが，「病態生理学」は，授業実施中盤の方が低かった．八尋・藤野・山田他（2018）は，学年の進行によって，問題に対して注意深く観察し，じっくり考え，自己を適正に評価する能力が養われるため，自己評価が下がることを報告している．今回の調査において，「解剖生理学」は 1 年次，「病態生理学」は 2 年次の学生が回答していたことを踏まえると，「解剖生理学」よりも「病態生理学」の方が，学年が進行することで学生がより厳しい自己評価を行い，その結果「病態生理学」の合格点を取れる自信が低かった可能性が考えられる．

　また，「解剖生理学」は人体の構造を理解する科目であり，人体の名称を暗記するといった基本的な知識の獲得が主となる．一方で，「病態生理学」は，人体の構造や機能の理解を前提に，正常な機能の破綻によって発生した病気の原因を考究する科目である．そのため，自身の既知の知識をもとに，不足している知識があれば，繰り返し知識を補い，メカニズムを考えながら，統合した理解につなげていくことが求められる．このように，基本的な知識の獲得を必要とする「解剖生理学」の学習と，知識を整理し統合する「病態生理学」の学習に，求められる思考過程に違いがあることが，「解剖生理学」「病態生理学」の合格点を取れる自信の違いにつながった可能性も考えられる．

　さらに，学習状況を確認している学生が少なかったことから，自己の学習状況の振り返りがなされなかったことで，自己の学習の客観的な評価ができず，学習への積極的な取り組みに至らなかったことが，授業実施中盤の「病態生理学」の合格点を取れる自信の低下につながったことも推察できる．学習状況の確認は，次の学習への動機付けになり，合格点を取れる自信の高さにつながる可能性もあることから，短期間での学習目標の設定

と評価は，効果的な学習を進める上で重要であることが示唆された．

> 結果の繰り返しにならないように注意し，既存の研究との類似点，相違点をもとに，得られた結果の理由や意味について論じる．

VI. 研究の限界と今後の展望

　今回は，「解剖生理学」「病態生理学」の学習目標の設定，学習状況の確認ならびに合格点を取れる自信について経時的に調査を行ったが，学習状況の確認をしている学生が少なく，三つの関連までは明らかにできなかったことが限界として考えられる．また，設定した学習目標を達成するために，看護学生がどのような学習方略を用いているのかについても，今回は調べていない．今後，研究の対象者数を増やして，「解剖生理学」「病態生理学」において，どのような学習方略が効果的な学習につながるのかについても検証していきたい．

> 研究の学術的な限界とその課題を今後どのように解決，発展していくのかを示す．

VII. 結論

　本研究の結果から「解剖生理学」「病態生理学」の学習に積極的に取り組むためには，短期間での具体的な学習目標設定の必要性が考えられた．また，設定した目標をもとに学習状況を確認し，自己の学習を評価することは次の学習への動機付けや合格点を取れる自信の高さにつながる可能性も示された．今回の結果は，看護学生の「解剖生理学」ならびに「病態生理学」に対する"自ら学ぶ力"の獲得を促す学習方略の理解に寄与するものである．

> 研究の問いに対して，この研究で得られた答えを端的にまとめる．結果が看護にどのように寄与するのかについて述べる場合もある．

謝辞

　本研究を実施するに当たり，お忙しい中，本調査にご協力いただきました看護大学所属長様と看護学生の皆様に心より感謝し，深く御礼申し上げます．

> 必要に応じて，研究に当たり協力を依頼した施設や，研究の対象者・参加者に簡単に謝辞を述べる．

文献

Bandura, A. Self-efficacy：toward a unifying theory of behavioral change．Psychological Review．1977，84（2），p.191-215.

笠松由利，土谷僚太郎，今村恭子，山本純子，川上友美．看護系大学生のキャリア支援に関する研究—自分の確立と就業動機の関連から—．大手前大学論集．2018，19，p.95-107.

厚生労働省．看護基礎教育検討会報告書．2019，p.4-5.

Kuiper, R.A.；Pesut, D.J. Promoting cognitive and metacognitive reflective reasoning skills in nursing practice：self-regulated learning theory．Journal of Advanced Nursing．2004，45（4），p.381-391.

光橋さおり，村中陽子．看護系大学生の自己調整学習方略とソーシャルサポートならびに時間的展望との関連−関東圏内の6大学を対象とした横断調査−．日本看護学教育学会誌．2019，29（2），p.1-12.

岡田郁子，泉澤真紀．看護大学生の向社会的行動と共感性との関連：学年別の傾向．旭川大学保健福祉学部研究紀要．2020，12，p.11-17.

Winne, P.H.；Perry, N.E. "Measuring self-regulated learning"．Handbook of Self-Regulation. M.Boekaerts；P.R.Princh；M.Zeidner, eds．Academic Press，2000，p.531-566.

八尋陽子，藤野ユリ子，山田小織，吉武美佐子．看護大学生の批判的思考態度と日常生活スキルおよびメタ認知の関連．福岡女学院看護大学紀要．2018，8（2），p.9-17.

Zimmerman, B.J.；Moylan, A.R. "Self-regulation learning：Where metacognition and motivation intersect". Handbook of metacognition in education. D.J.Hacker；J.Dunlosky；A.C.Graesser, eds．2009，p.300-305.

引用した文献を示す．文献の記載および引用方法は，投稿する媒体によって異なるため，示されている執筆要領に従って記載する．

2 質的研究の論文の例

新卒男性看護師が就職1年目に体験する困難と必要な支援

> タイトルのみで，誰にどのようなことについて研究をしたのかがわかるようにする．

Ⅰ. はじめに

　医療の高度化，患者の高齢化・重症化および平均在院日数の短縮による看護師の役割の複雑多様化，業務密度の高まり，社会的責任の拡大により，看護師の負担は増加している．高度な知識や技術が必要とされる中で，新卒看護師の育成は，今後の医療・看護を担う重要な課題である．日本看護協会の調査（2021）によると新卒看護師の1年以内の離職率は8.6％である．ただ，都道府県別や設置主体別，病院規模別では，10〜20％台の病院もあり[1]，離職予防への対策は，今後の医療・看護を担う人

> バンクーバー方式で文献からの引用や参考を示す場合，本文中の該当箇所に引用順に連番を振り，文献リストには連番順に文献を記載する．

材確保のためにも重要であると考える．

　現在，看護師として就業している人の約92％は女性の看護師[2]であり，女性中心の職種・職場である．男性看護師は少数と言えるが，2010年の割合は5.6％であるのに対し，2020年には8.1％と緩やかであるが増加傾向にある[2]．そのため，女性だけではなく男性も視野に入れた新人教育やキャリア育成，職場環境を構築していく必要があると考える（why）．男性看護師に関する研究（who）では，男性看護師は女性看護師とは異なる職業経験をしている可能性が示唆されている[3, 4]．ただし，就職して1年目という期間の実態が浮かび上がるような研究は少ない（where）．今後の医療・看護を担う新卒看護師の育成のためにも，まずは新卒男性看護師が就職1年目に体験する困難を明らかにすることは重要であると考える．そして，そこから具体的な支援を検討することで，男性も女性も働きやすい職場環境についての示唆を得られ，ひいては看護師の離職予防に貢献できると考える．

そこで，新卒男性看護師が就職 1 年目に体験する困難と必要としている支援について記述し（how），新卒男性看護師の離職予防への示唆を得たいと考えた．

> 主に，研究の動機や研究の背景，問題提起，研究の意義を記載する．「なぜ（why）この研究をするのか」「これまでに，これに関連して誰が（who）どんな報告をしているのか」「それらの報告とこの研究はどこで（where）関係しているのか」「この研究はどのような手法（how）の研究か」などについて，文献を引用しながら論理的かつ明確に示す．

Ⅱ．研究目的

　新卒男性看護師が就職 1 年目に体験する困難およびどのような支援を必要しているのかを具体的に記述することを目的とする．

> この研究において，どのような対象に，どのような方法で，何を明らかにするのかという要素を含める．

Ⅲ．研究方法

> この研究がどのような手順で行われたのかを書く部分．
> 研究のキーワードとなる重要な用語は，用語を定義することで論旨がより明確になる．

1．研究デザイン

　質的記述的研究デザイン

2．用語の定義

　困難：新卒男性看護師が業務を行う上で体験する悩みや苦労すること，難しいこと

➡ 質的記述的研究については，5 章 2 節 1 項 p.165 参照．

3．データ収集期間

　2021年10月〜11月

4．研究の対象者（研究参加者）

　現在，病院に就職している卒後 2 年目の男性看護師

> 質的研究では「研究の対象者（研究対象者）」ではなく「研究参加者」と表記される場合もある．

5．データ収集方法

　看護系大学を卒業した卒後 2 年目の男性看護師数名に研究協力を依頼し，同意を得られた研究の対象者と面接を行った．面接は，インタビュー

ガイドを用いた半構造化面接法を，個別に1回約60分で実施した．面接内容を正確に記録するために，了承を得た上で録音した．そして録音データから逐語録を作成し，分析データとした．インタビューの主な内容は就職1年目のころを想起し，①就職1年目で体験した困難や内容，②その困難に対する支援について自由に語ってもらい，適宜質問した．

> いつ，どのような方法でデータを収集したのかを記載する．質問の構造化の方法（非構造化，半構造化，構造化）や，面接の形態（個別，グループ），質問項目（インタビューガイドなど），面接時間，回数，記録方法（録音，フィールドノートなど）を記載する．

➡ 質問の構造化の方法については，5章1節6項 p.157参照.

➡ フィールドノートについては，p.199 用語解説参照.

6．分析方法

　逐語録の内容を十分に読み込んだ上で，就職1年目に困難を体験した事象，その困難に対する支援を示す内容を取り出し，一つの意味のまとまりごとにコード名を付けた．次に類似するものを集め，抽象度を上げてサブカテゴリー，さらにカテゴリーとしてまとめた．分析の妥当性を高めるため，データ分析は専門家のスーパーバイズを受けながら実施した．

> どのように分析をしたのか，そのプロセスを明確に記載する．分析のプロセスが研究者の独断ではないことを記載する（スーパーバイズ）．

7．倫理的配慮

　本研究は所属機関の倫理審査委員会の承認を得て実施した（承認番号：○○○○）．研究の対象者に，研究への協力は本人の自由意志であり，参加の拒否や同意後の中止等による不利益は一切生じないことなどを，口頭および書面で説明し，了解を得て，研究を行った．

> 人を対象とした研究では，研究の対象者の人権および尊厳を重んじ，個人情報の保護に留意する．

Ⅳ．研究結果

1．研究の対象者の背景（表1）

　研究の対象者2名の所属施設は総合病院で，就職年数はともに1年7か月であった．

表1　研究の対象者の背景

参加者	所属の診療科	教育体制	卒後研修	病棟の男性看護師数
A	外科	プリセプターシップ	あり	先輩男性看護師が1名
B	内科	プリセプターシップ	あり	新人男性看護師がもう1名

> 研究の対象者や事例の紹介は，必要な情報を簡潔に記載する．表を用いるとわかりやすい．

plus α

プリセプターシップ

1人の新人看護師（プリセプティー）に1人の先輩看護師（プリセプター）が付き，一定期間マンツーマンで指導，フォローをすること．

2．新卒男性看護師が就職1年目に体験している困難

新卒男性看護師が就職1年目に体験している困難として【女性患者のケア提供に伴う負担】【未熟な看護師である自分】【先輩看護師の異なる助言】【対等でない人間関係】が語られた．以下，【　】をカテゴリー，［　］をサブカテゴリー，「　」を研究の対象者が語った言葉，（　）を研究者が文脈より確認した補足内容として，新卒男性看護師の状況を説明する．

> 記載している内容が何を表しているのかを先に説明する．【　】をカテゴリー，［　］をサブカテゴリーとするなど．研究手法によって記載や表記方法は異なる場合がある．

1）【女性患者のケア提供に伴う負担】

新卒男性看護師は就職1年目に【女性患者のケア提供に伴う負担】を感じていた．その理由には，［女性患者のケアに入ることの戸惑い］［先輩看護師に女性患者のケアを依頼する引け目］が影響していると語った．

(1)　［女性患者のケアに入ることの戸惑い］

「ケアに入ることを（女性患者に）許可を取ったり……」「特に排泄ケアや清拭，聴診には気を遣っていたね」「少なくとも（ケアをするときには）周りの（女性）看護師よりは気を遣っていると思う」「（許可を得ても）本当にケアに入ってもよいのかなって」と，女性患者のケアに対して羞恥心への慎重な対応や，気を遣うことに戸惑う場面が多いことが語られた．中には，「若い人だと男の人が入ると変なことを考えていないかみたいに思う人もいるみたい」「男性の方はちょっと（やめてほしい）って，他の女性の看護師に言っていたり……」と，若い男性看護師に不安をもっている女性患者もいるとのことであった．

(2)　［先輩看護師に女性患者のケアを依頼する引け目］

「なるべくは羞恥心を伴うケアには入らないようにしてるけど……」「先輩に（女性患者のケアを）頼むやりにくさもある」と，羞恥心を配慮して女性患者のケアに極力入らないよう考えていたが，そのために，女性患者

に提供するケアを他の業務がある先輩女性看護師に頼むという引け目や，精神的な負担を感じていることが語られた．

〜紙面の都合により一部省略〜

3．困難に対する必要な支援

　就職1年目の新卒男性看護師は，支援として【病棟全体の新人男性看護師の開放的な受け入れ】【実践を想定した実技研修】【女性患者の羞恥心への病棟組織の方針】【男性看護師に配慮した病院管理職の施策】を必要としていることが語られた．

〜紙面の都合により結果を要約〜

　それぞれの内容として，【病棟全体の新人男性看護師の開放的な受け入れ】は[新人男性看護師を気遣う][性差を意識させない対等な接し方]，【実践を想定した実技研修】は[緊急時を想定したシミュレーション][医療機器の使用方法の研修]，【女性患者の羞恥心への病棟組織の方針】は[羞恥心を生じやすい処置を受け持たない]，【男性看護師に配慮した病院管理職の施策】は[同性看護師の同一病棟への配置][男性看護師との交流の機会をもつ]が語られた．

> どのようなデータから，どのようなカテゴリーやテーマがつくられているかを注意深く読み解きながら，「語られた内容を忠実に表現できているか」「解釈は合っているか」「別の見方はないか」など，得られたデータとその解釈について吟味することが重要である．

V．考察

　新卒男性看護師が就職1年目に【女性患者のケア提供に伴う負担】【未熟な看護師である自分】【先輩看護師の異なる助言】【対等でない人間関係】という困難を体験しており，その支援として【病棟全体の新人男性看護師の開放的な受け入れ】【実践を想定した実技研修】【女性患者の羞恥心への病棟組織の方針】【男性看護師に配慮した病院管理職の施策】を必要としていた．

1．新卒男性看護師であるがゆえに体験する困難

　新卒男性看護師が就職1年目に体験する困難の【未熟な看護師である自分】【先輩看護師の異なる助言】【対等でない人間関係】は，性別に関係なく新卒看護師が就職1年目に体験する困難と同様の内容であった[5, 6]．一方で，男性看護師に特有の困難として【女性患者のケア提供に伴う負担】が存在していた．男性看護師は，女性患者のケアを提供する際に患者本人や家族の意向を聞くようにすることや，女性患者のケアを実施する際には，女性看護師よりも慎重に羞恥心に配慮しケアを実施していること，

ケアを断られた場合，他の業務を行っている女性看護師にその業務を依頼していることが語られた．ほかにも，男性看護師がいかに羞恥心に配慮しても，女性患者からは若い男性看護師だと卑猥なことを考えているという疑惑をかけられることもあった．これらの体験は，中堅男性看護師を対象とした調査[3]においても「女性患者とのかかわりの難しさ」として示されており，新卒に限らず，男性看護師が抱える困難の一つであった．本研究の結果から，就職1年目に共通して体験する【未熟な看護師である自分】【先輩看護師の異なる助言】【対等でない人間関係】という困難のほかに，新卒男性看護師は【女性患者のケア提供に伴う負担】という女性看護師にはない困難を体験しながら，業務を実践していることが考えられた．

> 考察は，結果の意味，問題解決への自分の考え，研究の限界，これからの研究の展望を書く重要な部分で，唯一研究者自身の解釈や意見を書くことができる．過大解釈にならないよう，研究目的と結果について焦点を絞って記載する．

2．新卒男性看護師への支援の示唆
〜紙面の都合により一部省略〜

　男性看護師に特有の困難である【女性患者のケア提供に伴う負担】については，［新人男性看護師を気遣う］［性差を意識させない対等な接し方］といった【病棟全体の新人男性看護師の開放的な受け入れ】を望んでいた．先輩看護師側からコミュニケーションを図ることによって，男性看護師に発言の機会を与え，互いに理解する助けとなり，男性という引け目をもたず，業務を実践できるような環境を築くことが重要であることが示唆された．

> 研究結果を，看護理論や看護実践において，どのように役立てることができるかと考えたかについて，看護への示唆として記載する場合もある．

3．研究の限界と今後の課題

　本研究の限界は，看護系大学の卒業者のみを対象にしたこと，研究の対象者数は2名と少ないことにある．今後は，卒業した看護基礎教育機関や研究の対象者数を拡大して調査することで，より広い視点から新卒男性看護師の体験している困難を明らかにする必要がある．

> 研究の学術的な位置付けとして，研究の限界と今後の課題を記載する場合もある．

VI. 結論

　就職2年目の男性看護師2名に面接調査を実施し，新卒男性看護師が就職1年目に体験する困難と必要な支援を質的に分析した．その結果，就職1年目の新卒男性看護師は【女性患者のケア提供に伴う負担】【未熟な看護師である自分】【先輩看護師の異なる助言】【対等でない人間関係】という困難を体験し，それに対し，【病棟全体の新人男性看護師の開放的な受け入れ】【実践を想定した実技研修】【女性患者の羞恥心への病棟組織の方針】【男性看護師に配慮した病院管理職の施策】という支援を望んでいた．

> はじめに，研究方法，研究結果，考察で書いた内容をまとめる．考察の内容によっては，結論に看護への示唆を述べる場合もある．

謝辞

　本研究を実施するに当たり，お忙しい中，本調査にご協力いただきました男性看護師の皆様，熱心にご指導いただきました先生方に心より感謝し，深く御礼申し上げます．

> 必要に応じて，研究に当たり協力を依頼した施設や，対象・参加者，指導・助言をくれた人に簡単に謝辞を述べる．

文献

1) 日本看護協会．2020年 病院看護実態調査 報告書．https://www.nurse.or.jp/home/publication/pdf/research/96.pdf，（参照2022-05-16）．

2) 厚生労働省．令和2年衛生行政報告例（就業医療関係者）：就業保健師・助産師・看護師・准看護師．https://www.mhlw.go.jp/toukei/saikin/hw/eisei/20/dl/kekka1.pdf，（参照2022-05-16）．

3) 高橋良，田中真琴，任和子．一般病棟に勤める男性看護師が職場で感じる困難とその対処．京都大学大学院医学研究科人間健康科学系専攻紀要：健康科学．2014，9，p.41-51．

4) 田淵智之，吉川三枝子．新人男性看護師の職場における人間関係の形成．日本看護学会論文集 看護総合．2012，42，p.150-153．

5）唐澤由美子，中村惠，原田慶子，太田規子，大脇百合子，千葉真弓．就職後1ヶ月と3ヶ月に新人看護者が感じる職務上の困難と欲しい支援．長野県看護大学紀要．2008，10，p.79-87.

6）山田美幸，前田ひとみ，津田紀子，串間秀子．新卒看護師の離職防止に向けた支援の検討：就職3か月の悩みと6か月の困ったことの分析．南九州看護研究誌．2008，6（1），p.47-52.

引用した文献を必ず記載する．記載方法は学会誌によって異なるため，投稿の前に確認する．

8

研究論文を読んでみよう／書いてみよう

数字，A-Z

95％信頼区間	区間推定で，95％の下で母集団の平均値などがその範囲に含まれると推定された区間のこと． p.133参照
F検定	複数の群の分散が等しいかどうかを調べる検定．等分散性の検定ともいう． p.137参照

あ

一元配置分散分析	パラメトリック検定の一つで，3群以上の平均値を比較するための統計手法．どの群間に差があるのかを調べる場合は，多重比較検定を用いる．
因子分析	複数の変数を少数の潜在変数にグループ分けし，潜在変数がどの程度影響を及ぼしているかを探る分析手法． p.143参照
ウィルコクソンの順位和検定（Wilcoxon rank sum test）	ノンパラメトリック検定の一つ．対応のない二つのデータ間の代表値（中央値）に差があるかどうかを検定する方法．マン＝ホイットニーのU検定と同等の結論が得られる． p.137参照
ウィルコクソンの符号順位検定（Wilcoxon signed-rank test）	ノンパラメトリック検定の一つ．対応のある二つのデータ間の代表値（中央値）に差があるかどうかを検定する方法． p.138参照
ウェルチのt検定（Welch's t-test）	パラメトリック検定の一つで．対応のない二つのデータ間の平均値に差があるかどうかを検定する方法であり，二つのデータの分散に等分散性を仮定できない場合に用いる． p.137参照
応答変数	「従属変数」参照．

か

カイ二乗検定（χ^2検定）	クロス集計表における行要素と列要素が独立しているかを評価する検定． p.140参照
間隔尺度	量的変数の尺度で，数値の大小関係と数値の間隔に意味があるが，絶対的な原点（0）が存在しない尺度である．比は意味をもたない． p.125参照
記述統計	データを整理し，数値や表，グラフ，図などを用いて，そのデータの特徴を表現する方法． p.129参照
帰無仮説	統計的仮説検定の際に立てる仮説であり，証明したいことと逆の仮説を指す．帰無仮説が棄却され対立仮説が採択されることを，一般的には「統計学的有意差が認められた」という． p.134参照
区間推定	母集団の平均値などを，ある程度の幅をもたせて推定する方法． p.132参照
クラスカル・ウォリス検定（Kruskal-Wallis test）	ノンパラメトリック検定の一つで，対応のない3群以上の代表値（中央値）に差があるかを検定する方法． p.140参照
決定係数	回帰分析において，独立変数が従属変数をどのくらい説明できているかを表す値．寄与率とも呼ばれる．決定係数が1に近いと，独立変数は従属変数を十分に説明できていると解釈できる． p.142参照
検出力	統計的仮説検定において，帰無仮説が正しくないときに誤らずに帰無仮説を棄却する確率のこと．有意水準が第一種の過誤（Type Ⅰ エラー，αエラー）を犯す確率をαで表すのに対し，第二種の過誤（Type Ⅱ エラー，βエラー）を犯す確率をβとしたとき，検出力は 1-β で表される． p.115参照
コルモゴロフ＝スミルノフ検定（Kolmogorov-Smirnov test）	変数が正規分布に従うかどうかを調べるための検定．正規性検定とも呼ばれる．検定の結果，p>0.05であれば（p値が有意水準5％より大きいとき），正規分布とみなすことができる．

さ

サンプルサイズ	研究に必要な対象者の人数のこと．介入を伴う研究では，仮説を検証するために，必要かつ十分なサンプルサイズの大きさを計算する必要がある．サンプルサイズを算定することを症例数設計ともいう．p.104参照
最頻値	データの中で最も頻度が高い値．p.130参照
質的変数	数値や量で測ることができない変数．質的変数は，名義尺度と順序尺度に分けることができる．カテゴリカルデータ（カテゴリー変数）とも呼ばれる．p.125参照
四分位範囲	ばらつきの程度を表す指標．第3四分位数から第1四分位数を引いて計算する．p.130参照
シャピロ＝ウィルク検定 (Shapiro-Wilk test)	データが正規分布しているかを判断するために用いられる，正規性の検定の一つ．
重回帰分析	一つの従属変数と複数の独立変数との関係を直線の式で表し，その関係を分析する方法．p.144参照
従属変数	回帰分析で，分析によって説明される側の変数．因果関係における結果．目的変数，応答変数とも呼ばれる．p.87参照
主成分分析	複数の変数をもつデータを少数の変数に集約する分析法．情報量の多いデータを要約して，特徴を可視化すること目的とする．p.143参照
順序尺度	質的変数の尺度で，順序関係や大小関係に意味があるが，間隔には意味がない尺度．p.126参照
推測統計	調査などで収集した標本のデータから，母集団について確率的に推測する方法．p.131参照
スチューデントのt検定 (Student t-test)	パラメトリック検定の一つ．対応のない二つのデータ間の平均値に差があるかどうかを検定する方法であり，二つのデータの分散に等分散性が仮定できる場合に用いる．p.137参照
スピアマンの順位相関係数 (Spearman's rank correlation coefficient)	二つの変数の関係の強さを順位データから計算する，ノンパラメトリックな指標．－1から＋1までの値をとり，相関係数の絶対値が大きいほど関係が強いことを意味する．p.141参照
正規分布	釣鐘（ベル）型のグラフで，平均値を中心とした左右対称な分布である．平均値と標準偏差の値や大きさで形が決まる．p.132参照
説明変数	「独立変数」参照．

た

第1四分位数	データを小さい順に並べたとき，最も小さい値から数えて25%の位置にある値．25パーセンタイルともいう．p.130参照
第一種の過誤 (Type Ⅰ エラー，αエラー)	統計的仮説検定において，帰無仮説が正しいにもかかわらず，帰無仮説が正しくないとして棄却してしまう誤りのこと．p.115，139参照
対応のあるt検定	パラメトリック検定の一つ．対応のある二つのデータ間の平均値の差が0であるかどうかを検定する方法．p.137参照
第3四分位数	データを小さい順に並べたとき，最も小さい値から数えて75%の位置にある値．75パーセンタイルともいう．p.130参照
第二種の過誤 (Type Ⅱ エラー，βエラー)	統計的仮説検定において，帰無仮説が正しくないにもかかわらず，帰無仮説が正しいとして棄却しない誤り．p.115参照
対立仮説	統計的仮説検定において，帰無仮説が棄却されたときに採択される仮説のこと．証明したい仮説．p.134参照
多重共線性（マルチコリニアリティ）	重回帰分析において，独立変数の中に相関係数が高い組み合わせがあることで，解析の精度が下がってしまうこと．多重共線性があることで第二種の過誤が起きやすくなる．p.144参照
多重比較	3群以上のデータで，どの群の間で平均に差があるのかを検定する方法．多重比較は，検定の繰り返しによる第一種の過誤の問題に対処する方法である．p.139参照

多重比較検定	3群以上の平均の比較で，どの群間に統計学的な有意差があるかを分析する方法.
ダネット検定 (Dunnett's test)	多重比較検定の一つで，設定した一つの対照群（コントロール群）と他の群との組み合わせだけを比較する検定．すべての組み合わせを比較するわけではない． `p.140参照`
ダミー変数	質的変数のように数値でないデータに対して，0と1を用いて数値化した変数． `p.126参照`
単回帰分析	一つの従属変数と一つの独立変数との関係を直線の式で表し，その関係を分析する方法． `p.144参照`
中央値	データを小さい順に並べたときに真ん中になる値． `p.129参照`
テューキー・クレーマー法 (Tukey-Kramer test)	多重比較検定の一つで，すべての群の組み合わせについて平均の差があるかどうかを検定する方法． `p.140参照`
点推定	母集団の平均や分散などの母数を一つの値で推定する方法． `p.132参照`
統計的仮説検定	ある仮説に対して，それが正しいかどうかを統計学的に検証する統計手法．データから客観的に判断する． `p.134参照`
独立変数	回帰分析で，従属変数を予測するための変数．因果関係における原因を示す．説明変数，予測変数とも呼ばれる． `p.87参照`

な

ノンパラメトリック検定 (non-parametric test)	母集団分布に特定の分布を仮定せず行える検定手法． `p.136参照`

は

パラメトリック検定 (parametric test)	正規分布が仮定できるデータに用いることが可能な検定手法． `p.136参照`
ピアソンの相関係数	二つの変数の関係の強さを表す，パラメトリックな指標．値は−1から＋1までの値をとり，相関係数の絶対値が大きいほど関係が強いことを意味する．一般的な相関係数． `p.141参照`
標準誤差	標本から推定された平均の標準偏差．標準偏差をサンプルサイズの平方根で割ることで計算できる．
標本（サンプル）	母集団から抽出したデータの集まり． `p.103参照`
標本誤差	標本から母集団の平均など推定するときに起こる誤差． `p.133参照`
標準偏差	データのばらつきを表す指標の一つ．分散の平方根と等しい． `p.130参照`
比例尺度	量的変数の尺度で，数値の大小関係と数値の間隔，比に意味があり，絶対基準となる値0が存在する尺度． `p.125参照`
フィッシャーの直接確率検定 (Fisher's exact test)	2行×2列のクロス集計表において，行と列の関連の強さを示す指標．クロス集計表のセルの数字が5以下の場合に用いる． `p.141参照`
フリードマン検定 (Friedman's test)	ノンパラメトリック検定の一つ．対応のある3群以上の群の差を検定する．
分散分析	パラメトリック検定の一つ．3群以上のデータ間の平均値に差があるのかどうかを評価する方法． `p.139参照`
平均値	すべてのデータの和を，データの個数で割った値． `p.129参照`
変動係数	標準偏差を平均値で割った値のこと．異なるデータのばらつきを比較する場合に用いることができる．
母集団	調査や研究で興味がある対象全体の集合． `p.102参照`
母数	母集団が持つ固有の統計量（平均や分散）．パラメータとも呼ばれる．
ボンフェローニ法 (Bonferroni法)	多重比較検定の一つで，すべての一対比較を行う検定．一対比較の数が多くなると検出力が低くなる． `p.139参照`

ま

マン=ホイットニーのU検定 (Mann-Whitney U test)	「ウィルコクソンの順位和検定」参照.
名義尺度	質的変数の尺度で，単に区別することを目的とした尺度. **p.126参照**
メタアナリシス／メタ分析	すでに報告されている複数の研究結果を統合し，解析する方法. ランダム化比較試験のメタアナリシスは，根拠に基づく医療（EBM）において最も質の高い根拠となる. **p.178参照**
目的変数	「従属変数」参照.

や

有意水準	統計的仮説検定において，第一種の過誤（TypeⅠエラー，αエラー）を犯す確率. p値が有意水準よりも小さい場合，帰無仮説は棄却される. **p.134参照**
予測変数	「独立変数」参照.

ら

量的変数	数値や量で測ることができる変数. 量的変数は，比例尺度と間隔尺度に分けることができる. **p.125参照**

※以下に掲載のない出題基準項目は，他巻にて対応しています．

■ 必修問題

目標Ⅰ．健康および看護における社会的・倫理的側面について基本的な知識を問う．

大項目	中項目（出題範囲）	小項目（キーワード）	本書該当ページ
4．看護における倫理	A．基本的人権の擁護	患者の権利	p.63-69
		自己決定権と患者の意思	p.64-69
		インフォームド・コンセント	p.65-66，71-72
		情報管理（個人情報の保護）	p.63，68，73，107
	B．倫理原則	善行	p.62-63
		公正，正義	p.63
		誠実，忠誠	p.63
		無危害	p.63
	C．看護師等の役割	説明責任〈アカウンタビリティ〉	p.65-68
		倫理的配慮	p.70-75，212

■ 基礎看護学

目標Ⅰ．看護の概念及び展開について基本的な理解を問う．

大項目	中項目（出題範囲）	小項目（キーワード）	本書該当ページ
1．看護の基本となる概念	D．看護における倫理	倫理原則，職業倫理	p.62-69，76-81
		患者の権利と擁護	p.63-69
2．看護の展開	B．基盤となる思考過程	根拠に基づいた看護〈EBN〉	p.18-20
		クリティカル・シンキング	p.18，50-60
		問題解決過程	p.17-18

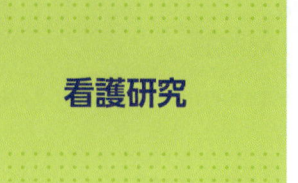

表紙デザイン：株式会社金木犀舎

●

本文デザイン：クニメディア株式会社

●

図版・イラスト：有限会社デザインスタジオEX
くどうのぞみ

ナーシング・グラフィカ 基礎看護学④

看護研究

2007年 3 月31日発行　第 1 版第 1 刷
2013年 1 月20日発行　第 2 版第 1 刷
2018年 1 月 5 日発行　第 3 版第 1 刷
2023年 1 月15日発行　第 4 版第 1 刷Ⓒ
2025年 1 月20日発行　第 4 版第 3 刷

編　者　前田ひとみ
発行者　長谷川 翔
発行所　株式会社メディカ出版
　　　　〒532-8588
　　　　大阪市淀川区宮原 3 - 4 - 30
　　　　ニッセイ新大阪ビル16F
　　　　電話　06-6398-5045（編集）
　　　　　　　0120-276-115（お客様センター）
　　　　https://store.medica.co.jp/n-graphicus.html
印刷・製本　株式会社広済堂ネクスト

売上の一部は，各種団体への寄付を通じて，社会貢献活動に活用されています．
落丁・乱丁はお取り替えいたします．　　　　　　　　　　Printed and bound in Japan
ISBN978-4-8404-7839-7

デジタル看護教科書®
DIGITAL
NURSINGRAPHICUS

デジタル ナーシング・グラフィカ【iPad 版】

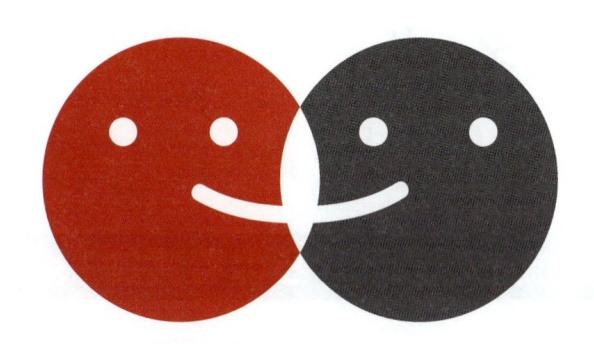

観る
動画がオフラインで
さくさく再生！

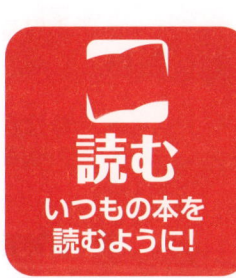

読む
いつもの本を
読むように！

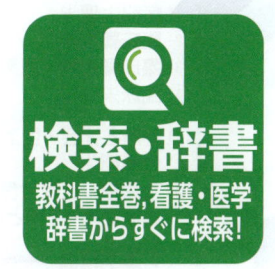

検索・辞書
教科書全巻, 看護・医学
辞書からすぐに検索！

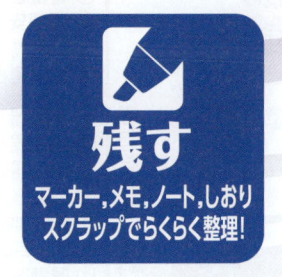

残す
マーカー, メモ, ノート, しおり
スクラップでらくらく整理！

解く
教科書対応の
国試対策問題集！

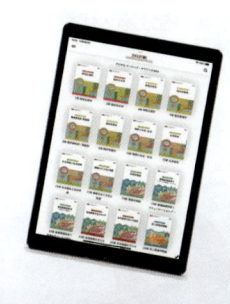

わかりやすいイラスト図解・図表が豊富な
「ナーシング・グラフィカ」紙面そのまま！

「ナーシング・グラフィカ」で学ぶ、自信

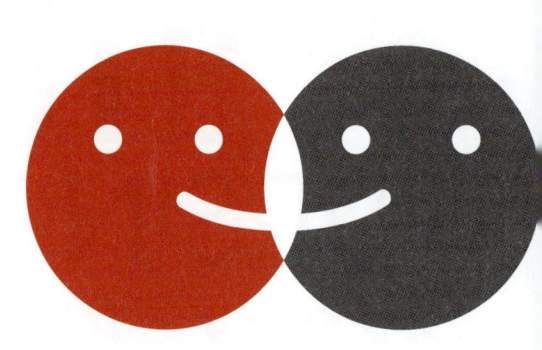

看護学の新スタンダード
NURSINGRAPHICUS

独自の視点で構成する「これからの看護師」を育てるテキスト

人体の構造と機能	① 解剖生理学 ② 臨床生化学
疾病の成り立ちと回復の促進	① 病態生理学 ② 臨床薬理学 ③ 臨床微生物・医動物 ④ 臨床栄養学
健康支援と社会保障	① 健康と社会・生活 ② 公衆衛生 ③ 社会福祉と社会保障 ④ 看護をめぐる法と制度
基礎看護学	① 看護学概論 ② 基礎看護技術Ⅰ コミュニケーション／看護の展開／ヘルスアセスメント ③ 基礎看護技術Ⅱ 看護実践のための援助技術 ④ 看護研究 ⑤ 臨床看護総論
地域・在宅看護論	① 地域療養を支えるケア ② 在宅療養を支える技術
成人看護学	① 成人看護学概論 ② 健康危機状況／セルフケアの再獲得 ③ セルフマネジメント ④ 周術期看護 ⑤ リハビリテーション看護 ⑥ 緩和ケア
老年看護学	① 高齢者の健康と障害 ② 高齢者看護の実践
小児看護学	① 小児の発達と看護 ② 小児看護技術 ③ 小児の疾患と看護
母性看護学	① 概論・リプロダクティブヘルスと看護 ② 母性看護の実践 ③ 母性看護技術
精神看護学	① 情緒発達と精神看護の基本 ② 精神障害と看護の実践
看護の統合と実践	① 看護管理 ② 医療安全 ③ 災害看護 ④ 国際化と看護
疾患と看護	① 呼吸器 ② 循環器 ③ 消化器 ④ 血液／アレルギー・膠原病／感染症 ⑤ 脳・神経 ⑥ 眼／耳鼻咽喉／歯・口腔／皮膚 ⑦ 運動器 ⑧ 腎／泌尿器／内分泌・代謝 ⑨ 女性生殖器

NURSING GRAPHICUS EX

グラフィカ編集部SNS
@nsgraphicus_mc
ぜひチェックしてみてください！

X(旧Twitter)

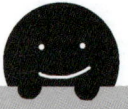